LE MYTHE DE LA CONTAGION

Traduit de l'œuvre originale

THE TRUTH ABOUT CONTAGION
Exploring Theories of How Disease Spreads

Hardcover ISBN : 978-1-5107-6462-0
eBook ISBN : 978-1-5107-6464-4

Skyhorse Publishing, New York, USA

Titre français

LE MYTHE DE LA CONTAGION
Pourquoi les virus (y compris le coronavirus) ne sont pas la cause des maladies

ISBN 978-2-87434-230-1
Dépôt légal : Octobre 2024/5053/308

22, route des Fagnes – B-4190 Ferrières (Belgique)
Tél. : + 32 (0) 4 365 27 29 – Fax : + 32 (0) 4 341 29 21
Courriel : infos@mpeditions.be

Thomas S. **COWAN**, MD
et
Sally Fallon **MORELL**

LE MYTHE DE LA CONTAGION

Pourquoi les virus
(y compris le coronavirus)
ne sont pas la cause des maladies

Résurgence

Clause de non-responsabilité

Les informations contenues dans ce livre ne sauraient se substituer à l'avis d'un médecin ou d'un autre professionnel de santé dûment qualifié et agréé. Elles sont fournies uniquement à titre informatif. Bien que nous nous efforcions de fournir des informations exactes et à jour, aucune garantie n'est donnée en ce sens. Dans l'éventualité où vous utiliseriez une partie des informations contenues dans ce livre pour vous-même ou autrui, les auteurs et l'éditeur ne sauraient être tenus responsables des éventuels préjudices qui en résulteraient.

PRÉFACE

de Sally Fallon Morell

Depuis l'aube de la race humaine, les hommes de science médicale et les médecins se sont interrogés sur la cause des maladies, en particulier de ce que nous appelons les « contagions » – de nombreuses personnes tombant malades en même temps avec des symptômes similaires. L'humanité subit-elle ces épidémies à cause d'un dieu en colère ou d'un esprit maléfique ? d'une perturbation de l'atmosphère ? d'un miasme ? Est-ce que nous attrapons les maladies des autres ou d'une influence extérieure ?

Avec l'invention du microscope en 1670 et la découverte des bactéries, les médecins avaient un nouveau candidat à accuser : de minuscules organismes unicellulaires que les humains pouvaient transmettre d'une personne à l'autre par contact et par expiration. Mais la théorie des germes ne s'est imposée que 200 ans plus tard avec le célèbre scientifique Louis Pasteur et est rapidement devenue l'explication de la plupart des maladies.

La reconnaissance des carences nutritionnelles comme cause de maladies telles que le scorbut, la pellagre et le béribéri a pris des décennies parce que la théorie des germes était devenue l'explication de tous les maux de l'être humain. Comme le déplorait Robert R. Williams, l'un des découvreurs de la thiamine (vitamine B1), « tous les jeunes médecins ont été tellement imprégnés de l'idée de l'infection comme cause de la maladie qu'on en est venu à accepter comme une évidence que la maladie ne pouvait avoir d'autre cause [que les microbes]. Le fait que les médecins étaient préoccupés par l'infection comme cause de la maladie a sans doute été responsable de nombreuses déviations de l'attention portée à l'alimentation comme facteur causal du béribéri. »[1]

Pendant la pandémie de grippe espagnole de 1918 (exemple le plus meurtrier de contagion de l'histoire récente), les médecins s'étaient démenés pour expliquer la portée mondiale de la maladie. On estime qu'elle a touché 500 millions de personnes (environ un tiers de la population planétaire) et tué entre 20 et 50 millions de personnes. Elle semblait apparaître spontanément dans différentes parties du globe, frappant les jeunes et les bien-portants, y compris de nombreux militaires américains en service actif. Certaines collectivités avaient fermé les écoles, les entreprises et les théâtres ; on avait ordonné aux gens de porter des masques et de s'abstenir de se serrer la main pour arrêter la contagion.

Mais était-ce contagieux ? Les autorités sanitaires de l'époque pensaient que la cause de la grippe espagnole était un microorganisme appelé *bacille de Pfeiffer*, et elles se demandaient comment l'organisme pouvait se propager si rapidement. Pour répondre à cette question, des médecins de l'US Public Health Service avaient essayé d'infecter 100 volontaires en bonne santé âgés de 18 à 25 ans en prélevant des sécrétions muqueuses du nez, de la gorge et des voies respiratoires supérieures de personnes malades[2]. Ils avaient transféré ces sécrétions dans le nez, la bouche et les poumons des volontaires, mais aucun d'eux n'avait succombé. Le sang des donneurs malades avait été transfusé aux volontaires, mais ceux-ci étaient restés obstinément en bonne santé. Enfin, ils avaient demandé aux malades de respirer et de tousser sur les volontaires en bonne santé, mais les résultats étaient les mêmes : la grippe espagnole n'était pas contagieuse, et les médecins ne pouvaient attribuer aucune responsabilité à la bactérie incriminée.

Pasteur pensait que le corps humain sain était stérile et ne devenait malade que lorsqu'il était envahi par des bactéries – point de vue qui a dominé la pratique médicale pendant plus d'un siècle. Ces dernières années, nous avons assisté à un renversement complet du paradigme médical dominant, selon lequel les bactéries nous attaquent et nous rendent malades. Nous avons découvert que le tube digestif d'une personne en bonne santé contient jusqu'à 2 kg de bactéries, qui jouent de nombreux rôles bénéfiques : elles nous protègent contre les toxines, soutiennent le système immunitaire, aident à digérer les aliments, à produire des vitamines et même les « hormones du bonheur ». Les bactéries qui recouvrent la peau et tapissent les voies vaginales jouent un rôle tout aussi protecteur. Ces découvertes remettent en question de nombreuses pratiques médicales actuelles, des antibiotiques au lavage des mains. En effet, les chercheurs sont de plus en plus frustrés dans leurs tentatives de prouver que les bactéries nous rendent malades, sauf en tant que coacteurs dans des conditions extrêmement artificielles.

Et les virus, dans tout ça ? Louis Pasteur n'a pas trouvé de bactérie qui pouvait causer la rage et a spéculé sur l'existence d'un pathogène trop petit pour être détecté au microscope. Les premières images de ces minuscules particules (environ un millième de la taille d'une cellule) ont été obtenues lors de l'invention du microscope électronique en 1931. Ces virus (du latin *virus* pour « toxine ») ont été immédiatement considérés comme de dangereux « agents infectieux ». Un virus n'est pas un organisme vivant qui peut se reproduire seul, mais un ensemble de protéines et de fragments d'ADN ou d'ARN enfermés dans une membrane. Puisqu'on les voit dans et autour des cellules vivantes, les chercheurs ont supposé que les virus se répliquent uniquement à l'intérieur des cellules vivantes d'un organisme. La croyance est que ces virus omniprésents « peuvent infecter toutes les formes de vie, des animaux et des plantes aux microorganismes, y compris les bactéries et les archées »[3].

Difficiles à isoler et à purifier, les virus sont un bouc émissaire commode pour les maladies ne correspondant pas au modèle bactérien. Les rhumes, la grippe et la pneumonie, autrefois considérés comme des maladies exclusivement bactériennes, sont maintenant souvent attribués à un virus. Est-il possible que les scientifiques découvrent un jour que ces particules, comme les bactéries autrefois décriées, jouent un rôle bénéfique ? Du moins, les scientifiques l'ont déjà fait, mais on ne se débarrasse pas si facilement des vieilles idées, en particulier de celles qui promettent des profits tirés des médicaments et des vaccins – le « Un microbe, un médicament ».

Aujourd'hui, le postulat selon lequel le coronavirus est contagieux et peut provoquer des maladies a fourni la justification pour confiner des nations entières, détruire l'économie mondiale et mettre des centaines de milliers de personnes au chômage. Mais est-il vraiment contagieux ? Une personne peut-elle transmettre le coronavirus à d'autres personnes et les rendre malades ? Ou bien est-ce quelque chose d'autre, une influence extérieure, qui provoque la maladie chez les personnes vulnérables ?

Ces questions ne manqueront pas de mettre les responsables de la santé publique mal à l'aise – voire en colère – car toute l'idée de la médecine moderne est dérivée du postulat que les microorganismes (microorganismes transmissibles) causent la maladie. Des antibiotiques aux vaccins, des masques faciaux à la distanciation sociale, la plupart des gens se soumettent volontairement à ces mesures afin de se protéger et de protéger les autres. Remettre en question le principe sous-jacent de la contagion, c'est remettre en question le fondement des soins médicaux.

Je suis ravie de rejoindre mon collègue Tom Cowan dans la rédaction de ce débunkage du mythe médical moderne – selon lequel les microorganismes causent des maladies et que ces maladies peuvent être transmises d'une personne à une autre par la toux, les éternuements, les baisers et les étreintes. À l'instar de Tom, les opinions controversées ne me sont pas étrangères. Dans mon livre *Nourishing Traditions*, publié pour la première fois en 1996, je proposais l'hérésie selon laquelle le cholestérol et les graisses animales saturées ne sont pas mauvais, mais des composants essentiels de l'alimentation, nécessaires à une croissance normale, au bien-être mental et physique et à la prévention des maladies.

Dans *Nourishing Traditions* et dans d'autres écrits, j'ai présenté l'idée radicale que la pasteurisation (dommage collatéral de la théorie des germes) détruit les bienfaits du lait, et que le lait cru entier est à la fois sûr et thérapeutique, particulièrement important pour les enfants en pleine croissance. C'est le substitut le plus évident au lait maternel lorsque les mères ont des difficultés à allaiter leur bébé – proposition qui fait frémir les responsables de la santé. Dans des publications ultérieures, j'ai défendu l'opinion dissidente selon laquelle c'est un régime riche en nutriments et non l'administration de vaccins qui protège le mieux nos enfants des maladies. Au fil des années, ces points de vue ont trouvé un soutien croissant tant auprès des profanes que des professionnels de santé.

L'erreur a des conséquences. Le résultat de l'idée selon laquelle nos régimes alimentaires devraient être dépourvus de graisses animales, que les enfants doivent grandir avec du lait écrémé transformé et qu'il est normal de les vacciner des dizaines de fois avant l'âge de 5 ans a provoqué d'immenses souffrances chez nos enfants, une épidémie de maladies chroniques chez les adultes et un sérieux déclin de la qualité de notre alimentation. Il y a aussi des conséquences économiques. Notamment la dévastation de l'agriculture et des petites exploitations, en particulier les exploitations laitières qui n'ont pas le droit de vendre leur lait directement au consommateur, cédant aux pressions sur les prix pratiqués par « Big Ag » (Big Agriculture/les firmes agricoles), et les parents d'enfants atteints de maladies chroniques (dont le nombre est estimé à un enfant sur six[4]) qui doivent faire face aux coûts de leur prise en charge.

Quelles sont les conséquences possibles du postulat selon lequel les microorganismes, en particulier les virus, provoquent les maladies ? La « pandémie de coronavirus » nous donne de nombreux indices : vaccinations de force, micropuces, distanciation sociale réglementée, confinement, masques obligatoires et négation de notre liberté de réunion et de pratiquer notre religion chaque fois qu'apparaît une maladie qui peut être présentée comme une urgence de santé publique.

Tant que nous ne fonderons pas nos politiques publiques sur la vérité, la situation ne fera qu'empirer. La vérité est que la contagion est un mythe ; nous devons chercher ailleurs les causes de la maladie. Ce n'est qu'ainsi que nous pourrons bâtir un monde de liberté, de prospérité et de bonne santé.

---Sally Fallon Morell
Juillet 2020

INTRODUCTION

de Thomas S. Cowan, MD

Les opinions controversées ne me sont pas étrangères, en particulier les positions controversées dans le domaine de la médecine. Dans ma dernière série de trois livres, j'ai dénoncé plusieurs icônes sacrées qui constituent la base de notre attitude à l'égard de la maladie et de son traitement.

Dans *Human Heart, Cosmic Heart*[a], j'ai clairement démontré que le cœur n'est pas une pompe et que les artères bouchées ne sont pas la cause première des crises cardiaques.

Puis, dans *Vaccines, Autoimmunity, and the Changing Nature of Childhood Illness*[b], j'ai proposé la théorie selon laquelle les maladies aiguës ne sont pas causées par une infection qui nous attaque de l'extérieur, mais représentent plutôt un nettoyage de nos gels cellulaires aqueux. Ce point de vue a notamment pour corollaire que toute intervention qui interfère avec cette réponse de nettoyage, en particulier les vaccins, est vouée à créer des dommages incalculables qui se manifestent par des taux de maladies chroniques en hausse vertigineuse.

Dans ce que je pensais être mon troisième et dernier livre, *Cancer and the New Biology of Water*[c], je montre pourquoi la « guerre contre le cancer » est un échec total. Je soutiens que l'approche chimiothérapeutique moderne du cancer est inutile et qu'une manière entièrement nouvelle d'aborder ce problème doit émerger. J'avance que cette nouvelle façon d'envisager la médecine et la biologie doit franchement placer la question « Qu'est-ce qui cause réellement la maladie » au premier plan de notre réflexion.

Je pensais que j'en avais fini avec l'écriture de livres controversés (du moins sur la médecine) et que je pourrais me consacrer à ma fin de carrière de médecin praticien, passer plus de temps au jardin et créer un lieu de guérison pour moi, mes amis et ma famille. Je savais que je continuerais à donner des

[a] Que l'on peut traduire par : cœur humain, cœur cosmique. (Note du traducteur – N.d.T.).

[b] Vaccins, auto-immunité et la nature changeante des maladies infantiles. (N.d.T.)

[c] Le cancer et la nouvelle biologie de l'eau. (N.d.T.)

interviews ponctuellement et peut-être à donner des cours en ligne ou à faire du mentorat, et que je continuerais à parler de la nature de l'eau et de la pollution croissante de notre planète. Mais j'espérais aussi que l'intérêt pour mon travail s'estomperait et qu'il deviendrait simplement partie intégrante de la conscience collective, une nouvelle façon de penser qui changerait notre attitude envers la maladie et réhumaniserait la pratique de la médecine. J'avais bien une pensée tenace (qui était là depuis des années), à savoir que je devais me plonger dans l'affaire du VIH/sida, mais je me contentais de la laisser aller – c'était plus comme une démangeaison qui ne demandait à être grattée que de temps à autre.

Il n'y a pas longtemps, j'ai déjeuné avec un médecin homéopathe. Nous plaisantions sur nos longues carrières médicales respectives, et sur combien les choses avaient changé au fil des ans, quand à un moment nous nous sommes mis à parler d'immunologie et nous sommes demandé l'un à l'autre ce que nous nous souvenions avoir appris à la faculté de médecine sur cette discipline (ça remontait au début des années 1980). Nous avons tous deux conclu en blaguant que la seule chose dont nous nous souvenions, c'était qu'on nous avait appris que si on voulait savoir si un patient était immunisé contre une maladie virale particulière, il fallait mesurer ses niveaux d'anticorps ; si les anticorps étaient élevés, cela signifiait qu'il était immunisé.

Tout comme les gens se souviennent toute leur vie du moment où ils ont appris que JFK avait été tué par balle, ou de l'effondrement des tours du World Trade Center le 11 septembre, je me souviens comme si c'était hier de Robert Gallo annonçant (c'était en 1984) qu'ils avaient trouvé la cause du sida. Il était causé par un virus appelé VIH, et la raison pour laquelle ils savaient qu'il causait le sida était qu'ils avaient trouvé des niveaux d'anticorps élevés chez certains malades du sida (pas tous). Je me souviens m'être tourné vers un camarade de fac de médecine d'alors et lui avoir lancé : « Hé, qui a changé les règles ? » Autrement dit, après avoir passé les quatre années précédentes à apprendre que les personnes ayant des anticorps contre un virus étaient immunisées contre ce dernier, on nous disait maintenant – sans la moindre explication – qu'en fait les anticorps signifiaient que le virus causait la maladie !

Je n'y ai pas cru à l'époque, et je n'y crois toujours pas. Pendant plus de trente-cinq ans, j'ai lu d'innombrables articles, livres, papiers et documents sur l'absence de lien entre le VIH et le sida. Cela m'a naturellement conduit à étudier le lien entre les « virus » et d'autres maladies, et ce que j'ai découvert était pour le moins choquant. C'est dans ce contexte que s'inscrit ma désormais célèbre vidéo de dix minutes sur la cause de la « pandémie » de coronavirus.

Même si je sais depuis des décennies que le roi des virus est nu, j'espérais que d'autres relèveraient le défi de relayer cette information au grand public. Mais une vidéo de dix minutes m'a propulsé sur le devant de la scène. Voilà comment ça s'est passé : Début 2020, j'ai reçu une invitation à prendre la parole lors d'un congrès sur la santé en Arizona. Je ne savais presque rien du groupe qui m'invitait, mais ils me payaient un billet d'avion en première classe, alors j'ai accepté. Je ne savais pas exactement de quel sujet ils voulaient que je parle, mais comme je ne parle jamais avec des diapositives ou des notes, je me suis dit que j'allais improviser, comme d'habitude. Vous noterez que, plusieurs fois au cours des semaines précédant cet événement, ma femme m'a demandé où je me rendais, à quel public j'allais m'adresser et quel était le sujet de mon intervention ; je me suis contenté de hausser les épaules et de dire qu'ils avaient l'air de personnes sympathiques et sérieuses.

Quelques semaines plus tôt, toute cette affaire du « coronavirus » avait commencé à dominer l'actualité. Au début, je n'y avais guère prêté attention, pensant qu'il s'agissait d'une énième alerte virale – vous vous souvenez du SRAS, du MERS, de la grippe aviaire, d'Ebola, de la grippe porcine et de Zika ? Ces maladies devaient tous nous tuer, mais elles ont tout simplement disparu.

Mais avec le « coronavirus », les choses ont commencé à s'intensifier, notamment avec les mesures drastiques, draconiennes des autorités. Cela dit, ça ne m'inquiétait pas plus que ça, quoique je me demandais si les cas n'étaient pas les premières conséquences du déploiement annoncé de la 5G – ou s'ils ne servaient pas de diversion pour son déploiement. J'ai envisagé de ne plus aller au congrès en Arizona, principalement parce que je craignais d'être mis en quarantaine là-bas et de ne pas pouvoir rentrer chez moi. Je me suis dit que j'étais parano et que je ferais mieux d'honorer mon engagement à y participer.

Lorsque je suis arrivé au congrès, j'ai eu la surprise de constater qu'il n'y avait qu'un public de vingt ou trente personnes. Les trois autres conférenciers avaient tous annulé ou décidé de faire leur exposé *via* Skype ou Zoom. Il était prévu que je fasse un exposé chaque jour du congrès de deux jours. Le premier jour, je devais parler de maladie aiguë et de vaccins (mon discours habituel sur ce sujet), et de maladie cardiaque le lendemain.

Ce soir-là, nous commencions à entendre parler davantage de quarantaines et d'avions cloués au sol. Étant donné le public clairsemé du congrès, j'ai passé une partie de cette première nuit sur Internet pour voir si je pouvais prendre un vol retour plus tôt et sauter ma seconde présentation. J'ai dormi d'un sommeil agité, me demandant si je devais prendre l'avion de 7 heures du matin au lieu de celui de 13 heures comme prévu. Je me suis dit que c'était de la folie, et que tant que je serais là, je ferais mon exposé sur le cœur et terminerais peut-être par quelques commentaires sur les « virus » et la situation actuelle.

Dire que je ne savais pas que j'étais filmé n'est pas exact, car je portais manifestement un micro, et un type au fond de la salle semblait me filmer, au moins une partie du temps. Mais dans mon esprit, je m'adressais uniquement à ce groupe de vingt ou trente personnes. À la fin de mon exposé, j'ai fait quelques remarques à brûle-pourpoint sur les raisons pour lesquelles les virus ne causent pas de maladie. J'ai dit ce que j'avais à dire et je suis parti pour l'aéroport. Nous étions une dizaine de passagers à bord, et je suis rentré chez moi sans encombre, très content d'être de retour à la maison.

Quelques jours plus tard, j'ai reçu un courriel de Josh Coleman, le gars qui avait filmé, me disant qu'il avait posté mes remarques sur les virus quelque part sur Internet, et que ça avait un énorme écho[1]. J'ai pensé que cela pouvait être intéressant, mais pas beaucoup plus. Le reste, comme on dit, appartient à l'histoire. Je n'ai aucune idée de l'ampleur de la diffusion de cette vidéo de dix minutes, ni du nombre de personnes qui l'ont regardée – Josh m'a dit qu'elle avait été visionnée plus d'un million de fois. Je savais simplement qu'il fallait que je parle davantage de ce sujet, ne serait-ce que pour clarifier ce que j'avais dit lors du congrès.

Mes explications ont suscité l'intérêt de personnes du monde entier. Du jour au lendemain, je suis devenu le porte-parole d'une vision alternative des virus, de la théorie des germes, de la situation sanitaire actuelle et de bien d'autres choses encore. Cela m'a conduit à donner quelques interviews en podcast, dont une avec Sayer Ji sur GreenMedInfo.com, et à faire mes propres webinaires.

Bien sûr, j'ai été critiqué. J'ai même reçu des menaces choquantes. Mais j'ai aussi reçu un soutien que je n'aurais jamais pu imaginer. Je ne voulais faire de mal à personne. Je suis un homme ayant un certain point de vue, qui, je l'espère, est correct sur quelques points – et, s'il est incorrect sur d'autres, je demande simplement à mes lecteurs d'avoir en tête que toute erreur vient d'un endroit qu'on appelle la recherche de la vérité et de ma capacité à comprendre la situation.

Deux choses me poussent à aller de l'avant. La première, c'est faire en sorte que nous puissions tous vivre dans un monde où chacun peut dire ce qu'il pense et ce qu'il ressent librement, sans crainte de récriminations ou de représailles. Qu'y aurait-il de mal à avoir un débat ouvert et honnête sur la nature et la cause de la maladie ? C'est une question complexe, et aucun individu ni aucun groupe n'a toutes les réponses. Or, n'est-ce pas ce que la vraie science, par opposition au scientisme, est censée faire ?

Deuxièmement, je suis préoccupé par le fait que si ma compréhension de la situation actuelle est à peu près correcte (compréhension que nous avons l'intention de défendre de manière claire et convaincante dans ces pages), l'humanité se trouve actuellement à la croisée des chemins. Il y aura des conséquences profondes et même inimaginables pour toute vie sur terre si nous ne tenons pas compte des signaux qui émergent de la situation actuelle. Je soutiens que si nous ne parvenons pas à comprendre les véritables causes de la « pandémie de coronavirus », nous nous engagerons sur un chemin difficile et nous ne pourrons plus revenir en arrière. C'est ce qui me pousse à écrire ce livre.

Je suis heureux d'écrire ce livre avec mon iconoclaste collègue Sally Fallon Morell. Sally et moi sommes amis, collaborateurs (il s'agit de notre troisième livre ensemble) et – j'ose le dire – partenaires spirituels depuis plus de deux décennies. Avec une petite contribution de ma part, Sally a fondé en 1999 la Weston A. Price Foundation, qui est peut-être la meilleure ressource disponible pour apporter la vérité sur l'alimentation, la médecine et l'agriculture à un monde affamé de cette vérité.

Je souhaite sincèrement que ce soit le dernier livre sur lequel Sally et moi travaillons ensemble. Nous avons apprécié travailler ensemble, mais je pense que la « pandémie » que nous vivons sera un tournant profond dans l'histoire de l'humanité. J'ai l'espoir que de cet événement émerge un nouveau mode de vie, dans un monde libéré de la nourriture empoisonnée, de l'eau empoisonnée et de la toxique et fausse théorie des germes.

Dans ce monde que j'entrevois, Sally et moi n'aurons plus à écrire de livres. Les gens sauront tout bonnement comment vivre. Ils sauront que l'empoisonnement de leur nourriture, de leur eau, de leur air et de la gaine électrique de la Terre est une chose que seuls les fous peuvent envisager. Nous attendons tous deux avec impatience le jour où nous n'aurons plus à nous soucier d'avertir les gens de ceci ou de cela, et où nous pourrons passer plus de temps à cultiver et cuisiner des aliments et à les partager dans les rires et la joie avec nos familles, nos amis et nos voisins. C'en sera fini des livres. Après celui-ci, chers amis, vous saurez tout ce que vous avez besoin de savoir.

Attachez vos ceintures, c'est parti pour le voyage de votre vie.

---Thomas S. Cowan, MD
Juillet 2020

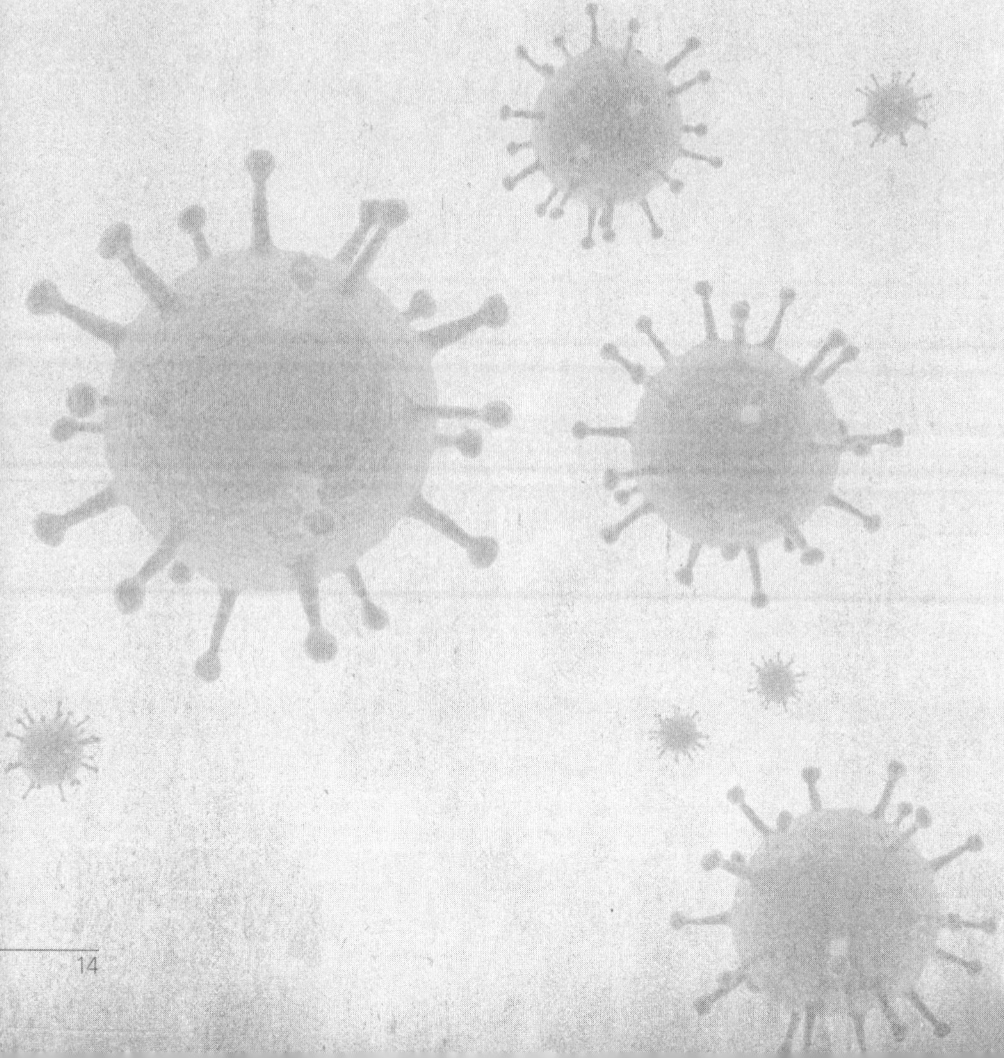

PARTIE 1

DÉBUNKAGE DE LA THÉORIE DES GERMES

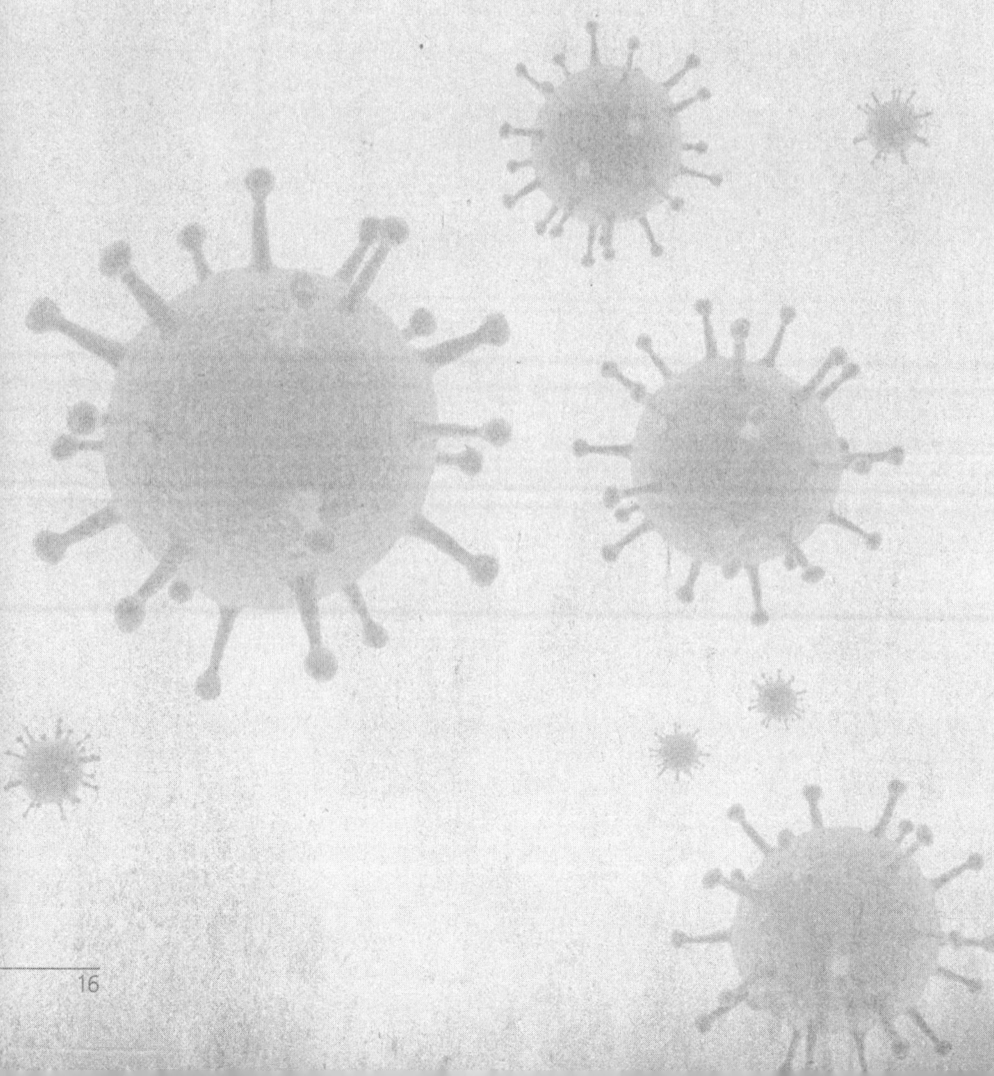

LA CONTAGION

Entrons dans le vif du sujet : la contagion. Comment savoir si un ensemble de symptômes a une cause infectieuse ? Comme on peut tous l'imaginer, déterminer la cause d'une maladie en général, ou d'un ensemble de symptômes chez une personne en particulier, peut être une tâche complexe et difficile. De toute évidence, de nombreux facteurs doivent être pris en compte pour chaque personne à l'instant T de sa vie où la question se pose. Les symptômes sont-ils le résultat de la génétique, d'un empoisonnement, d'une mauvaise alimentation et de carences en nutriments, du stress, des CEM[a], d'émotions négatives, d'effets placebo ou nocebo – ou d'une infection par une bactérie ou un virus provenant d'une autre personne ?

Pour nous frayer un chemin dans ce maquis, nous avons besoin de règles bien définies afin de déterminer comment prouver la causalité – et ces règles doivent être claires, simples et adaptées. Nous disposons bien de telles règles, mais les scientifiques les ignorent depuis des années. Or, malheureusement, l'incapacité à suivre ces lignes directrices menace de détruire le tissu social.

Imaginez qu'un inventeur vous téléphone pour vous dire qu'il a inventé une nouvelle balle de ping-pong capable d'abattre des murs de briques et donc de rendre le processus de démolition beaucoup plus facile et plus sûr pour les constructeurs et les charpentiers. Ça a l'air intéressant, bien qu'il soit difficile d'imaginer comment une balle de ping-pong pourrait faire une telle chose. Vous demandez à l'inventeur de vous montrer comment il a déterminé que les nouvelles balles de ping-pong peuvent détruire des murs en briques. Son entreprise vous envoie une vidéo. La vidéo les montre en train de mettre une de ces balles de ping-pong dans un seau rempli de pierres et de glaçons. Ils prennent ensuite le seau et le lancent sur un petit mur de briques. Le mur s'écroule – « Voilà la preuve », disent-ils.

Mais attendez un peu : comment savoir que c'est la balle de ping-pong qui a fait tomber le mur et non les pierres et les glaçons qui se trouvaient également dans le seau ?

[a] Champs électromagnétiques. (N.d.T.)

« Bonne question », répond l'inventeur, puis il vous envoie une vidéo montrant une balle de ping-pong animée ou virtuelle détruisant un mur de briques virtuel. Il vous informe que la balle et le mur sont des reproductions exactes de la balle et de la brique réelles. Pourtant, il y a quelque chose qui cloche. Après tout, il est assez facile de créer une image informatique ou une vidéo montrant une telle chose, mais nous serons tous d'accord pour dire que ça n'a rien à voir avec ce qui pourrait se passer avec la vraie balle et le vrai mur.

L'inventeur commence à être exaspéré par toutes vos questions, mais comme vous êtes un investisseur potentiel et qu'il souhaite bénéficier de votre soutien financier, il persiste. Il vous envoie alors une étude détaillée sur ce qui rend sa balle de ping-pong singulière. Elle présente des protubérances particulières à sa surface qui « accrochent au ciment tenant les briques et sapent son intégrité ». De plus, la balle de ping-pong est équipée d'un système interne léger qui, selon l'inventeur, augmente la puissance de la balle, la rendant des centaines de fois plus puissante qu'une balle de ping-pong normale. Ceci, dit-il, est la preuve absolue que la nouvelle balle peut faire tomber des murs.

À ce stade, vous êtes à deux doigts de raccrocher au nez de ce cinglé, mais il sort alors son dernier atout. Il vous envoie des vidéos de cinq chercheurs estimés dans le nouveau domaine de la démolition par balle de ping-pong. Ils ont, bien sûr, été entièrement financés par le Ping-Pong Ball Demolition Council et ont atteint des positions prestigieuses dans ce secteur. Ils témoignent chacun séparément des qualités intéressantes de cette nouvelle balle de ping-pong. Ils admettent que des recherches supplémentaires sont nécessaires, mais ils ont des preuves « présumées » que les allégations d'amélioration de l'efficacité sont exactes et que c'est un investissement sans risque. À ce moment-là, vous raccrochez et regardez par la fenêtre pour voir si vous n'êtes pas tombé dans le Pays des Merveilles et si vous ne venez pas de discuter avec le Chapelier fou.

Maintenant, si cette balle de ping-pong peut vraiment abattre des murs de briques, la chose évidente à faire est de prendre la balle de ping-pong, de la lancer contre le mur et d'enregistrer ce qui se passe – puis de demander à plusieurs autres personnes tierces de faire de même pour s'assurer que l'entreprise n'a pas mis du plomb dans la balle et l'a lancée contre un mur fait de briques en papier. On pourrait appeler cela l'Ultimate Ping-Pong Ball Test (UPPBT).

Aussi bizarre et fou que cela puisse paraître, cette absence de preuve – qu'un microorganisme appelé coronavirus abat le mur de votre système immunitaire, envahit vos cellules et commence à s'y répliquer – est exactement ce qui s'est passé avec la pandémie de « coronavirus ». Personne n'a pris la peine de voir ce qui se passe si vous faites l'UPPBT, en lançant la balle contre le mur – et si vous ne faites que suggérez l'idée qu'il faudrait essayer, les trolls sortent du bois pour vous traiter de fou répandant des « fake news ».

La plupart des gens seraient d'accord avec l'impératif de prouver que la balle de ping-pong peut détruire le mur de briques ; personne ne trouverait ça secondaire. Et la plupart des gens seraient d'accord pour dire que voir un vrai mur de briques détruit par une balle de ping-pong constituerait une preuve. En d'autres termes, les êtres humains sains d'esprit et rationnels accepteraient l'UPPBT ci-dessus comme étant probant et pertinent.

Heinrich Hermann Robert Koch (1843-1910) est considéré comme l'un des fondateurs de la bactériologie moderne. Il a créé et amélioré les technologies de laboratoire pour isoler les bactéries et a également mis au point des techniques pour photographier les bactéries. Ses recherches ont conduit à la création des postulats de Koch, sorte d'UPPBT pour les maladies, qui consistent en quatre principes reliant des microorganismes spécifiques à des maladies spécifiques. Les postulats de Koch sont les suivants :

1. Le microorganisme doit se trouver en abondance dans tous les organismes souffrant de la maladie, mais pas dans les organismes sains.
2. Le microorganisme doit être isolé d'un organisme malade et cultivé en culture pure.
3. Le microorganisme cultivé doit provoquer la maladie lorsqu'il est introduit dans un organisme sain.
4. Le microorganisme doit être réisolé de l'hôte expérimental désormais malade auquel on l'a inoculé et être identifié comme identique à l'agent causal spécifique original.

Si les quatre conditions sont réunies, vous avez prouvé la cause infectieuse d'un ensemble spécifique de symptômes. C'est la *seule* façon de prouver la causalité. Il est intéressant de noter que même Koch n'a pas pu trouver de preuve de contagion en utilisant ses postulats. Il a abandonné l'exigence du premier postulat lorsqu'il a découvert des porteurs du choléra et de la fièvre typhoïde qui ne tombaient pas malades[1]. En fait, les bactériologistes et les virologues estiment aujourd'hui que les postulats sensés et logiques de Koch « ont été reconnus comme largement obsolètes par les épidémiologistes depuis les années 1950 »[2].

Les postulats de Koch concernent les bactéries, pas les virus, qui sont environ mille fois plus petits. À la fin du XIXe siècle, les premières preuves de l'existence de ces minuscules particules sont venues d'expériences réalisées avec des filtres dont les pores étaient suffisamment petits pour retenir les bactéries et laisser passer les autres particules.

En 1937, Thomas Rivers a modifié les postulats de Koch afin de déterminer la nature infectieuse des virus. Les postulats de Rivers sont les suivants :

1. Le virus peut être isolé à partir d'hôtes malades.
2. Le virus peut être cultivé dans des cellules hôtes.
3. Preuve de filtrabilité – le virus peut être filtré à partir d'un milieu qui contient également des bactéries.
4. Le virus filtré produira une maladie comparable lorsque le virus cultivé sera utilisé pour infecter des animaux de laboratoire.

5. Le virus peut être réisolé à partir de l'animal de laboratoire infecté.
6. Une réponse immunitaire spécifique au virus peut être détectée.

Veuillez noter que Rivers laisse tomber le premier postulat de Koch – car de nombreuses personnes souffrant de maladies « virales » ne sont pas porteuses du microorganisme en cause. Même en l'absence du premier postulat de Koch, les chercheurs n'ont pas été en mesure de prouver qu'un virus spécifique provoque une maladie spécifique en utilisant les postulats de Rivers. Une étude prétend que les postulats de Rivers ont été satisfaits pour le SRAS, qui serait une maladie virale, mais un examen attentif de ce document montre qu'aucun des postulats n'a été satisfait[3].

Encore une fois, l'affirmation centrale de ce livre est qu'aucune maladie attribuée à une bactérie ou à un virus n'a satisfait à tous les postulats de Koch ou à tous les critères de Rivers. Ce n'est pas parce que les postulats seraient erronés ou obsolètes (en fait, ils sont tout à fait logiques), mais plutôt parce que les bactéries et les virus ne causent pas de maladie, du moins pas de la manière dont nous le pensons actuellement.

Comment en est-on arrivé à cet état d'erreur, en particulier en ce qui concerne les « infections » par des bactéries et des virus ? Cela remonte à fort longtemps – jusqu'aux philosophies de la Grèce antique. Plusieurs philosophes et médecins ont promu cette théorie à la Renaissance[4], mais à l'époque moderne cette mascarade est devenue l'explication de la plupart des maladies avec ce grand fraudeur et plagiaire qu'est Louis Pasteur, père de la théorie des germes.

Imaginez un cas où certaines personnes qui boivent le lait d'une certaine vache développent une diarrhée abondante et sanglante. Votre travail consiste à trouver la cause du problème. Vous vous demandez si le lait consommé par les malheureux ne contient pas un agent transmissible qui les rendrait malades. Jusqu'ici, cela semble parfaitement sensé. Vous examinez alors le lait à l'aide d'un microscope nouvellement inventé et vous y trouvez une bactérie. Vous pouvez dire, au vu de son apparence, qu'elle est différente des bactéries que l'on trouve habituellement dans le lait. Vous examinez attentivement le lait et découvrez que la plupart sinon la totalité des personnes atteintes de diarrhée sanglante ont en fait bu ce lait. Vous examinez ensuite le lait consommé par les personnes qui n'ont pas développé de diarrhée et constatez qu'aucun des échantillons de lait ne contient cette bactérie particulière. Vous nommez la bactérie « listeria », du nom d'un collègue scientifique. Puis, pour clore l'affaire, vous purifiez la bactérie, de sorte qu'il ne reste rien d'autre du lait. Vous donnez cette culture bactérienne purifiée à une personne qui développe alors une diarrhée sanglante. Le clou du spectacle est que vous trouvez cette même bactérie dans ses selles. Affaire classée ; infection prouvée.

Pasteur a fait ce type d'expérience pendant quarante ans. Il trouvait des personnes malades, prétendait avoir isolé une bactérie, donnait la culture pure à des animaux – souvent en l'injectant dans leur cerveau – et les rendait malades. En conséquence, il est devenu le scientifique le plus célèbre de son temps, fêté par les rois et les Premiers ministres, et salué comme un grand scientifique. Ses travaux ont conduit à la pasteurisation, technique responsable de la destruction de l'intégrité du lait et de ses propriétés bénéfiques pour la santé (voir chapitre 9). Ses expériences ont donné naissance à la théorie des germes et, pendant plus d'un siècle, cette nouvelle théorie radicale a dominé non seulement la pratique de la médecine occidentale, mais aussi notre vie culturelle et économique.

Nous proposons ici une manière différente de comprendre l'étude du lait. Par exemple : et si le lait provenait de vaches empoisonnées ou affamées ? Peut-être avaient-elles été baignées dans du poison pour puces ? Peut-être avaient-elles été nourries de céréales arrosées d'arsenic au lieu de leur régime naturel d'herbe ? Peut-être avaient-elles été nourries de déchets de distillerie et de carton (pratique courante à l'époque de Pasteur dans de nombreuses villes du monde) ?

Nous savons maintenant avec certitude que toute toxine donnée à un mammifère allaitant se retrouve dans son lait. Et si cette bactérie listeria n'était pas la cause de quoi que ce soit, mais simplement la façon dont la nature digère et élimine les toxines ? Après tout, cela semble être le rôle que jouent les bactéries dans la vie biologique. Si vous mettez des substances malodorantes dans votre tas de compost, les bactéries se nourrissent de ces substances et prolifèrent. Aucune personne rationnelle ne prétendrait que le tas de compost a une infection. En fait, ce que font les bactéries dans le tas de compost est plutôt une bioremédiation. Ou, considérez un étang qui est devenu un dépotoir de poisons ; les algues « voient » le poison et le digèrent, ramenant l'étang à un état plus sain (à condition que vous cessiez d'empoisonner l'étang). Encore une fois, il s'agit de bioremédiation, pas d'infection.

Si vous prenez des bactéries aérobies (des bactéries qui ont besoin d'oxygène) et que vous les placez dans un environnement anaérobie dans lequel leur apport en oxygène est réduit, elles produisent souvent des poisons. Clostridia est une famille de bactéries qui, dans des conditions saines, fermente les hydrates de carbone dans la partie inférieure de l'intestin pour produire des composés importants comme l'acide butyrique ; mais dans des conditions anaérobies, cette bactérie produit des poisons qui peuvent provoquer le botulisme. Ce sont les poisons, et non la bactérie elle-même, qui rendent les gens malades. Ou, plus fondamentalement, c'est l'environnement ou le terrain qui amène la bactérie à créer les poisons.

N'est-il pas possible que les toxines présentes dans le lait – peut-être parce que la vache n'est pas bien nourrie et a du mal à se débarrasser des toxines – expliquent la présence de la listeria (qui est toujours présente dans notre corps, avec des milliards d'autres bactéries et particules appelées virus) ? La listeria ne fait que biodégrader les toxines qui prolifèrent en raison de l'état malsain du lait.

La question centrale est donc de savoir comment prouver que la listeria, et non un élément toxique dans le lait, est à l'origine de la diarrhée. La réponse est la même que dans l'exemple de la balle de ping-pong : donner le lait à une personne en bonne santé revient à jeter le seau contenant des pierres, des glaçons et (oui) une balle de ping-pong contre le mur ; cela ne prouve rien. Vous *devez* isoler la balle – en l'occurrence, la listeria – et la donner à la personne ou à l'animal sain pour voir ce qui se passe. C'est ce que Pasteur prétend avoir fait dans ses articles.

Pasteur a transmis ses carnets de laboratoire à ses héritiers à condition qu'ils ne les rendent *jamais* publics. Cependant, son petit-fils, Louis Pasteur Vallery-Radot, qui apparemment n'aimait pas beaucoup son grand-père, a fait don des carnets à la Bibliothèque nationale de France, qui les a publiés. En 1995, le professeur Gerard Geison, de l'université de Princeton, a publié une analyse de ces carnets, qui a révélé que Pasteur a commis une fraude massive dans toutes ses études. Par exemple, lorsqu'il dit avoir injecté des spores virulentes d'anthrax à des animaux vaccinés et non vaccinés, il a pu claironner que les animaux non vaccinés étaient morts, mais c'était parce qu'il avait également injecté des poisons aux animaux non vaccinés.

Dans ses carnets, Pasteur affirme sans équivoque qu'il était incapable de transmettre une maladie avec une culture pure de bactéries (il n'était évidemment pas en mesure de purifier les virus à cette époque). En fait, la *seule* façon dont il pouvait transmettre la maladie était soit d'insérer le tissu infecté entier dans un autre animal (il lui arrivait d'injecter le cerveau broyé d'un animal dans le cerveau d'un autre animal pour « prouver » la contagion), soit d'ajouter des poisons à sa culture, dont il savait qu'ils provoqueraient les symptômes chez les receveurs[5].

Il a admis que tous ses efforts pour prouver la contagion étaient un échec, ce qui l'a conduit à sa célèbre confession sur son lit de mort : « Le germe n'est rien ; le terrain est tout ». En l'espèce, *le terrain* fait référence à la condition de l'animal ou de la personne et au fait que l'animal ou la personne a été soumis à un poison.

Depuis l'époque de Pasteur, personne n'a démontré expérimentalement la transmissibilité des maladies avec des cultures pures de bactéries ou de virus. Depuis l'époque de Pasteur, personne ne s'est donné la peine de lancer une balle de ping-pong contre un mur et de voir ce qui se passe. Aussi incroyable que cela puisse paraître, nous sommes assis sur un château de cartes qui a entraîné des dommages incalculables pour l'humanité, la biosphère et la géosphère de la Terre.

Dans les chapitres 2 et 3, nous examinerons des cas dans lesquels des bactéries ou des virus ont été faussement accusés de causer des maladies. Continuez à lire, chers amis, le voyage ne fait que commencer.

CHAPITRE 2

ÉLECTRICITÉ ET MALADIE

Les premiers « électriciens » n'étaient pas des techniciens qui installaient des câbles dans les maisons ; c'étaient des médecins et des « guérisseurs » qui utilisaient le phénomène nouvellement découvert du courant électrique et de l'électricité statique pour traiter les personnes souffrant de maladies – de la surdité aux maux de tête en passant par la paralysie. Le seul problème avec les patients qui touchaient des bocaux de Leyden (un dispositif qui stocke une charge électrique à haute tension) ou se soumettaient à des courants électriques, c'est qu'ils étaient parfois blessés, voire y laissaient la vie.

Une chose que ces premiers expérimentateurs ont remarquée, c'est que tous les gens n'avaient pas la même sensibilité à l'électricité. Selon Alexander von Humboldt, un scientifique prussien qui (entre autres expériences) s'est soumis et a soumis d'autres personnes aux décharges d'anguilles électriques, « On observe que la sensibilité à l'irritation électrique et la conductivité électrique diffèrent autant d'un individu à l'autre que les phénomènes de la matière vivante diffèrent de ceux de la matière morte »[1].

Ces premiers travaux ont captivé l'imagination des chercheurs. Ils ont commencé à réaliser que des courants électriques traversaient le corps des grenouilles et des humains et que même les végétaux étaient sensibles aux phénomènes électriques. Après un tremblement de terre à Londres en 1749, le médecin britannique William Stukeley a conclu que l'électricité devait jouer un rôle dans les tremblements de terre car les Londoniens avaient ressenti « des douleurs dans leurs articulations, des rhumatismes, des maladies, des maux de tête, des douleurs dans le dos, des troubles hystériques et nerveux... exactement au moment de l'électrification, et pour certains cela s'est avéré fatal »[2].

Dès 1799, les chercheurs se sont interrogés sur la cause de la grippe, qui apparaissait soudainement, souvent en divers endroits en même temps, et qui ne pouvait pas être expliquée par la contagion. En 1836, Heinrich Schweich, auteur d'un ouvrage sur la grippe, notait que tous les processus physiologiques produisent de l'électricité, et il théorisait qu'une perturbation électrique de l'atmosphère pouvait empêcher le corps de la décharger. Il a répété la croyance

– courante à l'époque – selon laquelle l'accumulation d'électricité dans le corps provoque les symptômes de la grippe[3].

Avec la découverte de la nature électrique du Soleil, les scientifiques ont fait des observations intéressantes. La période 1645-1715 est une période où le Soleil était calme, et que les astronomes appellent le minimum de Maunder. Ils n'ont observé aucune tache solaire pendant cette période, et les aurores boréales étaient inexistantes. En 1715, les taches solaires sont réapparues, tout comme les aurores boréales. L'activité des taches solaires a ensuite augmenté, atteignant un pic en 1727. En 1728, la grippe est apparue par vagues sur tous les continents. L'activité des taches solaires est devenue plus violente jusqu'à atteindre son apogée en 1738, année où les médecins ont signalé la présence de la grippe chez l'homme et les animaux (notamment les chiens, les chevaux et les oiseaux, en particulier les moineaux). Selon certaines estimations, deux millions de personnes ont péri au cours de cette pandémie qui a duré dix ans.

Ces faits et d'autres, à propos de la relation entre la grippe et les perturbations électriques, sont tirés d'un livre remarquable, *L'arc en ciel invisible*, d'Arthur Firstenberg[4]. Firstenberg y retrace l'histoire de l'électricité aux États-Unis et dans le monde entier, ainsi que les épidémies qui ont accompagné chaque étape vers une plus grande électrification. La première étape a consisté à installer des lignes télégraphiques. En 1875, celles-ci formaient une toile d'araignée à la surface de la Terre, totalisant 700 000 miles[a)], avec suffisamment de fils de cuivre pour faire près de trente fois le tour du globe. Avec ça, une nouvelle maladie est apparue : la neurasthénie. Comme ceux qui souffrent aujourd'hui du « syndrome de fatigue chronique », les patients se sentaient faibles et épuisés et étaient incapables de se concentrer. Ils souffraient de maux de tête, de vertiges, d'acouphènes, de corps flottants dans les yeux, d'accélération du pouls, de douleurs dans la région du cœur et de palpitations ; ils étaient déprimés et avaient des crises de panique. Le Dr George Miller Beard et la communauté médicale ont observé que la maladie se propageait le long des voies ferrées et des lignes télégraphiques ; elle ressemblait souvent au rhume ou à la grippe et s'attaquait généralement à des personnes dans la force de l'âge[5].

1889 marque le début de l'ère électrique moderne et aussi d'une pandémie de grippe mortelle, qui a suivi l'avènement de l'électricité dans le monde entier. Selon Firstenberg : « La grippe a frappé de manière explosive et imprévisible, encore et encore par vagues jusqu'au début de 1894. C'était comme si quelque chose de fondamental avait changé dans l'atmosphère. »[6]

Les médecins s'interrogèrent sur la propagation capricieuse de la grippe. Par exemple, William Beveridge, auteur d'un manuel sur la grippe publié en 1975, avait noté que « Le navire de guerre anglais Arachne naviguait au large des côtes de Cuba 'sans aucun contact avec la terre'. Pas moins de 114 hommes sur un équipage de 149 personnes sont tombés malades de la grippe

[a)] Soit plus d'un million de kilomètres. (N.d.T.)

et ce n'est que plus tard que l'on a appris qu'il y avait eu des épidémies à Cuba au même moment. »[7]

Pendant la Première Guerre mondiale, les gouvernements des deux camps ont installé des antennes, qui ont fini par couvrir la Terre de puissants signaux radio – et à la fin de 1918 la catastrophe a frappé. La grippe espagnole a touché un tiers de la population mondiale et tué environ 50 millions de personnes, soit plus que la peste noire du XIVe siècle. Pour arrêter la contagion, les collectivités ont fermé les écoles, les entreprises et les théâtres ; les gens ont reçu l'ordre de porter des masques et de s'abstenir de se serrer la main[8].

Les gens vivant sur les bases militaires, hérissées d'antennes, étaient les plus vulnérables. Un symptôme courant était le saignement – des narines, des gencives, des oreilles, de la peau, de l'estomac, des intestins, de l'utérus, des reins et du cerveau. Beaucoup sont morts d'hémorragies pulmonaires, noyés dans leur propre sang. Les tests ont révélé une diminution de la capacité du sang à coaguler. Les personnes proches de la mort développaient souvent « cette couleur bleue particulière qui semblait marquer tous les premiers cas mortels »[9].

Les autorités sanitaires cherchaient désespérément une cause. L'équipe de médecins de l'US Public Health Service a essayé d'infecter ses cent volontaires sains dans une base navale sur Gallops Island dans le port de Boston. Un sentiment de frustration transpire du rapport, rédigé par Milton J. Rosenau, MD, et publié dans le *Journal of the American Medical Association*[10]. Rosenau avait fait carrière dans le domaine de la santé publique en inculquant la peur des microbes, en supervisant les quarantaines et en mettant en garde le public contre les dangers du lait cru. Il pensait que quelque chose appelé *bacille de Pfeiffer* en était la cause. Les chercheurs ont soigneusement prélevé du mucus de la gorge et du nez et même des substances pulmonaires sur des cadavres et les ont transférés dans les gorges, les voies respiratoires et les nez de volontaires. « Nous avons utilisé quelques milliards de ces organismes, selon nos estimations, sur chacun des volontaires, mais aucun d'entre eux n'est tombé malade », avait-il déclaré.

Ils ont ensuite prélevé du sang sur ceux qui étaient malades et l'ont injecté à dix volontaires. « Aucun d'entre eux n'est tombé malade d'aucune façon. »

Profondément perplexes, Rosenau et les autres chercheurs ont conçu l'expérience suivante « pour imiter la façon naturelle dont la grippe se propage, du moins la façon dont nous pensons que la grippe se propage, et je n'ai aucun doute sur ce point [même si ses expériences ont montré que ce n'était pas le cas] : par contact humain ». Ils ont demandé aux personnes malades de respirer et de tousser sur des volontaires. « Le volontaire était conduit jusqu'au chevet du malade ; on le présentait. Il s'asseyait à côté du lit du malade. Ils se serraient la main, et suivant les instructions, il s'approchait aussi près que la bienséance le permettait, et ils discutaient pendant cinq minutes. À la fin des cinq minutes, le patient expirait aussi fort qu'il le pouvait, tandis que le volontaire, nez à nez (conformément aux instructions, environ 5 cm entre les deux), recevait ce souffle expiré, et en même temps inspirait pendant que le patient expirait. Ils répétaient cela 5 fois. » Les volontaires ont été surveillés attentivement pendant sept jours, mais hélas, « aucun d'entre eux n'est tombé malade d'aucune façon ».

« Peut-être », dit Rosenau, « qu'il y a des facteurs, ou un facteur, dans la transmission de la grippe que nous ne connaissons pas... Si nous avons appris quelque chose, c'est que nous ne sommes pas tout à fait sûrs de ce que nous savons sur la maladie. »

Les chercheurs ont même essayé d'infecter des chevaux sains avec les sécrétions muqueuses de chevaux atteints de la grippe[11] – oui, les animaux aussi tombaient malades pendant la pandémie – mais les résultats ont été les mêmes. La grippe espagnole n'était pas contagieuse, et les médecins n'ont pu attribuer aucune responsabilité à la bactérie incriminée ni fournir d'explication quant à sa portée mondiale.

L'année 1957 marqua l'installation de radars dans le monde entier.

La pandémie de grippe « asiatique » débuta en février 1957 et dura un an. Dix ans plus tard, les États-Unis lançaient 28 satellites dans les ceintures de Van Allen dans le cadre de l'Initial Defense Communication Satellite Program (IDCSP), ce qui a donné lieu à la pandémie de grippe de Hong Kong, qui a débuté en juillet 1968.

Comme l'a observé Firstenberg, « Dans chaque cas – en 1889, 1918, 1957 et 1968 – l'enveloppe électrique de la Terre [...] a été soudainement et profondément perturbée »[12], et avec elle les circuits électriques du corps humain. La médecine occidentale accorde peu d'attention à la nature électrique des êtres vivants (plantes, animaux et humains), pourtant des montagnes de preuves indiquent que des courants faibles régissent tout ce qui se passe dans le corps pour nous maintenir en vie et en bonne santé. De la coagulation du sang à la production d'énergie dans les mitochondries, en passant par les petites quantités de cuivre dans les os, qui créent des courants pour le maintien de la structure osseuse, tout peut être influencé par la présence d'électricité dans l'atmosphère, en particulier l'électricité « sale », caractérisée par de nombreuses fréquences qui se chevauchent et des changements irréguliers de fréquence et de tension. Nous savons aujourd'hui que chaque cellule du corps possède sa propre grille électrique, maintenue par l'eau structurée à l'intérieur de la membrane cellulaire (voir chapitre 8). Le cancer survient lorsque cette structure se désagrège, et le cancer a augmenté avec chaque nouvelle avancée dans l'électrification de la Terre[13].

Depuis des milliers d'années, l'humanité vit avec son cerveau réglé sur les résonances Schuman de la Terre, nos corps et toute vie baignant dans un champ électrique statique de 130 volts par mètre. La symphonie électronique qui nous donne vie est douce et délicate. Les minuscules courants électriques qui parcourent les veines des feuilles ou les cellules gliales de notre système nerveux guident la croissance et le métabolisme de toutes les formes de vie. Nos cellules communiquent en chuchotant dans la gamme des radiofréquences.

La médecine traditionnelle chinoise a reconnu depuis longtemps la nature électrique du corps humain et a développé un système pour désamorcer « l'accumulation d'électricité » qui conduit à la maladie. Ce système s'appelle l'acupuncture. De nombreuses choses que nous faisons instinctivement contribuent également à libérer toute accumulation malsaine de courant : la mère qui caresse la tête de son bébé ou qui gratte le dos de ses enfants pour les endormir, les étreintes des amoureux, la marche pieds nus sur la terre, les massages, même les poignées de main et les accolades – toutes ces choses étant aujourd'hui déconseillées par les autorités sanitaires qui les regardent en fronçant les sourcils.

Avance-rapide jusqu'à l'ère d'Internet et des téléphones portables.

Selon Firstenberg, l'apparition des services de téléphonie mobile en 1996 a entraîné une augmentation du taux de mortalité dans les grandes villes comme Los Angeles, New York, San Diego et Boston[14]. Au fil des ans, les signaux sans fil à fréquences multiples ont envahi de plus en plus l'atmosphère, de même que de mystérieuses épidémies comme le SRAS et le MERS.

Aujourd'hui, le doux bourdonnement du courant qui donne la vie est parasité par un enchevêtrement de fréquences qui se chevauchent et s'entrechoquent – des lignes électriques au réfrigérateur en passant par le téléphone portable. Tout a commencé avec le télégraphe et s'est poursuivi avec l'électricité dans le monde entier, puis les radars, les satellites qui perturbent l'ionosphère et le Wi-Fi omniprésent. L'ajout le plus récent à ce vacarme inquiétant est le sans-fil de cinquième génération – la 5G.

La 5G est diffusée dans une gamme de fréquences microondes : principalement de 24 à 72 GHz, la gamme de 700 à 2 500 MHz étant également considérée comme de la 5G. Les fréquences de cette gamme (inférieures à la fréquence de la lumière) sont dites *non ionisantes*, par opposition aux rayonnements *ionisants*, dont la fréquence est supérieure à celle de la lumière. Les rayonnements ionisants, tels que les rayons X, provoquent la séparation des électrons des atomes ; l'exposition à ces derniers doit évidemment être limitée. (C'est la raison pour laquelle on met un tablier de plomb aux patients lorsqu'ils reçoivent des rayons X.)

Au lieu de produire des ions chargés en traversant la matière, le rayonnement électromagnétique non ionisant modifie les configurations de rotation, de vibration et de valence électronique des molécules et des atomes. Cela produit des effets thermiques (pensez aux fours à microondes). L'industrie des télécommunications nie catégoriquement tout effet non thermique sur les tissus vivants, même si de nombreuses recherches suggèrent que les systèmes électromagnétiques subtiles du corps humain sont considérablement endommagés par une exposition constante à des fréquences non ionisantes. En particulier, les champs électromagnétiques à haute fréquence comme la 5G affectent la perméabilité de la membrane cellulaire[15] – ce qui n'est pas une bonne chose quand on sait que la structure d'une cellule saine garantit qu'elle *n'est pas* perméable, sauf dans des situations contrôlées.

Nous connaissons déjà la technologie des ondes millimétriques ; c'est la fréquence des scanners des aéroports, qui peuvent voir à travers vos vêtements. Les enfants et les femmes enceintes ne sont pas obligés de passer par ces scanners (clin d'œil aux potentiels dangers) ; les adultes sont touchés une seconde ou deux. Or la 5G nous baigne dans le même type de rayonnement 24 heures sur 24.

Il est particulièrement inquiétant de constater que certains émetteurs 5G émettent à 60 GHz, fréquence qui est absorbée par l'oxygène, ce qui provoque l'éclatement de la molécule d'oxygène (composée de deux atomes d'oxygène), la rendant inutile pour la respiration[16].

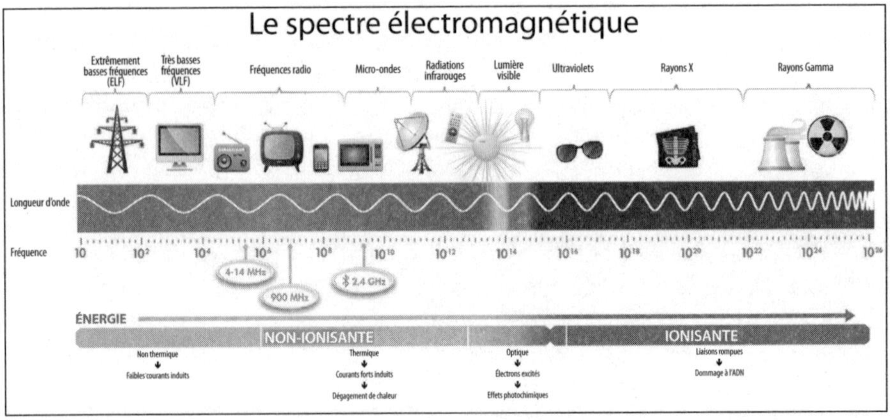

Le spectre électro-magnétique

Le 26 septembre 2019, le réseau sans fil 5G a été activé à Wuhan, en Chine (et officiellement lancé le 1er novembre), avec un réseau d'environ 10 000 stations de base 5G – plus qu'il n'en existe dans tous les États-Unis – toutes concentrées dans une seule ville[17]. Un pic de cas s'est produit le 13 février, la même semaine où Wuhan a mis en service son réseau 5G pour surveiller le trafic[18].

Des maladies ont suivi l'installation de la 5G dans toutes les grandes villes étasuniennes, en commençant par New York à l'automne 2019 à Manhattan, ainsi que dans certaines parties de Brooklyn, du Bronx et du Queens – qui seront tous des foyers de coronavirus. Los Angeles, Las Vegas, Dallas, Cleveland et Atlanta n'ont pas tardé à suivre, soit quelque 5 000 villes désormais couvertes. Les habitants du petit pays de Saint-Marin (premier pays au monde à installer la 5G, en septembre 2018) ont connu la plus longue exposition à la 5G et le taux d'infection le plus élevé – quatre fois plus élevé que l'Italie (qui a déployé la 5G en juin 2019), et vingt-sept fois plus élevé que la Croatie, qui n'a pas déployé la 5G[19]. Dans les zones rurales, la maladie imputée au coronavirus est légère à inexistante[20].

En Europe, la maladie est fortement corrélée au déploiement de la 5G. Par exemple, Milan et d'autres régions du nord de l'Italie ont la couverture 5G la plus dense, et le nord de l'Italie compte vingt-deux fois plus de cas de coronavirus que Rome[21].

En Suisse, les entreprises de télécommunications ont construit plus de 2 000 antennes, mais les Suisses ont interrompu au moins une partie du déploiement de la 5G en raison de préoccupations sanitaires.

La Suisse a enregistré beaucoup moins de cas de coronavirus que la France, l'Espagne et l'Allemagne voisines, où la 5G est en plein essor.

L'Iran a annoncé un lancement officiel de la 5G fin mars 2020, mais en supposant que les tests de prélancement aient eu lieu en février, l'avènement de la 5G est en corrélation avec les premiers cas de Covid-19 au même moment. La Corée a installé plus de 70 000 bases 5G et signalé plus de 8 000 cas de maladie à la mi-mars. Le Japon a commencé à tester la 5G dans les tunnels d'Hokkaido début février 2020, et cette ville compte désormais le plus grand nombre de cas de coronavirus au Japon, plus encore que Tokyo[22].

En Amérique du Sud, le déploiement de la 5G a eu lieu au Brésil, au Chili, en Équateur et au Mexique, qui comptent tous de nombreux cas de coronavirus. Les pays sans 5G, comme la Guyane, le Suriname, la Guyane française et le Paraguay, n'ont signalé aucun cas. Le Paraguay fait ce que tous les pays devraient faire : construire un réseau national de fibre optique sans recourir à la 5G[23].

Bartomeu Payeras i Cifre, un épidémiologiste espagnol, a cartographié le déploiement de la 5G dans les villes et les pays européens avec des cas pour mille personnes et a démontré « une relation claire et étroite entre le taux d'infections au coronavirus et l'emplacement des antennes 5G »[24].

Qu'en est-il du Covid-19 dans le bassin amazonien ? L'Organisation panaméricaine de la santé (OPS) estime qu'il y a au moins 20 000 cas actifs de coronavirus parmi les populations indigènes[25]. Ils ont un mode de vie primitif, mais la 5G est déjà présente[26], ainsi que « vingt-cinq radars de surveillance extrêmement puissants, dix radars météorologiques Doppler, deux cents stations flottantes de surveillance de l'eau, neuf cents 'postes d'écoute' équipés de radios, trente-deux stations de radio, huit jets de surveillance aérienne de pointe équipés de radars pénétrant dans le brouillard, et quatre-vingt-dix-neuf avions de soutien 'd'attaque/de formation', [tous] capables de suivre des êtres humains et 'd'entendre une brindille craquer' n'importe où en Amazonie »[27]. Ces appareils ont été installés en 2002 dans le cadre du Système de vigilance de l'Amazonie (SIVAM), qui surveille les activités dans une zone de 2 millions de km^2 de nature sauvage et isolée. Toute vie en Amazonie est baignée par une gamme de fréquences électromagnétiques.

Ces fréquences 5G ne vont que sur une courte distance et ne peuvent pas pénétrer dans les bâtiments. Cependant, quelques startups technologiques s'efforcent de faire pénétrer le signal 5G dans les zones où nous travaillons, jouons et dormons. Pivotal Commware teste actuellement un « dispositif de pénétration de la 5G dans les bâtiments » (Echo 5G In-Building Penetration Device)[28]. Les bureaux de Pivotal se trouvent à environ 1,5 km de la maison de retraite Life Care de Kirkland, dans l'État de Washington, où la maladie est apparue pour la première fois aux États-Unis et où vingt-cinq résidents sont morts. Le centre Life Care était-il un terrain d'essai pour le nouveau dispositif de Pivotal ? Les établissements de santé regorgent également d'appareils électroniques, dont certains sont placés juste à côté de la tête des patients malades. Les personnes souffrant d'hypersensibilité électrique ne peuvent pas s'approcher de nombreux hôpitaux et maisons de retraite.

Le système 5G est également installé sur les navires de croisière modernes. Par exemple, le Diamond Princess se vante d'avoir « le meilleur Wi-Fi en mer »[29]. Le 3 février 2020, le paquebot a été mis en quarantaine à Yokohama, au Japon, après que de nombreux passagers se sont plaints de maladies. Au final, 381 passagers et membres d'équipage sont tombés malades, et 14 sont décédés.

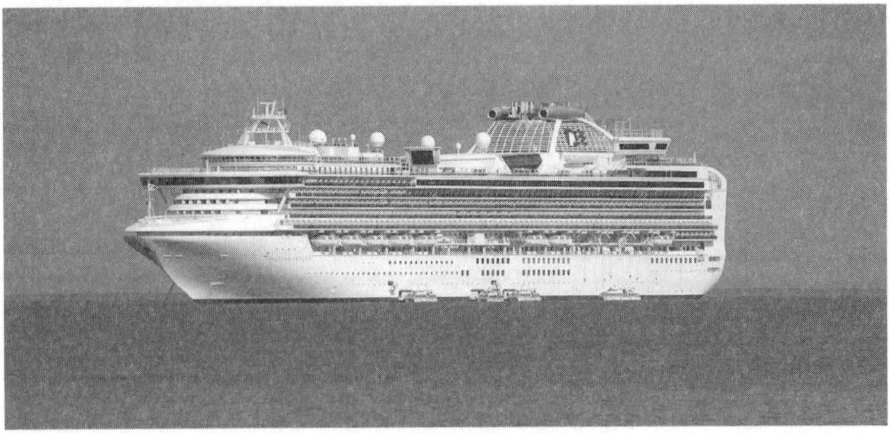

Le bateau de croisière Diamond Princess.
Les quatre objets ronds situés au sommet du navire sont des antennes et émetteurs 5G.

Il est intéressant de noter que l'armée dispose de dispositifs de contrôle des foules qui fonctionnent dans les mêmes gammes : 6-100 GHz. Le 95 GHz Active Denial System est une arme qui peut pénétrer la peau et produire des sensations de chaleur intolérables, amenant les gens à s'éloigner du faisceau[30].

La EUROPA EMF Guideline 2016 énonce qu'« il existe des preuves solides que l'exposition à long terme à certains CEM est un facteur de risque pour des maladies telles que certains cancers, la maladie d'Alzheimer et l'infertilité masculine [...] Les symptômes courants de l'EHS (hypersensibilité électromagnétique) comprennent les maux de tête, les difficultés de concentration, les troubles du sommeil, la dépression, le manque d'énergie, la fatigue et *les symptômes semblables à ceux de la grippe* [c'est nous qui soulignons] »[31].

Un article publié en mai 2020 dans *Toxicology Letters* a révélé que, dans des conditions réelles, l'exposition à des fréquences non ionisantes à large spectre avait un effet délétère sur la peau, les yeux, le cœur, le foie, les reins, la rate, le sang et la moelle osseuse[32]. Les fréquences électromagnétiques perturbent également la fonction immunitaire en stimulant diverses réponses allergiques et inflammatoires, et elles ont un effet négatif sur la réparation des tissus[33].

Les Russes ont étudié les effets des ondes millimétriques sur les animaux et les humains en 1979. Les ouvriers qui travaillaient sur des générateurs à ultra-haute fréquence se plaignaient de fatigue, de somnolence, de maux de tête et de pertes de mémoire. Le sang était particulièrement affecté, avec une réduction de la quantité d'hémoglobine et une tendance à l'hypercoagulation[34]. Plus tôt encore, en 1971, l'Institut de recherche médicale de la marine américaine a publié plus de 2 300 références dans une « Bibliographie des phénomènes biologiques ('effets') et des manifestations cliniques attribués aux radiations des microondes et des radiofréquences »[a) 35]. Ils ont constaté des effets indésirables presque partout dans le corps. En plus de la « dégénérescence généralisée de tous les tissus du corps », ils ont noté une modification du rapport des sexes dans les naissances (plus de filles), une altération du développement des fœtus, une diminution de la lactation chez les mères allaitantes, des crises, des convulsions, de l'anxiété, une hypertrophie de la thyroïde, une diminution de la production de testostérone et – ce qui est particulièrement intéressant – des étincelles entre les plombages dentaires ainsi qu'un goût métallique particulier dans la bouche.

Une méta-analyse portant sur près de 200 études[36] a mis en lumière que « les effets non thermiques ont été clairement démontrés dans des milliers de publications évaluées par les pairs ». Alors que certains modèles de bandes de fréquences de CEM sont cohérents et peuvent être favorables à la santé, « les fréquences 5G choisies appartiennent pour une grande partie aux zones nuisibles ». Les auteurs ont noté que les études gouvernementales vantant la sécurité de la 5G n'ont pas tenu compte du fait que le rayonnement de la 5G peut être pulsé et modulé et émis par de multiples antennes. Il est intéressant de constater « que les ondes CEM peuvent également être polarisées circulairement par interaction avec la poussière atmosphérique et peuvent donc pénétrer beaucoup plus profondément dans l'organisme. En outre, les ondes 5G peuvent présenter des interférences avec d'autres fréquences d'ondes CEM, ce qui entraîne des ondes stationnaires et des 'points chauds' environnementaux de rayonnement qui peuvent être très éprouvants pour les personnes hypersensibles aux CEM ». La pollution atmosphérique et la 5G ne font pas bon ménage !

[a)] « Bibliography of Reported Biological Phenomena ('Effects') and Clinical Manifestations Attributed to Microwave and Radio-Frequency Radiation ». (N.d.T.)

Une étude publiée dans *Frontiers in Oncology* décrit les lésions pulmonaires dues à la radiothérapie. La radiothérapie utilise des ondes plus courtes à courte distance pendant une période plus courte, mais il va de soi que les ondes millimétriques 5G, avec des émetteurs à proximité, pulsant des quantités massives de fréquences à tout moment, pourraient également causer des lésions pulmonaires. Selon les auteurs, « En fonction de la dose et du volume de poumon irradié, une pneumonie aiguë de radiation peut se développer, caractérisée par une toux sèche et une dyspnée (essoufflement) »[37].

Il est intéressant de noter que la Lloyd's of London et d'autres compagnies d'assurances ne couvrent pas les dommages causés par les téléphones portables, le Wi-Fi ou les compteurs intelligents. Les CEM sont classés parmi les polluants, au même titre que la fumée, les produits chimiques et l'amiante : « L'exclusion des champs électromagnétiques (Exclusion 32) est une exclusion d'assurance générale et est appliquée sur l'ensemble du marché de manière standard. L'objectif de cette exclusion est d'exclure la couverture des maladies causées par une exposition continue et à long terme à des rayonnements non ionisants, c'est-à-dire par l'utilisation de téléphones portables. »[38]

Selon le Dr Cameron Kyle-Sidell, travaillant dans un service d'urgences à New York, les malades sont littéralement à bout de souffle. « Nous n'avons jamais rien vu de tel ! », a-t-il déclaré[39]. Les symptômes des 39 patients Covid-19 ressemblent davantage à ceux du mal de l'altitude qu'à ceux d'une pneumonie virale. En fait, les respirateurs que les hôpitaux se sont empressés d'obtenir peuvent faire plus de mal que de bien et pourraient être à l'origine du taux de mortalité élevé, car ils augmentent la pression sur les poumons. Ces patients n'ont pas besoin d'aide pour respirer – ils ont besoin de plus d'oxygène lorsqu'ils prennent leur respiration. Beaucoup ont le visage qui vire au bleu. Ce ne sont pas les signes d'une maladie contagieuse, mais d'une perturbation de nos mécanismes de production d'énergie et d'apport d'oxygène aux globules rouges.

Rappelez-vous que lors de la grippe espagnole, le problème était le manque de coagulabilité du sang. Avec le Covid-19, un problème majeur est le manque d'oxygène dans le sang (deux conditions indiquant une toxicité électrique plutôt qu'une infection). Les cellules sanguines riches en fer seraient particulièrement vulnérables aux effets de l'électromagnétisme.

Mais il y a un autre symptôme : le pétillement. De nombreux patients atteints du Covid font état d'étranges sensations de bourdonnement dans tout leur corps, d'une « sensation électrique sur la peau » ou d'une peau qui donne l'impression de brûler. Les personnes électrohypersensibles rapportent des sensations similaires lorsqu'elles sont à proximité d'un téléphone portable ou lorsqu'elles utilisent le régulateur de vitesse guidé par GPS dans leur voiture. Parmi les autres symptômes, citons la perte de l'odorat et du goût, la fièvre, les courbatures, l'essoufflement, la fatigue, la toux sèche, la diarrhée, les accidents vasculaires cérébraux et les crises d'épilepsie, autant de symptômes également signalés par les personnes électrohypersensibles.

La corrélation entre le déploiement de la 5G et les cas de Covid-19, ainsi que la similitude des symptômes, devraient nous faire réfléchir. Ne devrions-nous pas y regarder de plus près avant d'instaurer la vaccination obligatoire et la puce d'identification électronique ? Ne devrions-nous pas vérifier si ce virus est réellement contagieux avant de rendre obligatoire la distanciation sociale et de prescrire des masques de protection ?

La pandémie actuelle soulève de nombreuses questions. Qu'est-ce qui rend certaines personnes plus vulnérables que d'autres aux effets de la 5G ? Pourquoi 35 marins du cuirassé Arachne ne sont-ils pas tombés malades ? Quels sont les facteurs environnementaux qui affaiblissent nos défenses ? Comment traiter cette maladie si elle n'est pas d'origine virale ? Qu'en est-il de nos régimes alimentaires ? Pouvons-nous nous protéger en faisant les bons choix alimentaires ? Nous aborderons ces questions dans les chapitres suivants.

Plus important encore, nous montrerons que les minuscules particules appelées virus sont en fait des exosomes – non pas des envahisseurs, mais des messagers de toxines que nos cellules produisent pour nous aider à nous adapter aux agressions environnementales, y compris l'électro-smog. Après tout, la plupart des gens se sont adaptés aux ondes radio mondiales, à l'électricité dans leurs maisons et à l'omniprésence du Wi-Fi (et la population de moineaux a rebondi après la grippe de 1738) ; ce sont les exosomes qui permettent cela. Ces minuscules messagers permettent une adaptation génétique rapide et en temps réel aux changements environnementaux. Savoir si ces exosomes peuvent nous aider à nous adapter aux perturbations extrêmes de la 5G est LA question.

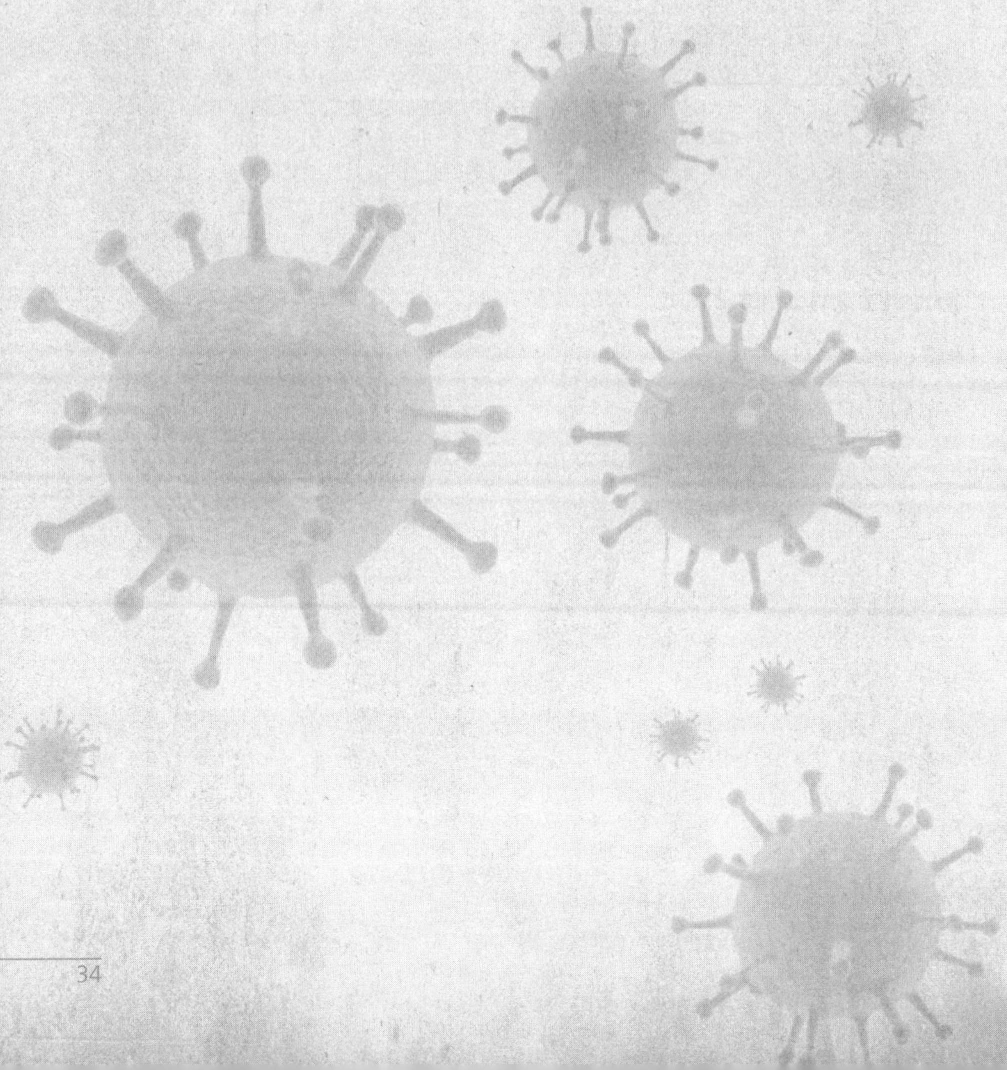

CHAPITRE 3

LES PANDÉMIES

Tout au long de l'histoire, les philosophes ont cru que les comètes étaient « des signes avant-coureurs de malheur, de maladie et de mort, infectant les hommes d'une soif de guerre, contaminant les récoltes et dispersant les maladies et la peste ».[1]

Le manuel chinois *Mawangdui Silk* détaille vingt-neuf types de comètes, remontant à 1500 avant J.-C., et les désastres qui ont suivi chacune d'elles. « Les comètes sont des étoiles viles », écrivait un fonctionnaire chinois en 648 après J.-C. « Chaque fois qu'elles apparaissent dans le Sud, elles effacent l'ancien et établissent le nouveau. Les poissons tombent malades, les récoltes sont mauvaises. Les empereurs et les gens du peuple meurent, et les hommes partent à la guerre. Le peuple déteste la vie et ne veut pas en parler. »[2]

Dans l'Europe médiévale et même dans l'Amérique coloniale, les observateurs associaient l'apparition des comètes au début des maladies[3].

Au cours de l'été 536, un mystérieux et spectaculaire nuage de poussière apparaît au-dessus de la Méditerranée et assombrit le ciel pendant dix-huit mois, et ce jusqu'en Chine. Selon l'historien byzantin Procope, « Au cours de cette année, un présage des plus redoutables se produisit. En effet, le soleil ne donnait plus de lumière [...] et cela ressemblait beaucoup à un soleil en éclipse, car les rayons qu'il répandait n'étaient pas clairs. »[4]

L'analyse de la glace du Groenland déposée entre 533 et 540 après J.-C. montre des niveaux élevés d'oxydes d'étain, de nickel et de fer, ce qui suggère qu'une comète ou un fragment de comète a pu frapper la Terre à cette époque[5]. L'impact a probablement déclenché des éruptions volcaniques, qui ont craché davantage de poussière dans l'atmosphère. Avec l'obscurcissement du ciel, les températures ont chuté, les récoltes ont été mauvaises et la famine s'est abattue sur de nombreuses régions du monde.

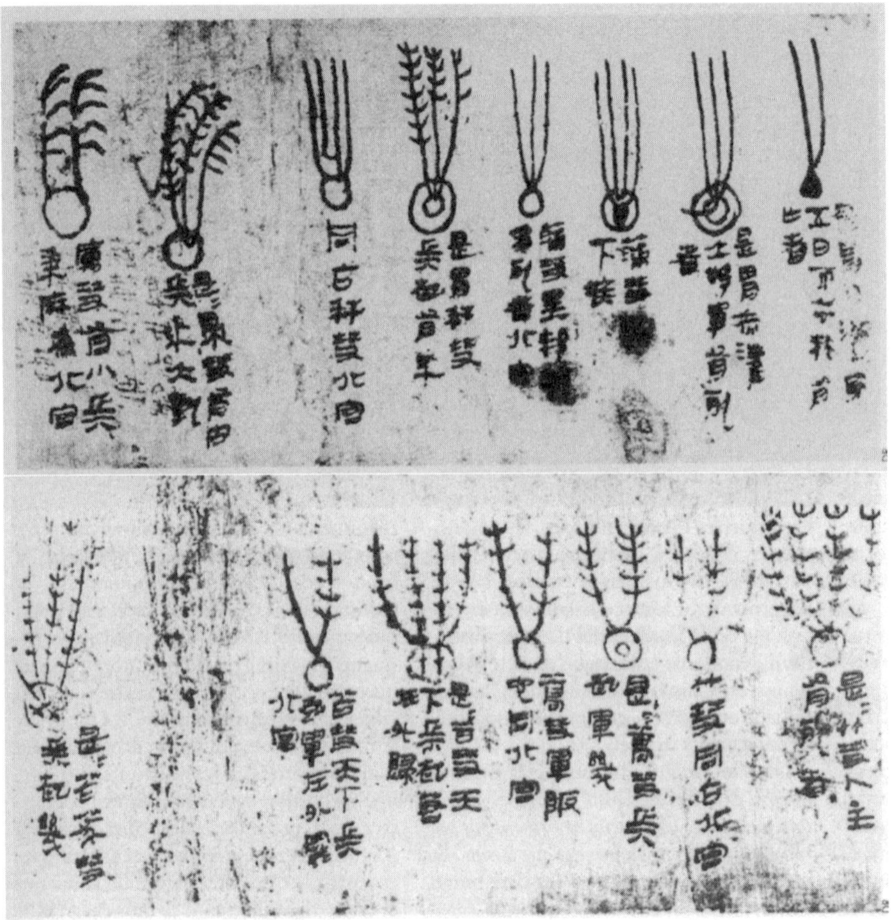

Représentation de différents types de comètes dans des documents chinois.

Peu de temps après, en 541 après J.-C., une mystérieuse maladie a commencé à apparaître aux abords de l'Empire byzantin. Les victimes souffraient de délires, de cauchemars et de fièvres ; elles présentaient des gonflements des ganglions lymphatiques à l'aine, aux aisselles et derrière les oreilles. La peste, nommée d'après l'empereur régnant Justinien, est arrivée à Constantinople (la capitale) en 542. Procope avait observé que les corps étaient laissés empilés à l'air libre en raison du manque d'espace pour un enterrement décent. Il estime que dans la ville, au plus fort de l'épidémie, la peste tuait 10 000 personnes par jour[6].

L'explication actuelle de la corrélation entre comètes et maladies est celle de la « panspermie ». Nous savons maintenant que l'espace extra-atmosphérique est peuplé de nuages de microorganismes, et la théorie veut que les comètes soient des corps aqueux – des boules de neige sales – qui font pleuvoir sur la Terre de nouvelles formes microscopiques, contre lesquelles les humains et les animaux ne sont pas immunisés[7].

Cependant, des preuves récentes indiquent qu'il y a peu ou pas d'eau sur les comètes. Il s'agit plutôt d'astéroïdes qui ont une orbite elliptique et qui se chargent électriquement lorsqu'ils s'approchent du Soleil, un échange qui crée la coma et la queue brillantes de la comète. Leur surface présente le type de caractéristiques qu'on observe en cas d'arc électrique intense, comme des cratères et des falaises ; des taches brillantes sur des surfaces rocheuses autrement stériles indiquent des zones chargées électriquement. Les comètes contiennent des alliages minéraux nécessitant des températures de plusieurs milliers de degrés, et elles ont suffisamment d'énergie pour émettre une lumière UV extrême et même de puissants rayons X. De plus, lorsqu'elles s'approchent du Soleil, les comètes peuvent provoquer des décharges à haute énergie et des éruptions de plasma solaire, qui atteignent la comète[8].

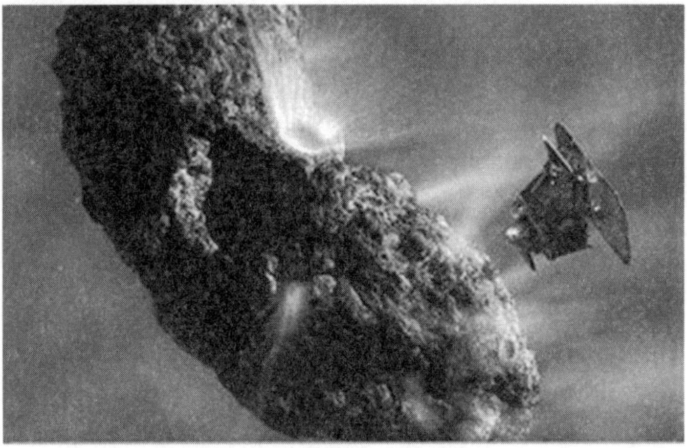

Les points brillants à la surface d'une comète indiquent une forte activité électromagnétique.

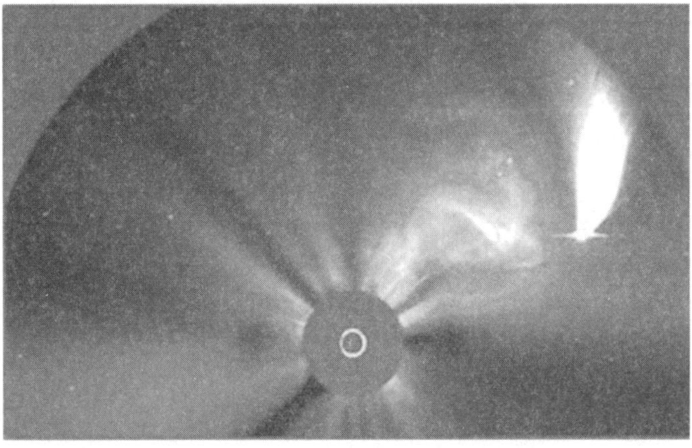

Une éruption solaire atteint une comète hautement chargée.

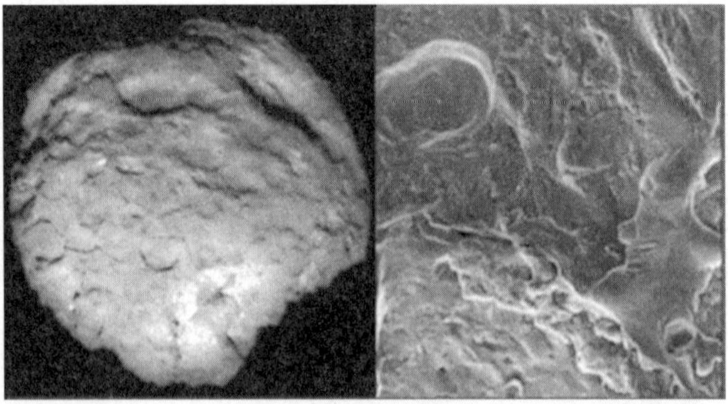

Les falaises et puits sur la surface d'une comète indiquent un arc électrique intense.

Ainsi, les comètes peuvent créer des perturbations électriques dans l'atmosphère encore plus puissantes que celles créées par l'électrification humaine – or ces radiations comprennent des rayonnements *ionisants* manifestement dangereux. Pas étonnant que les anciens craignaient les comètes !

L'opinion conventionnelle veut que la peste de Justinien soit un cas de peste bubonique. Des chercheurs ont analysé les restes de tombes de l'époque et ont détecté de l'ADN de la *Yersinia pestis*[9]. La pensée dominante a conclu que les rats et autres rongeurs sont porteurs de *Yersinia pestis* et la transmettent aux puces. Lorsque les rats meurent, les puces suceuses de sang les abandonnent pour s'attaquer à d'autres rats, chiens et humains. La bactérie passe alors à l'homme *via* les piqûres de puces. Les chercheurs pensent qu'à l'époque de Justinien, les rats des navires marchands ont transporté le microorganisme vers les autres ports méditerranéens.

Le signe classique de la peste bubonique est le bubon, c'est-à-dire le gonflement des ganglions lymphatiques. Ceux-ci apparaissent souvent à l'aine car, selon l'idée reçue, la plupart des morsures de puces ont lieu sur les jambes. Les personnes infectées auront d'abord des fièvres, des frissons et des douleurs musculaires avant de développer une septicémie ou une pneumonie.

La peste est réapparue à intervalles réguliers au cours des trois cents années suivantes, la dernière occurrence enregistrée remontant à 750 après J.-C., ce qui pourrait s'expliquer par des débris cométaires encore en orbite. Elle a fini par tuer 25 % des habitants de la région méditerranéenne. Ensuite, la peste a disparu d'Europe jusqu'à la peste noire du XIVe siècle – également présagée par une comète.

> Selon l'historien Thomas Short :
> En France [...] a été vue la terrible comète appelée Negra. En décembre, une colonne de feu apparut au-dessus d'Avignon. Il y eut beaucoup de grands tremblements de terre, de tempêtes, de tonnerre et d'éclairs, et des milliers de personnes furent englouties ; le cours des rivières fut arrêté ; certains gouffres de la Terre envoyèrent du sang. De terribles averses de grêle, chaque grêlon pesant 1 à 8 livres ; des avortements

> dans tous les pays ; en Allemagne, il pleuvait du sang ; en France, le sang jaillissait des tombes des morts, et tachait les rivières de cramoisi ; des comètes, des météores, des rayons de feux, des coruscations dans l'air, des faux soleils, les cieux en feu.[10]

Selon les manuels scolaires, le même organisme de peste bubonique de l'époque de Justinien a provoqué la peste noire en Europe, de 1347 à 1350. Cependant, certains enquêteurs ont mis en évidence des failles dans cette théorie. Bien que des chercheurs aient trouvé des preuves de la présence de *Yersina pestis* dans la pulpe dentaire d'une fosse commune de l'époque en France, d'autres équipes de scientifiques n'ont pas pu trouver de preuves de l'agent pathogène dans cinq autres sites funéraires de l'époque provenant d'autres régions d'Europe[11].

La sociologue Susan Scott et le biologiste Christopher J. Duncan affirment qu'une fièvre hémorragique, similaire au virus Ebola, a causé la peste noire. D'autres accusent l'anthrax ou une maladie aujourd'hui disparue. Ils notent que les récits médiévaux ne correspondent pas aux descriptions modernes de la maladie. Les témoins ont décrit une maladie qui se propageait à grande vitesse avec un taux de mortalité très élevé, contrairement à la peste qui se déplace lentement et dont le taux de mortalité est d'environ 60 %. Les récits décrivent des bubons couvrant tout le corps et non limités à la zone de l'aine comme dans le cas de la peste. Les descriptions des symptômes font état d'odeurs pestilentielles, de taches ressemblant à des ecchymoses, de délire et de stupeur, ce qui n'est pas le cas de la peste bubonique moderne. Certains critiques ont adopté la théorie selon laquelle un virus était à l'origine de la maladie, mais cette hypothèse ne fournit guère de meilleure explication que celle des bactéries pour expliquer la propagation rapide de la maladie et la mortalité élevée.

Ensuite, il y a le problème des rats. Aucun document écrit de cette époque ne décrit les vastes légions de rats morts nécessaires pour expliquer la peste. La peste noire a tué plus de la moitié de la population islandaise, mais les rats n'ont pas atteint l'Islande avant le XIXe siècle. Et la peste noire a continué à tuer des gens pendant les mois d'hiver en Europe du Nord, bien que l'organisme de la peste ait besoin de températures relativement chaudes[12].

Dans *New Light on the Black Death : The Cosmic Connection*, le professeur Mike Baillie soutient qu'une comète a provoqué la pandémie. Il souligne que les témoins de l'époque décrivent un important tremblement de terre le 25 janvier 1348, suivi d'autres séismes. « Il y a eu quantité de poissons, d'animaux et d'autres choses mortes le long du rivage de la mer et en de nombreux endroits couverts de poussière », écrit un observateur d'alors. « Et toutes ces choses semblent provenir de la grande corruption de l'air et de la terre. » D'autres documents décrivent des raz-de-marée, des pluies de feu, des odeurs nauséabondes, des couleurs étranges dans le ciel, des brumes et même des dragons, en plus des tremblements de terre[13].

Baillie pense que des fragments de la comète Negra, qui est passée près de la Terre en 1347, ont provoqué les phénomènes atmosphériques. Certains fragments sont descendus et ont introduit d'énormes quantités de poussière dans l'atmosphère. L'analyse des anneaux de croissance des arbres indique qu'en descendant de l'espace le matériau a craché de grandes quantités de produits chimiques à base de carbone et d'azote dans la stratosphère. Selon Baillie, la maladie et la mort ont résulté de l'empoisonnement de l'eau et de l'air lors du survol de la comète[14].

Mais les symptômes – en particulier les taches cutanées ressemblant à des bleus et le taux de mortalité élevé – indiquent un empoisonnement par les radiations, probablement rendu encore plus mortel par la poussière et les composés de type ammoniac présents dans l'atmosphère. Imaginez une grande comète passant à proximité de la Terre, crépitant d'arcs électriques intenses, bombardant la Terre de rayons X et projetant des fragments qui tombent sur la Terre et crachent des nuages de poussière toxiques, suivis immédiatement d'une mort horrible, anéantissant parfois des villes entières. Ce n'est pas le genre de catastrophe que l'on peut imputer aux microbes.

Peut-être notre système solaire est-il en train de se calmer – l'humanité n'a pas connu de phénomènes aussi violents depuis des siècles. Mais des perturbations électriques plus petites, celles que l'on ne peut pas voir, sont toujours susceptibles de favoriser des épidémies, bien que moins désastreuses. Or si l'empoisonnement par les rayonnements (qu'ils soient ionisants ou non) provoque des maladies, il existe des cofacteurs évidents : les poisons présents dans l'air, l'eau et la nourriture, les toxines des piqûres d'insectes, les champignons mortels sur les céréales, l'exposition à la saleté, la malnutrition et la famine, ainsi que la peur et le désespoir – il n'est pas nécessaire de recourir à la notion de contagion pour expliquer les épidémies.

Considérons les maladies transmises par les insectes. De nombreux insectes piqueurs (si ce n'est la plupart) libèrent des toxines – souvent des produits chimiques complexes qui peuvent cibler le système nerveux. Les guêpes, les abeilles, les mouches, les scarabées, les moustiques[15], les tiques, les punaises de lit, les poux et les fourmis produisent tous des substances toxiques. Les premières études suggèrent que la salive des insectes contient des substances chimiques ayant des propriétés vasodilatatrices, anticoagulantes et immunosuppressives, même si, ces derniers temps, l'étude de la salive des insectes a suscité peu d'intérêt (ou d'allocations de recherche).

En plus des poisons manifestes, la salive des insectes peut contenir des œufs de parasites. Les ténias peuvent être transmis par les puces, et les piqûres de moustique contiennent les œufs du plasmodium, un parasite qui causerait la malaria. Les moustiques sont également porteurs de larves de mouches, qui peuvent pénétrer dans le corps par les piqûres, provoquant la myiase, une infestation parasitaire du corps par des larves de mouches (asticots), qui se développent à l'intérieur de l'hôte. Certaines espèces de moustique peuvent être porteuses de filariose, un parasite qui provoque une maladie défigurante appelée éléphantiasis. Ces maladies sont « infectieuses » dans le sens où les gens les contractent à partir d'un élément extérieur au corps, comme un insecte, mais ce n'est que dans les circonstances les plus étranges qu'elles peuvent être transmises d'un être humain à un autre.

En fait, les scientifiques n'ont pas encore résolu le mystère de la malaria, maladie qui tue plus de 1 000 personnes par jour. L'idée classique est que les moustiques des régions tropicales et subtropicales transfèrent par leurs piqûres des parasites dans le sang humain, qui détruisent ensuite les globules rouges et provoquent une fièvre intermittente. Mais le type de moustique supposé être à l'origine de la malaria habite tous les continents à l'exception de l'Antarctique, y compris l'Europe et l'Amérique du Nord, où la malaria n'est plus un problème. Du XVe siècle jusqu'à une époque récente, de nombreuses personnes en Angleterre ont souffert de la malaria, connue sous le nom de fièvre des marais ou *ague* – toujours associée à la vie dans des marais marécageux. En fait, ce qui est commun aux régions connues pour la malaria (aujourd'hui et dans le passé), c'est la présence d'habitations humaines dans les marais et les zones humides – et pas seulement les zones humides chaudes (qui sont propices aux moustiques), mais aussi les zones humides dans les régions plus fraîches comme l'Angleterre.

Les zones humides produisent des gaz de marais – un mélange de sulfure d'hydrogène, de dioxyde de carbone et surtout de méthane. L'empoisonnement au méthane provoque de la fièvre, des maux de tête, une faiblesse musculaire, des nausées, des vomissements et une sensation d'asphyxie – des symptômes étonnamment similaires à ceux de la malaria : fièvre, faiblesse musculaire, nausées, vomissements et douleurs thoraciques et abdominales. À l'instar de la malaria, l'empoisonnement au méthane peut entraîner la destruction des globules rouges[16]. Dans les régions du monde où les gens vivent encore dans des zones marécageuses, l'exposition intermittente aux gaz des marais, qui sont sans doute plus forts pendant les saisons chaudes ou les inondations, semble être une meilleure explication que les moustiques pour cette maladie tenace.

Selon la vision conventionnelle, les « maladies virales » telles que la fièvre jaune, la dengue, la fièvre Zika et le Chikungunya sont transmises par des moustiques porteurs de virus qui « se fixent et pénètrent dans les cellules sensibles ». Selon les manuels, une fois que ces virus pénètrent dans le corps et commencent à se répliquer à l'intérieur des cellules, ils sont contagieux et se transmettent d'une personne à l'autre par les gouttelettes en suspension dans l'air, les contacts sexuels, la consommation d'aliments et d'eau contaminés par le virus, et même par contact avec des surfaces et des fluides corporels contaminés par le virus. Mais nous n'avons pas besoin des concepts de virus et de contagion pour expliquer ces maladies. Dans un environnement infesté de puces, de moustiques, de poux et d'autres insectes porteurs de toxines ou de parasites, de nombreux individus, en particulier ceux dont l'alimentation est sous-optimale, présenteront des symptômes similaires – une « épidémie » qui ne nécessite aucun contact de personne à personne, mais seulement de nombreuses personnes soumises aux mêmes facteurs de stress. Par exemple, la « flambée » du « virus » Zika, rendu responsable d'une éruption de bébés nés avec des têtes tragiquement petites, a suivi une campagne de vaccination DTP de femmes enceintes pauvres au Brésil[17].

Les toxines sont de puissants facteurs de stress. Les vapeurs d'égouts contiennent un mélange de composés gazeux toxiques, tels que le sulfure d'hydrogène, le dioxyde de carbone, le méthane et l'ammoniac. Les concentrations élevées de méthane et de dioxyde de carbone déplacent l'oxygène. Dans des conditions de faible teneur en oxygène, les bactéries fermentaires bénéfiques commencent à produire des toxines au lieu de composés utiles. Les produits chimiques industriels présents dans les eaux usées peuvent aggraver les effets néfastes, surtout si ces toxines se retrouvent dans l'eau potable. Dans le passé, ces toxines comprenaient le mercure, l'arsenic et le plomb. Le plomb utilisé pour les toitures, les réservoirs, les gouttières, les tuyaux, les câbles et la vinification (et même ajouté aux recettes à l'époque romaine) empoisonnait directement, par l'eau potable ou par la peau. Les femmes nobles de la Renaissance portaient du maquillage contenant du minerai de plomb blanc, du vinaigre, de l'arsenic, de l'hydroxyde et du carbonate, appliqué sur le visage par-dessus des blancs d'œufs ou un fond de teint au mercure. La poudre d'arsenic pour le visage était la touche finale[18]. Le prix à payer pour un teint impeccable était la paralysie, la folie et la mort.

Le tannage du cuir contribue largement à la pollution de l'eau. De la chaux, du tanin, des excréments d'animaux, de l'urine, de l'alun et de l'arsenic étaient utilisés dans le processus ; la révolution industrielle a ajouté une solution de chrome toxique au mélange. La production de peinture et de teintures rouges, l'extraction de métaux et la production de soude caustique libéraient du mercure. Le mercure et l'arsenic étaient des ingrédients populaires dans les médicaments, et ils ont sans doute emporté autant de personnes que les maladies elles-mêmes.

Les graves vomissements, la diarrhée, la déshydratation et les crampes musculaires du choléra sont attribués à la bactérie *Vibrio cholerae*, provenant soit d'eaux usées, soit de coquillages comme les huîtres vivant dans des eaux usées. En réalité, le tueur est une toxine appelée « toxine cholérique » (TC), que la bactérie produit dans des conditions de faible teneur en oxygène. Bien que la TC puisse être mortelle, elle possède également des propriétés anti-inflammatoires et s'avère prometteuse en tant que médicament immunothérapeutique.

Le choléra touche jusqu'à 5 millions de personnes, principalement dans les pays du tiers-monde, et provoque plus de 100 000 décès par an. Le traitement comprend une thérapie de réhydratation orale et une supplémentation en zinc. Les enfants sont très sensibles à la TC, tout comme ceux qui sont malnutris ou dont l'immunité est diminuée. Une observation étrange est le fait que les groupes sanguins de type O sont plus susceptibles de contracter le choléra[19].

Même aujourd'hui, avec la focalisation du monde médical sur la transmission de la maladie de personne à personne et la prévention par la vaccination, les autorités sanitaires s'accordent à dire que la solution au choléra est un meilleur assainissement. Le choléra se transmet rarement directement d'une personne à l'autre, mais uniquement par l'intermédiaire d'une eau de boisson souillée.

Une épidémie de choléra est survenue à Soho, à Londres, en 1854. Selon Judith Summers, dans *Broad Street Pump Outbreak*, « Au milieu du [XIXe] siècle, Soho était devenu un lieu insalubre fait d'étables, d'excréments d'animaux, d'abattoirs, de fumeries de graisse et d'égouts primitifs et délabrés. Et sous les planchers des caves surpeuplées se cachait quelque chose de bien pire : une mer fétide de fosses d'aisance aussi vieilles que les maisons, et dont beaucoup n'avaient jamais été vidangées. Ce n'était qu'une question de temps avant que cette bombe à retardement n'explose. »[20]

L'année précédente, plus de 10 000 personnes avaient été emportées par le choléra en Angleterre. L'épidémie à Soho est apparue soudainement : « Peu de familles, riches ou pauvres, ont été épargnées par la perte d'au moins un membre. En une semaine, les trois quarts des habitants avaient fui leurs maisons, laissant leurs magasins fermés, leurs maisons verrouillées et les rues désertes. Seuls ceux qui n'avaient pas les moyens de partir sont restés sur place. C'était comme la Grande Peste, une fois de plus. »

Le Dr John Snow vivait au cœur de l'épidémie et a remonté la source jusqu'à une pompe à l'angle des rues Broad et Cambridge, à l'épicentre de l'épidémie. « J'ai découvert, a-t-il écrit par la suite, que presque tous les décès étaient survenus à une courte distance de la pompe. » En fait, dans des maisons beaucoup plus proches d'une autre pompe, seuls dix décès étaient survenus. Or, parmi ces derniers, cinq victimes avaient bu de l'eau de la pompe de Broad Street. Les ouvriers d'une brasserie locale n'étaient pas tombés malades – ils buvaient la bière qui leur était fournie dans le cadre de leur emploi. Le Dr Snow attribua l'épidémie non pas à des toxines mais à des « particules blanches et floconneuses », qu'il a observées au microscope[21].

Trois décennies plus tard, Robert Koch a essayé d'injecter une culture de ces particules blanches floculantes à des animaux, sans réussir à les rendre malades. Le choléra a donc échoué à son deuxième postulat. Le choléra ne répond pas non plus à son premier postulat, puisque *Vibrio cholerae* est observé aussi bien chez les malades que chez les personnes en bonne santé[22]. Malgré cela, il resta convaincu que ce bacille était la cause du choléra. Il est difficile de se débarrasser des vieilles idées, même en présentant des preuves les contredisant.

Il convient de souligner que toutes les villes jusqu'au XIXe siècle étaient des « mers fétides » de crottin de cheval, de tas de fumier puants, d'installations sanitaires primitives, de produits chimiques toxiques, de vie dans des conditions de surpeuplement, de cochons en liberté et même d'eaux usées brutes déversées par les habitations. Les eaux grasses des brasseries des quartiers défavorisés étaient destinées aux vaches des laiteries des quartiers défavorisés, produisant du lait empoisonné dans des conditions de saleté inimaginables. Le taux de mortalité des enfants nés dans ces conditions était de 50 %. Les autorités ont attribué ce taux de mortalité au lait, ce qui a servi de justification aux lois sur la pasteurisation votées cent ans plus tard[23]. Entre-temps, le problème s'était résolu de lui-même grâce à l'amélioration des réseaux d'approvisionnement en eau et d'égouts, à de meilleures conditions de vie, à l'avènement de la réfrigération, aux lois interdisant les brasseries et les laiteries dans les centres-villes et (surtout) au remplacement du cheval par la voiture. Les automobiles et les bus ont apporté un autre type de pollution, mais les nouvelles technologies ont au moins permis de garantir que l'eau soit enfin propre. De nombreuses « maladies infectieuses » ont disparu, non pas grâce aux médecins mais plutôt grâce aux inventeurs et aux ingénieurs civils.

Une invention qui a rendu la vie plus sûre a été la machine à laver, qui permet de garder plus facilement les vêtements et la literie propres, d'autant que de plus en plus de logements disposaient de l'eau chaude courante. Une autre invention a été l'aspirateur, qui permettait de garder les logements à l'abri des insectes. (Les moustiquaires aux fenêtres ont également aidé.)

Au début du XXe siècle, les responsables de la santé considéraient la variole comme hautement infectieuse, mais un médecin n'était pas d'accord. Le Dr Charles A. R. Campbell, de San Antonio (Texas), pensait que la variole était transmise par les piqûres de punaises de lit.

Selon l'opinion officielle moderne, la variole résultait d'un contact avec un virus contagieux : « La transmission se faisait par inhalation du virus de la variole en suspension dans l'air, généralement des gouttelettes provenant de la muqueuse buccale, nasale ou pharyngée d'une personne infectée. Il se transmettait d'une personne à l'autre principalement par contact prolongé en face à face avec une personne infectée, généralement à une distance de 1,8 m (6 pieds), mais il pouvait également se transmettre par contact direct avec des fluides corporels infectés ou des objets contaminés (fomites) tels que la literie ou les vêtements [...] la personne infectée était contagieuse jusqu'à ce que la dernière croûte de variole tombe [...] La variole n'était pas connue pour être transmise par des insectes ou des animaux. »[24] Notez que cette description est écrite au passé – l'opinion officielle est que la variole a été vaincue par la vaccination, et non par quelque chose d'aussi simple que se débarrasser des punaises de lit.

Le Dr Campbell gérait une « maison de la peste » pour les patients atteints de variole à San Antonio, où il faisait tout pour se contaminer et contaminer les autres avec les « fomites » et le contact direct en face à face avec les personnes infectées :

> Comme l'air lui-même, sans contact, est considéré comme suffisant pour transmettre cette maladie, et que toucher les vêtements d'un malade de la variole est considéré comme équivalent à la contracter, je me suis exposé avec la même impunité que le gardien de ma maison de la peste [...] Après de nombreuses expositions, faites de la manière ordinaire, en allant de baraque en baraque où se trouvait la maladie [...] je n'ai jamais transmis cette maladie à ma famille, ni à aucun de mes patients ou amis, bien que je ne me sois pas désinfecté ni n'aie pris aucune précaution, si ce n'est celle de m'assurer qu'aucune punaise de lit ne se trouvait sur mes vêtements.
>
> Une autre de mes expériences a consisté à battre soigneusement un tapis dans une pièce, de seulement huit ou dix pieds carrés[a], d'où venait d'être retiré un malade de la variole [...] j'ai battu ce tapis dans la pièce jusqu'à ce que l'air soit étouffant, et j'y suis resté pendant trente minutes. Cela représentait les systèmes respiratoire et digestif comme des voies d'infection acceptées [...] Après avoir inhalé la poussière de ce tapis, j'ai examiné mes crachats au microscope le matin suivant et j'ai trouvé des fibres de coton et de laine, du pollen et du fumier broyé, ainsi que des bactéries de toutes sortes.[25]

Bien que le Dr Campbell ait ensuite été en contact avec sa famille, ses patients et ses amis, aucun n'a contracté la variole. Il a répété ces expériences avec d'autres personnes, sans parvenir à les infecter, même au contact de patients couverts de plaies. En revanche il a toujours trouvé des punaises de lit dans les maisons de ceux qui avaient contracté la maladie[26].

Les colons britanniques et américains ont utilisé la variole comme arme contre les Amérindiens. Ils l'ont fait en leur donnant *des couvertures*, propageant ainsi la punaise de lit dans le Nouveau Monde.

Campbell traitait la variole en administrant des sources de vitamine C :

> L'observation la plus importante sur l'aspect médical de cette maladie est la cachexie [mauvaise condition] avec laquelle elle est associée, et qui est en fait le minimum requis pour ses différents degrés de virulence. Je veux parler de la *cachexie scorbutique*. C'est parmi les classes inférieures que cette perversion constitutionnelle de l'alimentation est la plus répandue, principalement en raison de leur pauvreté, mais aussi parce qu'elles ne se soucient pas ou peu de consommer des fruits et des légumes [...] qui est plus fréquente en hiver lorsque les antiscorbutiques sont rares et coûteux ; et enfin, parce que la suppression de cette perversion de l'alimentation atténuera la virulence de cette maladie au point de prévenir positivement l'apparition des pustules ou vésicules de la variole.
>
> Une mauvaise récolte de fruits dans une région particulièrement étendue est toujours suivie l'hiver suivant par la présence de la variole.[27]

[a] Moins de $1 m^2$. (N.d.T.)

Le Dr Campbell s'est également appliqué à éliminer les moustiques en construisant d'énormes abris à chauves-souris. Il était un grand admirateur de cette étrange créature ailée et savait comment l'aider à éliminer les insectes nuisibles, supposés être à l'origine de la malaria[28]. Campbell était un personnage inventif et haut en couleur, plein de bonnes idées, mais à peine mentionné dans les journaux médicaux ou dans les chroniques sur la maladie.

Le glamour d'une solution impliquant des lits propres et des fruits frais ne pouvait pas rivaliser avec l'héroïsme de la vaccination – des vaccins contre la variole si toxiques que les responsables de la santé ne les recommandent plus.

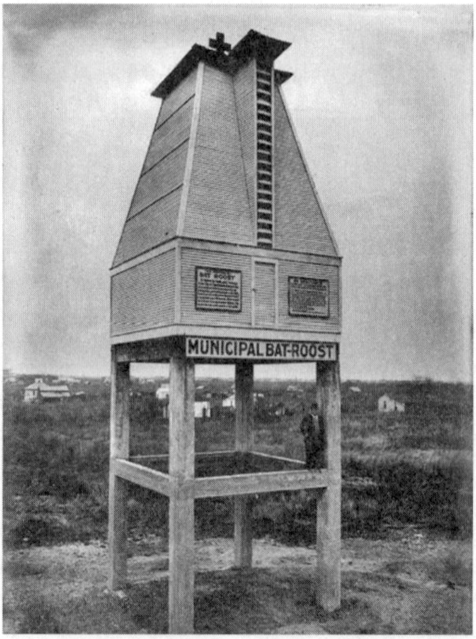

L'abri à chauves-souris municipal du Dr Campbell, qui a éliminé les moustiques de San Antonio sans utiliser de produits toxiques chimiques.

Contrairement au Dr Campbell, qui a été oublié, le Dr Robert Koch a été panthéonisé comme le père de la microbiologie et de la théorie des germes. Incapable de prouver qu'un microorganisme était à l'origine du choléra[29] et, dans le cas de la rage, sachant que Pasteur n'avait même pas réussi à trouver un organisme[30], le Dr Koch s'est intéressé à la tuberculose. Selon un article historique publié dans *World of Microbiology and Immunology* :

> En six mois, Koch réussit à isoler un bacille à partir de tissus d'humains et d'animaux infectés par la tuberculose. En 1882, il a publié un article soutenant que ce bacille remplissait ses quatre conditions – il avait été isolé d'animaux malades, il avait été cultivé dans une culture pure, il avait été transféré à un animal sain qui avait ensuite développé la maladie, et il avait été isolé de l'animal infecté par l'organisme cultivé. Lorsqu'il a présenté ses conclusions devant la Société de physiologie de Berlin le 24 mars, il a tenu l'auditoire en haleine, tant sa présentation de cette

découverte majeure était logique et complète. Ce jour est désormais connu comme celui de la naissance de la bactériologie moderne.[31]

En 1905, le Dr Koch a reçu le prix Nobel pour avoir prouvé que la tuberculose était une maladie infectieuse.

Sauf qu'il ne l'a pas fait.

En fait, il ne pouvait trouver un organisme dans un tissu infecté qu'en utilisant des méthodes de coloration spéciales après avoir chauffé et déshydraté le tissu avec de l'alcool. La coloration était un colorant toxique, le bleu de méthylène, et la solution qu'il utilisait contenait une autre toxine, l'hydroxyde de potassium (soude). Lorsqu'il a injecté l'organisme coloré avec ces poisons à des animaux, ceux-ci sont tombés malades. Mais qu'est-ce qui, du bacille ou des poisons, a provoqué la maladie[32] ? Et la tuberculose ne satisfait même pas au premier postulat de Koch. Seule une personne sur dix dont le test de dépistage de la tuberculose est positif développe effectivement la maladie ; les autres sont dites atteintes de « tuberculose latente ».

Même dans les années 1930 et 1940, certains scientifiques restaient sceptiques vis-à-vis de la théorie des germes de la tuberculose. Beaucoup croyaient encore que la cause était génétique. Un chercheur qui a contesté les deux théories était le dentiste Weston A. Price, auteur du livre révolutionnaire *Nutrition and Physical Degeneration*[33]. Dans les années 1930 et 1940, il a parcouru la planète pour étudier la santé des peuples dits « primitifs », ayant des régimes alimentaires ancestraux. En tant que dentiste, il a naturellement observé la formation des dents et du visage et la présence ou l'absence de caries dentaires. Il a trouvé quatorze groupes dans des régions aussi diverses que les Alpes suisses, les Hébrides extérieures, l'Alaska, l'Amérique du Sud, l'Australie et les mers du Sud, dans lesquels chaque membre de la tribu ou du village présentait une structure faciale large, des dents naturellement droites et l'absence de carie dentaire.

Il a également noté l'absence de maladie dans ces groupes ayant une bonne nutrition. Dès que les « aliments de substitution du commerce moderne » font leur entrée dans une population, celle-ci devient vulnérable aux maladies chroniques et aux « maladies infectieuses », en particulier la tuberculose. Les enfants de ceux ayant adopté le régime occidental d'aliments transformés « sanitaires » (sucre, farine blanche, conserves et huiles végétales) sont nés avec des visages plus étroits, des dents serrées et tordues, des voies nasales pincées, une configuration étroite du canal de naissance et une constitution moins robuste.

Price rejetait l'idée que la tuberculose soit héréditaire ou causée par un microorganisme, transmissible par les gouttelettes libérées dans l'air par la toux et les éternuements des personnes infectées. Il supposait que la cause fondamentale était une malformation des poumons, semblable au rétrécissement de la structure faciale et aux « déformations dentaires » chez les enfants nés de parents se nourrissant d'aliments transformés. Lors d'une visite dans un service pédiatrique de lutte contre la tuberculose à Hawaï, il avait remarqué que tous les patients présentaient des déformations dentaires[34]. Bien entendu, ces déformations dentaires n'étaient pas à l'origine de la tuberculose, mais le Dr Price pensait que les mêmes conditions qui empêchaient la formation optimale des os du visage empêchaient également la formation optimale des poumons. Ce sont les tissus morts et mourants des poumons qui attiraient les bactéries (l'équipe de nettoyage de la nature) et non le microorganisme qui causaient la maladie.

Il avait remarqué que les villageois suisses qui se nourrissaient de produits laitiers crus, de pain de seigle au levain et d'un peu de viande et d'organes n'avaient pas de tuberculose – et ce à une époque où la tuberculose était la première cause de mortalité en Suisse et ailleurs[35]. De même, les habitants de l'île Lewis, dans les Hébrides extérieures, étaient exempts de tuberculose. Leur régime alimentaire, riche en nutriments, se composait de fruits de mer, notamment de foies de poisson et d'huile de foie de poisson, ainsi que de bouillie d'avoine et de gâteaux d'avoine. Ils vivaient dans des maisons à toit de chaume dépourvues de cheminée, dans un environnement clos où l'air était pollué par la fumée, nuit et jour, et pourtant ils n'avaient pas de tuberculose. Lorsque les aliments modernes ont fait leur apparition, la situation a changé et la tuberculose s'est installée.

Les agents de santé ont blâmé l'air enfumé de leurs cottages (pas un microorganisme !) et leur ont fait installer des cheminées, mais en vain. Seul Weston A. Price s'étonnait de constater que les insulaires ayant une bonne alimentation étaient immunisés, même lorsqu'ils vivaient dans des maisons enfumées[36].

De même, il avait observé que les membres des tribus africaines qui se nourrissaient d'aliments traditionnels semblaient immunisés contre les maladies en Afrique, même s'ils allaient pieds nus, buvaient de l'eau insalubre et vivaient dans des zones où pullulaient les moustiques[37]. Les Européens qui visitaient le continent devaient se couvrir entièrement et dormir sous des filets de protection pour éviter les maladies. Une fois l'Afrique « colonisée par le coca », ces maladies ont proliféré parmi ses habitants.

À l'époque des recherches du Dr Price, ce ne sont pas les maladies dites infectieuses de l'Afrique qui ont semé la terreur dans l'esprit des Américains, mais bien la polio. Selon les responsables de la santé, la cause était un virus infectieux. Ce virus ne rendait pas seulement les gens (surtout les jeunes) malades : il les laissait parfois infirmes. Les images d'hommes adultes dans des poumons d'acier et d'enfants portant des attelles aux jambes ont marqué la conscience nationale.

Au milieu des années 1950, le médecin Morton S. Biskind a témoigné devant le Congrès. Le message du Dr Biskind n'était pas celui que les législateurs voulaient entendre : la polio était le résultat d'un poison du système nerveux central (SNC), pas d'un virus, et le principal poison du SNC de l'époque était un produit chimique appelé dichlorodiphényltrichloroéthane, communément appelé DDT[38]. Utilisé pendant la Seconde Guerre mondiale pour lutter contre les moustiques censés causer la malaria et le typhus parmi les civils et les troupes, son inventeur, Paul Herman Müller[39], a reçu le prix Nobel de physiologie ou de médecine en 1948 « pour sa découverte de la grande efficacité du DDT comme poison de contact contre plusieurs arthropodes ».

En octobre 1945, le DDT était en vente libre aux États-Unis. Le gouvernement et l'industrie ont fait la promotion de son utilisation comme pesticide agricole et ménager – une vraie promotion. Les photographies de l'époque montrent des ménagères emplissant leur maison d'un brouillard de DDT, des éleveurs laitiers fumigeant les vaches dans leur étable, allant même jusqu'à pulvériser le produit dans le lait, des épandages de DDT sur les cultures et les forêts, et des enfants sur les plages dans un nuage de ce pesticide. Un accessoire à fixer sur les tondeuses pouvait épandre du DDT sur votre pelouse, et des camions pulvérisaient du DDT dans les rues des villes, les enfants jouant joyeusement dans le brouillard.

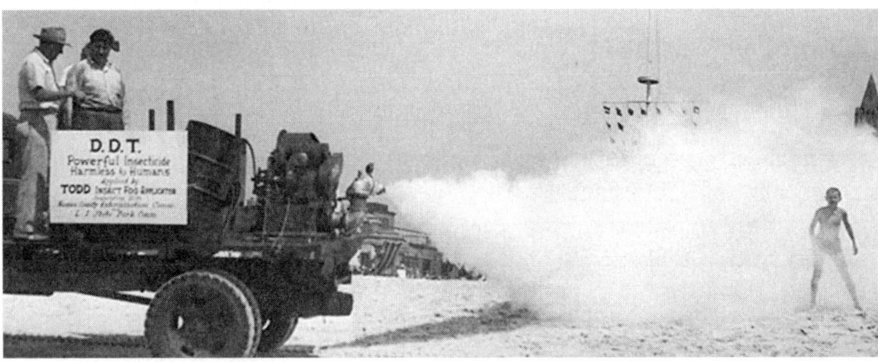

Le DDT a largement remplacé un autre poison du SNC, l'arséniate de plomb, introduit en 1898 pour être utilisé sur les cultures et les vergers. Avant cela, le spray préféré était l'arsenic ordinaire. Biskind écrit :

> En 1945, contre l'avis des enquêteurs qui avaient étudié la pharmacologie du composé et l'avaient trouvé dangereux pour toutes les formes de vie, le DDT [...] a été mis sur le marché aux États-Unis et dans d'autres pays pour une utilisation générale par le grand public en tant qu'insecticide [...] On savait déjà en 1945 que le DDT était stocké dans les graisses corporelles des mammifères et était retrouvé dans le lait. Avec cette connaissance préalable, la série d'événements catastrophiques qui ont suivi la plus grande campagne d'empoisonnement de masse de l'histoire humaine connue n'aurait pas dû surprendre les experts. Pourtant, loin d'admettre une relation de cause à effet si évidente que, dans n'importe quel autre domaine de la biologie, elle serait instantanément acceptée, la quasi-totalité de l'appareil de communication, qu'il soit profane ou scientifique, a été consacrée à nier, dissimuler, supprimer, déformer et tenter de convertir en son contraire les preuves accablantes. La diffamation,

> la calomnie et le boycott économique n'ont pas été négligés dans cette campagne [...]
> Début 1949, à la suite d'études menées l'année précédente, l'auteur a publié des rapports impliquant des préparations de DDT dans le syndrome largement attribué à un « virus X » chez l'homme, dans la « maladie X » du bétail et dans des syndromes souvent mortels chez les chiens et les chats. Cette relation a été rapidement démentie par les responsables gouvernementaux, qui n'ont fourni aucune preuve pour contester les observations de l'auteur, mais se sont appuyés uniquement sur le prestige de l'autorité gouvernementale et le nombre d'experts pour soutenir leur position [...]
> [La « Maladie X »] [...] étudiée par l'auteur à la suite d'une exposition connue au DDT et aux composés apparentés et à plusieurs reprises chez les mêmes patients, chaque fois à la suite d'une exposition connue. Nous avons décrit le syndrome comme suit : [...] Dans les exacerbations aiguës, des convulsions cloniques légères impliquant principalement les jambes ont été observées. Plusieurs jeunes enfants exposés au DDT ont développé une claudication qui a duré de 2 ou 3 jours à une semaine ou plus [...]
> Particulièrement pertinentes pour les aspects récents de ce problème sont les études négligées de Lillie *et al.* des National Institutes of Health, publiées respectivement en 1944 et 1947, qui ont montré que le DDT peut entraîner une dégénérescence des cellules de la corne antérieure de la moelle épinière chez les animaux. Ces changements ne se produisent pas systématiquement chez les animaux exposés, pas plus que chez les êtres humains, mais ils apparaissent suffisamment souvent pour être significatifs.
> Lorsque la population est exposée à un agent chimique connu pour produire chez les animaux des lésions de la moelle épinière ressemblant à celles de la polio humaine, et que par la suite cette dernière maladie augmente fortement en incidence et maintient son caractère épidémique année après année, est-il déraisonnable de suspecter une relation étiologique ?[40]

L'enquêteur Jim West a exhumé les écrits et le témoignage de Biskind, ainsi que d'autres rapports sur les effets des poisons sur le SNC, datant du milieu du XIXe siècle. West a compilé les graphiques suivants, notant la corrélation entre l'utilisation des pesticides et l'incidence de la polio aux États-Unis[41].

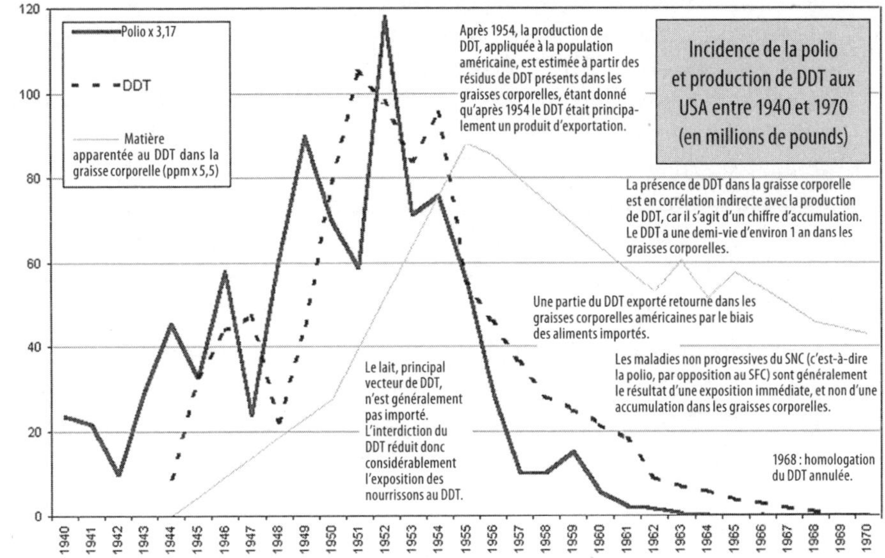

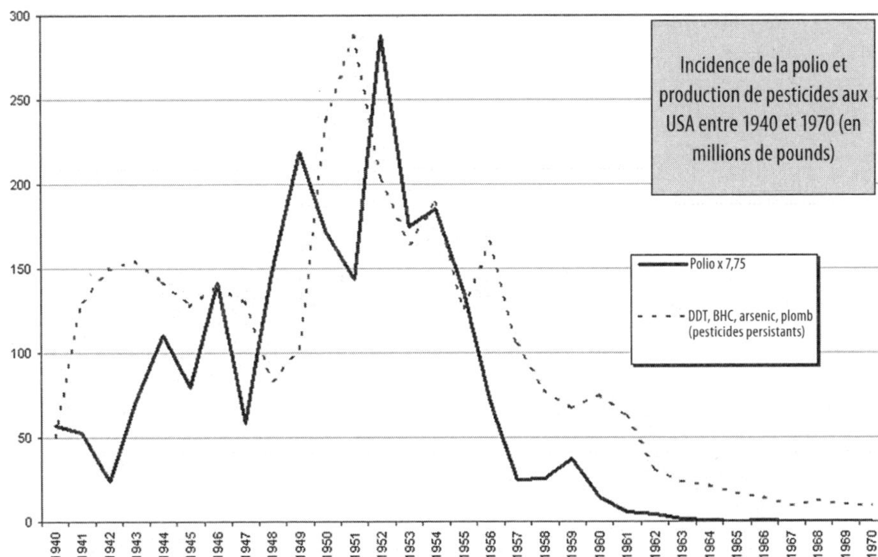

Au fur et à mesure que l'utilisation du DDT diminuait aux États-Unis, l'incidence de la polio diminuait également. Les programmes de vaccination ont été introduits à la même époque et s'attribuent le mérite de ce déclin.

West écrit :

> Une relation claire, directe, univoque entre les pesticides et la polio sur une période de trente ans, avec des pesticides précédant l'incidence de la polio dans le contexte de la physiologie liée au [système nerveux central] [...] laisse peu de place aux arguments compliqués liés au virus, même

> en tant que cofacteur, à moins qu'il n'existe une preuve rigoureuse de la causalité du virus. La polio ne montre aucun mouvement indépendant de celui des pesticides, comme on pourrait s'y attendre si elle était causée par un virus. L'imaginaire médical et populaire est hanté par l'image d'un virus qui envahit (ou infecte) et commence à se répliquer au point de produire une maladie.
>
> En laboratoire, cependant, le poliovirus ne se comporte pas facilement de manière aussi prédatrice. Les tentatives de laboratoire pour démontrer le lien de causalité sont réalisées dans des conditions extrêmement artificielles et aberrantes.[42]

West note qu'en 1908-1909, les chercheurs allemands Landsteiner et Popper ont prétendu avoir isolé le virus de la polio et l'avoir utilisé pour provoquer la polio chez des singes. Leur méthode avait consisté à injecter une bouillie pulvérisée de tissu cérébral malade dans le cerveau de deux singes. L'un des singes était mort, l'autre était tombé malade. Les gros titres avaient brandi cette « preuve » de la causalité du virus de la polio. « La faiblesse de cette méthode est évidente pour tout le monde, sauf pour certains viro-pathologistes » avait déclaré West. Jamais la « contagion de la polio » n'a passé le cap des postulats de Rivers[43].

L'injection de bouillie de tissu cérébral malade dans le cerveau de chiens était la méthode préférée de Louis Pasteur pour établir la causalité microbienne de la rage ; et en effet, l'injection de cerveaux écrabouillés dans leur boîte crânienne faisait souvent apparaître de l'écume au niveau de leur gueule avant de les tuer. De nombreux contemporains de Pasteur n'étaient pas du tout d'accord pour dire que la rage (également appelée hydrophobie) était une maladie contagieuse et soulignaient que le vaccin causait souvent de grands dommages aux animaux et aux personnes. Même le théoricien du germe Robert Koch, contemporain de Pasteur, déconseillait l'utilisation du vaccin contre la rage[44]. Les vétérinaires de l'époque pensaient que les chiens devenaient « enragés » lorsqu'ils étaient affamés et maltraités. Le Dr Matthew Woods, de Philadelphie, avait remarqué que, « à la fourrière de Philadelphie, où on attrape en moyenne plus de 6000 chiens errants par an, et où on se fait fréquemment mordre en les manipulant, aucun cas d'hydrophobie [rage] n'est survenu au cours de ses vingt-cinq années d'existence, pendant lesquelles 150000 chiens ont été manipulés »[45]. Dans les années 1960, des chercheurs ont réussi à induire des symptômes de la rage chez des animaux de laboratoire en les plaçant dans des grottes à chauves-souris où ils pouvaient respirer les vapeurs toxiques et stagnantes du guano des volatiles, prétendant ensuite avoir isolé un « virus de la rage aéroporté ». Pour vérifier si ce soi-disant « virus » causait la rage, un chercheur l'a « inoculé [à des souris] par voie intracérébrale ». 50 % d'entre elles sont mortes dans les 48 heures, mais aucune n'a développé la rage[46].

Quant à la polio, même avec les programmes de vaccination mondiaux, elle n'a pas disparu, que ce soit aux États-Unis ou dans les pays du tiers-monde. Aujourd'hui, aux États-Unis, elle a reçu un nouveau nom : la paralysie flasque aiguë (PFA), présentant des symptômes identiques à ceux de la polio – avec plus de 200 cas enregistrés en 2018. De nombreux parents ont observé que cette affection apparaît après une vaccination. Le conseil pathétique du CDC : « Pour prévenir les infections en général, les personnes doivent rester à la maison si elles sont malades, se laver souvent les mains avec de l'eau et du savon, éviter les contacts étroits (comme se toucher ou se serrer la main) avec les personnes malades, et nettoyer et désinfecter les surfaces fréquemment touchées. »[47]

Dans certaines régions du monde, comme l'Inde et l'Afrique, l'incidence de la paralysie flasque aiguë est montée en flèche, ce que beaucoup attribuent aux campagnes d'administration de vaccins expérimentaux contre la polio aux enfants âgés de 0 à 5 ans.

Des chercheurs indiens ont décrit cette forte corrélation dans une publication de 2018 dans l'*International Journal of Environmental Research and Public Health* et ont calculé que, dans tout le pays, de 2000 à 2017, il y a eu « 491 000 enfants paralysés supplémentaires » par rapport aux « chiffres attendus »[48]. Le Dr Suzanne Humphries suggère, loin d'attribuer le mérite de l'élimination de la paralysie infantile aux campagnes de vaccination, qu'« il existe des preuves solides indiquant que la vaccination expérimentale contre la polio est liée à la forte augmentation de la PFA »[49].

Si la véritable cause des épidémies est l'exposition à la pollution électrique ou aux toxines (insectes, poisons industriels, toxines produites par des bactéries dans des conditions d'insalubrité, vaccins et médicaments), avec une alimentation de qualité inférieure comme cofacteur, que penser des épidémies survenues en Amérique, en Afrique et dans les mers du Sud, lorsque ces peuples autochtones ont rencontré les colons européens pour la première fois ? N'ont-ils pas commencé à souffrir de maladies infectieuses dès qu'ils sont entrés en contact avec des maladies infectieuses transportées vers le Nouveau Monde sur des bateaux en provenance de l'Ancien Monde – des maladies contre lesquelles ils n'avaient aucune immunité ?

En fait, les peuples autochtones *n'ont pas* contracté de maladies dès leur contact avec les Européens. Par exemple, les pêcheurs et les premiers explorateurs ont vogué dans les eaux du nord-est de la côte atlantique[a)] au cours des XVe et XVIe siècles, mais nous n'avons aucune trace historique de l'existence de maladies ou d'épidémies chez les peuples autochtones à cette époque. Selon Raymond Obomsawin, dans son rapport intitulé « Perspectives historiques et scientifiques sur la santé des premiers peuples du Canada »[b)] [50], « Puisque le but numéro un de ces premiers contacts était d'exploiter commercialement les ressources naturelles, toute preuve visible de la faiblesse physique ou de la maladie des habitants autochtones aurait sûrement suscité un vif intérêt. »

a) Comprendre : la côte Est de l'Amérique. (N.d.T.)

b) Historical and Scientific Perspectives on the Health of Canada's first Peoples. (N.d.T.)

Au contraire, ces premiers rapports s'émerveillaient de la bonne santé et de la constitution robuste des Amérindiens.

Obomsawin note que les premières épidémies enregistrées chez les Amérindiens vivant dans les vallées de l'Outaouais sont survenues entre 1734 et 1741. Samuel de Champlain avait établi la première colonie européenne à Québec, sur le fleuve Saint-Laurent, plus de cent ans auparavant, en 1608, et ce n'est qu'à partir des années 1800 que la variole, la dysenterie, le typhus, la fièvre jaune, la tuberculose, la syphilis et diverses autres « fièvres » se sont répandues dans la population autochtone.

Au milieu du XVIIIe siècle, la vie des Amérindiens avait subi de graves perturbations. En raison du piégeage intensif, les populations de gibier avaient diminué, ce qui affectait sérieusement la disponibilité de la nourriture et des peaux pour fabriquer des vêtements et des chaussures. À cette époque, le sucre, la farine blanche, le café, le thé et l'alcool arrivaient sur les navires de commerce, que les colons troquaient avec les Indiens contre des fourrures.

Le même schéma a prévalu sur la côte Ouest, où les pêcheries de saumon se sont épuisées au milieu des années 1800. Ces peuples du Nord-Ouest parlaient des « bateaux de la maladie » ou des « canots de la pestilence » pour désigner les navires de haute mer espagnols et britanniques qui arrivaient de plus en plus fréquemment. Ils apportaient la variole, mais aussi les aliments qui les rendaient vulnérables à la variole. Les premiers cargos à voile de cent pieds pouvaient transporter jusqu'à 800 000 livres[a] de « marchandises » – ou peut-être devrions-nous dire de « crèvandises » – y compris des couvertures pour les Amérindiens[51].

Les peuples tribaux dépendant largement du bison n'ont pas été affectés jusqu'au début des années 1870, où les stocks d'animaux ont été épuisés par l'exploitation et les campagnes délibérées pour tuer les troupeaux dont ils dépendaient.

Selon un rapport du gouvernement canadien :

> La transformation des peuples autochtones en état de bonne santé qui avait impressionné les voyageurs européens en un état de mauvaise santé [...] s'est aggravée avec le déclin des sources de nourriture et de vêtements provenant de la terre et l'effondrement des économies traditionnelles. La situation s'est encore aggravée lorsque des peuples autrefois nomades ont été confinés sur de petites parcelles de territoire où les ressources et les possibilités d'assainissement naturel étaient limitées. Elle s'est encore aggravée lorsque les normes, les valeurs, les systèmes sociaux et les pratiques spirituelles de longue date ont été sapés ou mis hors la loi.[52]

[a] Plus de 360 tonnes. (N.d.T.)

En ce qui concerne la colonie de Plymouth, les Pères pèlerins n'étaient pas les premiers Européens de la région. Les pêcheurs du Vieux Continent naviguaient au large des côtes de la Nouvelle-Angleterre, avec des contacts considérables avec les Amérindiens, depuis une grande partie des XVIe et XVIIe siècles, et le commerce des peaux de castor a commencé au début des années 1600, avant l'arrivée des *Pilgrim Fathers* en 1620.

En 1605, le Français Samuel de Champlain a dessiné une carte complète et détaillée de la région et des terres environnantes, montrant le village de Patuxet (site de la future ville de Plymouth) comme une colonie prospère.

En 1617-1618, juste avant l'arrivée du Mayflower, une mystérieuse épidémie a décimé jusqu'à 90 % de la population indienne le long de la côte du Massachusetts. Les livres d'histoire attribuent l'épidémie à la variole, mais une analyse récente a conclu qu'il s'agissait peut-être d'une maladie appelée leptospirose[53]. Aujourd'hui encore, la leptospirose tue près de 60 000 personnes par an.

La leptospirose est une infection sanguine similaire à la malaria, associée à diverses formes de bactéries spirochètes. D'autres formes de spirochètes parasites caractérisent la syphilis, le pian et la maladie de Lyme. Les humains rencontrent ces spirochètes *via* l'urine animale ou l'eau et le sol contaminés par l'urine animale entrant en contact avec les yeux, la bouche, le nez ou les plaies. La maladie est associée à un mauvais assainissement. Les animaux sauvages et domestiques peuvent transmettre la leptospirose par leur urine et d'autres fluides ; les rongeurs sont le vecteur le plus courant, or le castor est un rongeur.

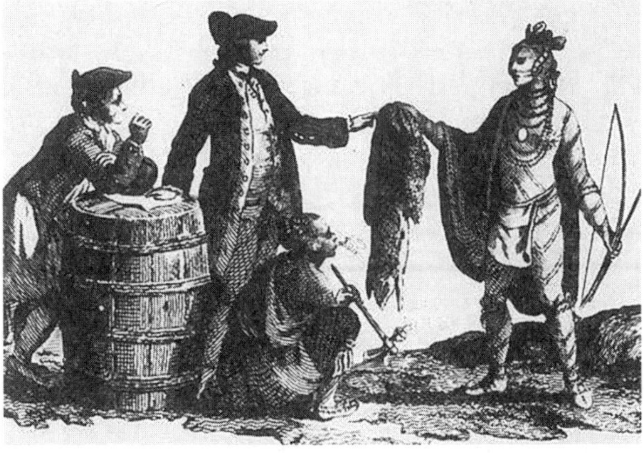

Les Amérindiens troquent des peaux de castor avec les colons européens contre de l'alcool et d'autres biens qui les rendaient vulnérables aux maladies.

Un facteur important omis dans les discussions sur les maladies des Amérindiens est la perturbation du commerce du sel. Les premiers explorateurs européens du Nouveau Monde ne sont pas venus sur la côte Est mais en Floride et dans le sud-est de l'Amérique du Nord. Dans les années 1540, quatre-vingts ans avant que les Pèlerins ne débarquent à Plymouth Rock, l'explorateur Hernando de Soto a mené la première expédition européenne sur le territoire des États-Unis actuels. Ils ont traversé la Floride, la Géorgie, l'Alabama et peut-être l'Arkansas, et ont vu le fleuve Mississippi.

Certains anthropologues ont insisté sur le fait que les Amérindiens ne consommaient pas de sel, mais de Soto a reçu « une abondance de bon sel » en cadeau des Amérindiens, et il a observé la production et le commerce du sel dans le sud-est du pays. Dans la basse vallée du Mississippi, il rencontra des marchands amérindiens itinérants qui vendaient du sel. D'après les archives de de Soto, le manque de sel pouvait entraîner une mort des plus malheureuses :

> Certains de ceux dont la constitution devait exiger du sel plus que d'autres sont morts d'une mort très inhabituelle par manque de sel. Ils étaient saisis d'une fièvre très lente, au troisième ou quatrième jour duquel il n'y avait personne à cinquante pieds qui pût supporter la puanteur de leur corps, qui était plus affreuse que celle des carcasses de chiens ou de chats. Ils périssaient ainsi sans remède, car ils ne savaient pas ce que pouvait être leur maladie ni ce qu'on pouvait faire pour eux, puisqu'ils n'avaient ni médecins ni médicaments. Et on croyait qu'ils n'auraient pas pu en bénéficier s'ils en avaient eu, car dès le moment où ils ressentaient la fièvre, leur corps était déjà en état de décomposition. En effet, de la poitrine jusqu'en bas, leur ventre et leur intestin étaient aussi verts que l'herbe.[54]

Les sources de sel les plus importantes étaient les sources salées qui parsemaient le nord-ouest de la Louisiane, l'ouest de l'Arkansas et la vallée de la rivière Ohio. Les vestiges archéologiques de ces régions indiquent que les Amérindiens extrayaient la saumure dans des marmites à sel en argile peu profondes, très probablement en ajoutant des pierres chaudes à l'eau saumâtre. Ils récupéraient également le sel à partir des cendres de certaines plantes et du sable imprégné de sel ; ils ramassaient parfois du sel gemme. Des routes du sel bien définies permettaient le transport du sel vers l'Est. Les Amérindiens de la côte obtenaient généralement leur sel par le commerce plutôt que par l'évaporation de l'eau de mer, car le bois pour faire du feu est rare près des plages de l'océan et l'air humide de la mer ne favorise pas l'évaporation[55].

Les marchands de sel n'appartenaient à aucun groupe tribal ; ils voyageaient seuls de tribu en tribu, transportant des paniers de sel récolté dans les lacs salés, ainsi que d'autres marchandises. La vie culturelle des Amérindiens s'étant effondrée face à l'invasion européenne, le commerce du sel aurait été une des premières victimes de cette perturbation. Le sel est essentiel pour la protection contre les parasites. Nous avons besoin du chlorure contenu dans le sel pour fabriquer de l'acide chlorhydrique ; sans sel, l'estomac n'est pas suffisamment acide pour tuer les parasites.

Le fait est que les maladies dites « infectieuses » qui ont causé tant de souffrances ne sont apparues qu'après une période de perturbation et de déclin nutritionnel ; la peur et le désespoir ont quasi certainement joué un rôle.

Lorsque la maladie se déclarait dans un village, les malades se retrouvaient souvent abandonnés par ceux qui étaient encore en bonne santé, de sorte qu'ils n'avaient personne pour s'occuper d'eux. Incapables de se procurer de l'eau, ils mouraient généralement de soif[56]. Cela peut expliquer pourquoi les taux de mortalité pendant les épidémies étaient nettement plus élevés chez les Amérindiens (généralement 90 %) que chez les Européens (généralement 30 %).

Une maladie accusée d'avoir décimé les Amérindiens est la rougeole, considérée comme une maladie virale. Mais le 16 février 2016, la Cour suprême fédérale d'Allemagne (BGH) a rendu un jugement historique : il n'existe aucune preuve de l'existence d'un virus de la rougeole. L'affaire est née d'un défi lancé par le biologiste allemand Stefan Lanka, qui proposait une récompense de 100 000 € à quiconque pourrait fournir la preuve de l'existence du virus de la rougeole. Un jeune médecin, David Bardens, a relevé le défi et a fourni à Lanka six études prouvant l'existence du virus de la rougeole. Lorsque Lanka a affirmé que ces études n'apportaient pas les preuves nécessaires pour prétendre à la récompense, Bardens l'a traîné en justice. Le tribunal a donné raison à Bardens et a ordonné le paiement du prix.

Mais Lanka a porté l'affaire devant la Cour suprême, où le magistrat a tranché en sa faveur et a ordonné au plaignant de supporter tous les frais de procédure. Lanka a pu démontrer que les six études avaient mal interprété les « constituants ordinaires des cellules » comme faisant partie du virus présumé de la rougeole[57].

Selon Lanka, des décennies de recherche d'un consensus ont créé un modèle de virus de la rougeole qui n'existe pas réellement : « À ce jour, une structure réelle correspondant à ce modèle n'a été trouvée ni chez l'homme, ni chez l'animal. Avec les résultats des tests génétiques, toute thèse de l'existence du virus de la rougeole a été scientifiquement réfutée. »[58]

L'existence d'un virus de la rougeole contagieux a justifié le développement du vaccin contre la rougeole, qui a rapporté à l'industrie pharmaceutique des milliards de dollars en quarante ans. Mais si un tel microorganisme n'existe pas, dit Lanka, « cela pose la question de savoir ce qui a été réellement injecté à des millions de citoyens allemands au cours des dernières décennies. D'après le jugement de la Cour suprême, il ne s'agissait peut-être pas d'un vaccin contre la rougeole »[59].

Mais qu'en est-il des « rougeole *parties* » ? Qu'en est-il des tentatives réussies des parents de contaminer leurs enfants avec les maladies infantiles courantes comme la rougeole, la varicelle et les oreillons ? Et qu'en est-il des maladies sexuellement transmissibles (MST) telles que la syphilis – une maladie que les Européens auraient contractée auprès des Amérindiens ? Le mystère des maladies infantiles et des maladies sexuellement transmissibles sera abordé au chapitre 7.

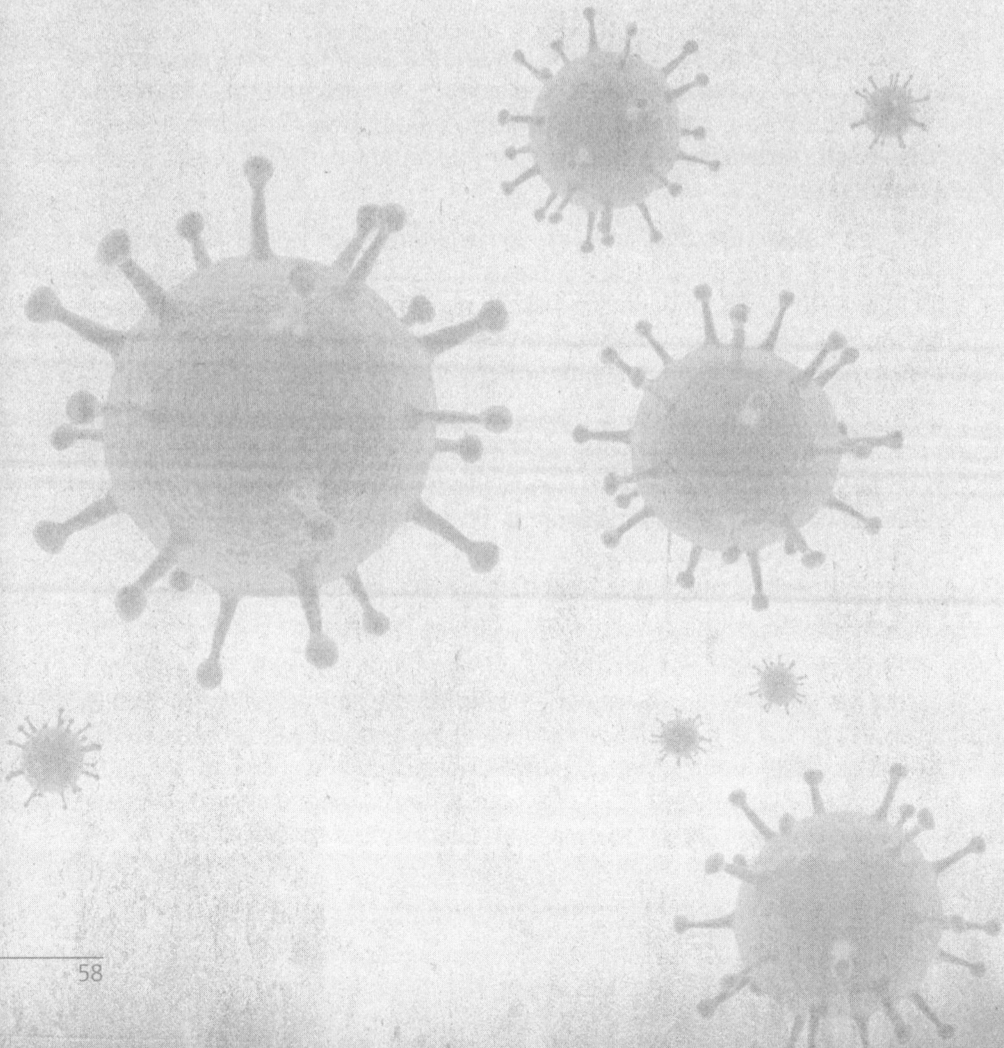

CHAPITRE 4

DU SIDA AU COVID

Pour comprendre l'histoire du coronavirus, il est instructif de remonter à 1971. C'est l'année où le président Nixon a déclaré la guerre au cancer. La théorie de l'époque était que les virus provoquaient le cancer, et l'establishment médical avait juré qu'il trouverait un remède avant 1975. Des centaines de millions de dollars « ont été injectés dans une recherche sur le cancer complètement unilatérale, axée sur la production de médicaments miracle »[1].

Bien entendu, la guerre a été un échec absolu et, au début des années 1980, les scientifiques des NIH se sont démenés pour obtenir un financement continu. Le CDC, lui, « avait besoin d'une épidémie majeure pour justifier son existence »[2].

C'est alors qu'est apparu le sida (syndrome d'immunodéficience acquise), qui serait causé par le VIH (virus de l'immunodéficience humaine), un virus mortel qui « est passé d'autres primates à l'homme en Afrique centrale-occidentale au début ou au milieu du [XXe] siècle »[3]. Certains ont prédit qu'en tant que MST, le sida finirait par se répandre dans toute la population et nous tuerait tous. Entre 1981 et 2006, près de 200 *milliards* de dollars ont été investis dans la recherche sur le sida, axée sur l'hypothèse du virus et le développement de médicaments antiviraux toxiques comme l'AZT.

De nombreux livres[4] ont soigneusement documenté les arguments contre l'affirmation selon laquelle un virus appelé VIH provoque la maladie appelée sida. Malheureusement, ces arguments imparables ne semblent faire aucune différence pour l'homme de la rue – ni pour les scientifiques, d'ailleurs. En fait, quelles que soient les preuves, 99 % de la population, y compris la plupart des membres de la communauté médicale alternative, croient encore à ce mythe.

Examinons les faits. Le sida n'était pas une maladie nouvelle dans les années 1970 et au début des années 1980. En fait, il s'agit de la même maladie que celle provoquée par les médicaments immunosuppresseurs utilisés pour empêcher les gens de faire des rejets de greffe tels qu'un cœur ou un rein après une transplantation. La seule nouveauté de cette maladie a été l'apparition d'un nouveau type de cancer appelé sarcome de Kaposi. Le sida n'est pas du tout une maladie spécifique. Il consiste simplement en un effondrement du système immunitaire à médiation cellulaire, dont on sait (et on le savait déjà dans les années 1970) qu'il a des causes très diverses. L'effondrement du système immunitaire est à l'origine d'infections fréquentes, de la tuberculose, de la mononucléose, de la neuropathie périphérique et du syndrome de Guillain-Barré, autant d'affections souvent regroupées sous le terme « sida ».

La nouvelle manifestation de la maladie, le sarcome de Kaposi, a été définitivement liée à l'utilisation de « poppers » (produit à base de nitrites d'alkyle), qui est immunodépresseur. Ce produit était utilisé pour détendre le sphincter anal et faciliter les rapports sexuels anaux. La grande majorité des personnes ayant contracté le sarcome de Kaposi étaient des homosexuels qui utilisaient du poppers (jamais des personnes ayant « contracté le virus » autrement). Une fois que l'utilisation du poppers a cessé dans la communauté gay, le sarcome de Kaposi a disparu.

Malgré quarante ans de recherche, personne n'a isolé le virus VIH d'un fluide corporel d'une personne atteinte du sida. Pas une seule fois. C'est choquant à entendre pour la plupart des gens, mais des récompenses en monnaie sonnante et trébuchante sont disponibles pour quiconque peut montrer avec un microscope électronique un virus VIH purifié isolé d'une personne atteinte du sida. Jusqu'à présent, personne n'a remporté ces sommes offertes.

Personne n'a jamais documenté la transmission d'un virus VIH purifié d'une personne ou d'un animal à un autre avec la maladie qui en résulte. Pas une seule fois. En fait, la plus grande étude sur le sida jamais réalisée[5] a clairement montré que le VIH *n'est pas* transmissible par contact sexuel.

Enfin, comme nous le verrons au chapitre 5, le test utilisé pour établir un « diagnostic » de sida ne peut *en aucun cas* déterminer la causalité. Il s'agit simplement d'un test de recherche de matériel génétique d'origine inconnue. Puisque nous n'avons aucune preuve qu'un virus ou une bactérie n'ait jamais causé une maladie, le test n'est tout simplement pas pertinent pour déterminer la causalité.

Lorsque le test pour le sida – appelé test PCR – trouve un niveau plus élevé de particules génétiques dans le sang, cela signifie simplement que l'état de la personne provoque une forte détérioration génétique – due à des toxines, à un empoisonnement par les CEM, à la malnutrition ou au stress. Le test ne peut jamais déterminer la cause de la maladie. Si l'on commençait par isoler, purifier et caractériser l'ensemble du génome du virus en question, on pourrait alors déterminer si le fragment de matériel génétique recherché est propre à ce virus. En l'absence d'une étape de purification, d'isolation et de caractérisation, il n'y a tout simplement aucun moyen de dire que le fragment que vous recherchez est propre à ce virus ou même qu'il provient de ce virus.

Si vous empoisonnez un organisme avec un type quelconque de toxine qui dégrade vos cellules (ce que font la plupart des poisons, y compris les poisons CEM[6]), vous trouverez davantage de matériel génétique dans votre sang et le test PCR le détectera. Cela signifie que vous êtes malade. Cela vaut également pour les anticorps : plus vous êtes empoisonnés, plus vous avez tendance à produire d'anticorps pour vous protéger. Ce simple fait explique pourquoi tous les tests PCR et les tests d'anticorps, y compris ceux pour le VIH et le coronavirus, ont tendance à montrer des « charges virales » plus élevées (qui ne sont pas des virus mais du matériel génétique) et à être plus positifs chez les personnes malades. Cela ne signifie pas qu'elles ont une infection virale, mais qu'elles sont malades. C'est pourquoi la notice des tests PCR et des tests d'anticorps pour le VIH et le coronavirus indique que vous pouvez obtenir un faux positif si la personne souffre d'une des quarante conditions. Parmi celles-ci figurent l'angine streptococcique, les « infections virales », les maladies auto-immunes, le cancer, la grossesse ou l'allaitement. En d'autres termes, tout stress subi par l'organisme nous incite à produire plus d'anticorps et à avoir plus de matériel génétique dégradé dans le sang et les autres fluides – rien de surprenant à cela. Il n'y a rien dans ces tests qui prouve la causalité virale ou, en l'absence de purification, qui prouve que le fragment de PCR provient même du virus en question. *Rien*. Il s'agit tout simplement d'un château de cartes. (Pour en savoir plus sur les tests, voir le chapitre 5.)

Puisque ces faits sont évidents et facilement prouvés, comment ont-ils pu échapper à l'analyse des hommes et des femmes « brillants » qui dirigent notre système de santé et peuplent les rangs des virologues ?

Une fois que nos autorités sanitaires ont déclaré que l'affection multifactorielle appelée « sida » était causée par un virus, il leur fallait trouver un moyen de la traiter. Les sociétés pharmaceutiques (en particulier Burroughs-Wellcome) ont ressorti des cartons un vieux médicament très toxique appelé azidothymidine (AZT) et l'ont commercialisé pour le traitement des patients atteints du sida.

L'AZT est un médicament analogue aux nucléosides ; il interfère avec la production d'ADN à partir de l'ARN censé être contenu dans le virus VIH. La théorie est que si le virus du VIH n'est pas capable de faire des copies d'ADN, il ne peut pas se développer, se répliquer et causer des infections et des maladies. Dans la pratique, non seulement l'AZT a présenté une grande partie de la toxicité associée aux médicaments de chimiothérapie anticancéreuse (dont beaucoup interfèrent également avec un aspect de la réplication de l'ADN), mais il s'est avéré plus qu'inutile dans la prévention de la progression d'un état asymptomatique vers un sida déclaré.

Lors du premier essai de l'AZT sur des personnes séropositives asymptomatiques, 877 personnes ont reçu de l'AZT et 872 ont reçu un placebo. Dès qu'un patient présentait des symptômes du sida, il ou elle (15 % étaient des femmes) se voyait proposer de l'AZT « hors prescription ». Les taux de mortalité étaient choquants ; au cours des trois années de l'essai, on a enregistré 79 décès liés au sida dans le groupe AZT, mais seulement 67 patients dans le groupe placebo. Ainsi, non seulement vous étiez plus susceptible de développer un sida symptomatique si vous preniez de l'AZT que si vous ne faisiez rien, mais vous étiez également soumis à toute la toxicité habituelle de la prise d'un médicament de chimiothérapie[7].

Les effets indésirables de l'AZT comprennent des nausées, des vomissements, des reflux acides (brûlures cardiaques), des maux de tête, des troubles du sommeil et une perte d'appétit. Les effets indésirables à long terme comprennent l'anémie, la neutropénie (faible nombre de globules blancs), l'hépatotoxicité (toxicité du foie), la cardiomyopathie (problèmes au niveau du muscle cardiaque) et la myopathie (faiblesse musculaire).

Il existe de nombreux parallèles avec la situation actuelle, dans laquelle les médicaments « antiviraux » augmentent en fait la probabilité d'avoir une mauvaise issue à cette maladie virale imaginaire appelée coronavirus.

Dans le sillage du sida, d'autres maladies « virales » ont suivi, notamment l'hépatite C, le SRAS (syndrome respiratoire aigu sévère), le MERS (syndrome respiratoire du Moyen-Orient), la grippe aviaire, la grippe porcine, le virus Ebola et le virus Zika. Des sommes considérables ont été consacrées à la recherche de causes virales et de remèdes universels, selon un schéma bien connu :

> Inventer le risque d'une épidémie désastreuse, incriminer un pathogène insaisissable, ignorer les causes toxiques alternatives, manipuler l'épidémiologie avec des chiffres non vérifiables pour maximiser la fausse perception d'une catastrophe imminente, et promettre le salut par des vaccins. Cela garantit d'importants retours sur investissement. Mais comment est-il possible de réaliser tout cela ? Tout simplement en s'appuyant sur l'activateur le plus puissant du processus de décision humain : la PEUR ![8]

Inutile de préciser que les chercheurs doivent encore prouver qu'un virus est à l'origine de l'une de ces affections.

Avance-rapide jusqu'en novembre 2019, lorsque les autorités chinoises ont remarqué qu'un groupe de personnes tombait malade d'une nouvelle manière. Elles ont remarqué que beaucoup des personnes qui contractaient cette maladie déclaraient avoir visité un certain marché aux poissons à Wuhan, en Chine. Les symptômes étaient de nature respiratoire, notamment une toux sèche. Bien sûr, ces symptômes ne sont pas tout à fait nouveaux, car les gens ont toujours souffert de diverses maladies respiratoires telles que la bronchite, la pneumonie et l'asthme. Néanmoins, le nombre de cas ayant augmenté, les autorités ont examiné la situation. On a soupçonné l'apparition d'une nouvelle maladie, ce qui a naturellement déclenché une recherche de la cause.

Comme les symptômes des malades ressemblaient à ceux de la pneumonie, certains des premiers patients ont reçu des antibiotiques. En effet, selon l'un des récents « postulats » prouvant la causalité d'une maladie infectieuse, si les antibiotiques ne parviennent pas à faire disparaître les symptômes, cela constitue une preuve « présumée » (plutôt qu'une preuve « directe ») que la pneumonie est causée par un virus (qui ne répond évidemment pas à l'antibiothérapie). Comme l'état des patients ne s'est pas amélioré avec l'antibiothérapie, cela a déclenché l'hypothèse que le nouveau type de pneumonie devait être causé par un virus nouveau ou modifié.

Reprenons notre exemple initial de la balle de ping-pong du chapitre 1. Toute la question à ce stade est de savoir si l'on peut prouver la causalité virale de cette nouvelle série de symptômes. Nous voulons et devons exiger la preuve de la causalité, pas une balle de ping-pong dans un seau de pierres et de glaçons, une simulation informatique, une analyse du virus ou le témoignage d'experts. Nous parions nos vies, nos enfants, l'économie mondiale et bien plus encore sur le poids de la preuve. Nous avons besoin de preuves solides comme le roc ; nous devons suivre les postulats de Koch ou de Rivers, qui impliquent un raisonnement simple que tout être humain rationnel peut reconnaître comme le moyen de prouver la causalité d'une infection. En d'autres termes, voici ce qui *aurait dû* être fait début 2020.

Dès que les autorités médicales chinoises ont soupçonné l'apparition d'une nouvelle et dangereuse maladie, elles auraient dû rassembler environ 500 personnes présentant des symptômes identiques, ou du moins presque identiques. Puis elles auraient dû identifier un autre groupe de taille égale comme témoins appariés – c'est-à-dire des personnes d'un âge, d'un mode de vie et d'un milieu similaires, également de Wuhan, qui ne présentaient aucun symptôme. Compte tenu de la lenteur possible de l'évolution de cette maladie, il aurait été prudent de suivre les 500 personnes du groupe témoin pendant au moins quelques mois pour s'assurer qu'aucune ne développait ces nouveaux symptômes.

L'étape suivante aurait consisté à procéder à un examen microbiologique approfondi d'une variété de fluides prélevés sur ces 1 000 sujets. Au minimum, cet examen aurait dû inclure du sang, des expectorations, de l'urine et des écouvillons nasaux. L'examen aurait dû comprendre une microscopie optique classique pour la recherche de bactéries et une microscopie électronique pour la recherche de virus.

Une fois qu'une nouvelle bactérie ou un nouveau virus aurait été trouvé chez *toutes* les personnes malades et *aucune* des personnes en bonne santé, la bactérie ou le virus aurait dû être méticuleusement isolé, purifié et cultivé dans un milieu neutre (ce qui n'est en fait pas possible pour les virus, car ils ne « poussent » que dans d'autres cellules vivantes). Une fois cette étape de purification accomplie, le microbe purifié aurait dû être introduit dans un animal de laboratoire de la manière normale dont on soupçonnait que le microbe pouvait se propager (par des gouttelettes en suspension dans l'air) et *non pas* injecté directement dans le cerveau de l'animal comme l'ont fait des scientifiques, à l'instar de Pasteur, pour « prouver » l'étiologie contagieuse de la rage, de la tuberculose ou de la polio.

Enfin, un groupe témoin d'animaux testés aurait dû être soumis aux mêmes tentatives de contamination. En d'autres termes, si vous pulvérisez du virus purifié dans les narines des animaux pour voir s'ils tombent malades, vous devez pulvériser une solution saline pure dans les narines d'un groupe de contrôle pour vous assurer que les animaux ne tombent pas malades simplement parce que vous leur pulvérisez des produits dans le nez.

Toute personne saine d'esprit et douée d'un minimum de logique conviendra que c'est ce qui aurait dû être fait. Enfin, si, pour une raison ou une autre, les autorités médicales chinoises n'étaient pas en mesure de mener à bien une telle enquête, elles auraient dû demander l'aide du CDC et des organisations équivalentes en Europe et en Russie, ou de l'Organisation mondiale de la Santé (OMS), pour s'assurer que les investigations étaient menées avec soin, correctement et de manière approfondie.

Ce qui est étonnant dans cette histoire, c'est que non seulement nous n'avons pas ce genre de preuves d'une cause virale du Covid-19, mais nous n'avons pas non plus ce genre de preuves pour les nombreuses épidémies « virales » auxquelles nous avons été confrontés au cours du siècle dernier, notamment la polio, le sida, le SRAS, Ebola, Zika et l'hépatite C. En fait, pas une seule partie de ce processus de preuve clair et simple n'a été entreprise.

Voyons donc ce qui a été fait pour prouver que le coronavirus 2 du syndrome respiratoire aigu sévère (SRAS-CoV-2) était la cause de cette nouvelle série de symptômes. Quatre articles publiés en Chine sont cités comme preuve que le nouveau et inédit coronavirus est la cause probable de cette nouvelle maladie[9]. Pour une analyse approfondie de ces articles, veuillez vous reporter à une présentation du docteur Andrew Kaufman[10], dans laquelle il dissèque les méthodes et conclusions de ces études fondamentales.

Pour passer en revue ces quatre études, revenons sur les postulats de Rivers pour déterminer si un virus donné provoque une maladie.

1. Le virus peut être isolé à partir d'hôtes malades.
2. Le virus peut être cultivé dans des cellules hôtes.
3. Preuve de filtrabilité : le virus peut être filtré à partir d'un milieu contenant également des bactéries.
4. Le virus filtré produira une maladie comparable lorsque le virus cultivé sera utilisé pour infecter des animaux de laboratoire.
5. Le virus peut être réisolé à partir de l'animal expérimental infecté.
6. Une réponse immunitaire spécifique au virus peut être détectée.

Aucune de ces quatre études ne répond aux six postulats. Sur les quatre études censées prouver qu'un coronavirus est à l'origine de cette maladie, aucune ne satisfait aux trois premiers postulats, et aucune n'aborde même les quatrième et cinquième postulats. Une étude a prétendu avoir trouvé une réponse immunitaire (sixième postulat) en examinant les taux d'anticorps du patient.

Les deux premières études ont l'honnêteté d'établir uniquement une association entre le coronavirus et la maladie ; la troisième étude affirme que le coronavirus est « identifié comme l'agent causal ». La quatrième étude, qui nous vient de l'université McMaster, affirme faussement que le coronavirus est l'agent causal de la maladie et que le virus a « déclenché la pandémie », sans qu'aucune preuve ne vienne étayer ces affirmations.

Ces études ne montrent jamais que toutes les personnes atteintes du Covid-19 présentaient le même ensemble de symptômes ; leurs auteurs ne purifient jamais le virus des personnes malades ; ils ne démontrent jamais l'absence du virus chez les personnes saines ; et ils ne montrent jamais que la transmission du virus purifié pourrait rendre des personnes saines malades. Il s'agit d'une fraude scientifique de premier ordre.

Il est intéressant d'examiner de plus près la manière dont les virologues travaillent pour « prouver » quelque chose comme la causalité du coronavirus. Un exemple est un article publié en 2003 dans *Nature*, intitulé « Koch's Postulates Fulfilled for SARS Virus »[11]. Les chercheurs y affirment que le syndrome respiratoire aigu sévère est causé par un coronavirus. Le titre lui-même est trompeur, voire malhonnête, car les chercheurs n'ont satisfait ni aux postulats de Koch ni à ceux de Rivers.

Voici ce qu'ils ont fait. Ils ont d'abord prélevé les sécrétions respiratoires de quelques malades. En d'autres termes, ils ont prélevé les expectorations de personnes qui toussaient. Ils ont centrifugé les expectorations, ce qui sépare la partie cellulaire (où le virus réside vraisemblablement dans les cellules) de la partie liquide. Ils ont jeté la partie liquide. C'est ce qu'ils appellent la « purification ». Ils ont ensuite pris ce sédiment centrifugé, non purifié, provenant de personnes malades et contenant Dieu sait quoi, et l'ont inoculé à des cellules Vero (rein de singe). Il faut comprendre ici que si les virologues veulent obtenir suffisamment de « virus » à utiliser expérimentalement, ils doivent le cultiver dans un milieu biologique tel qu'un animal ou au moins des cellules provenant d'un animal. Contrairement aux bactéries, qui peuvent être cultivées dans des boîtes de Pétri, les virus ne sont pas vivants et ne peuvent se « développer » que dans d'autres cellules vivantes. Par commodité et parce que les lignées de cellules cancéreuses sont « immortelles », les chercheurs cultivent généralement leurs « virus » dans des cellules cancéreuses. En l'occurrence, ils ont toutefois utilisé des cellules rénales. Cette pratique pose des problèmes évidents lorsqu'il s'agit de prouver que c'est le virus – et non les cellules rénales ou cancéreuses – qui provoque la maladie lorsque ces virus sont ensuite injectés aux animaux de laboratoire. En outre, il est désormais bien connu que, dans le cadre de leur stratégie de « détoxification », les cellules, en particulier les cellules cancéreuses, produisent des particules appelées *exosomes*, qui sont *identiques* aux « virus ». (Nous reviendrons sur ce sujet au chapitre 6.)

Là encore, les chercheurs ont prélevé des sédiments non purifiés dans le mucus nasal de personnes malades et les ont cultivés dans des cellules

Vero jusqu'à obtenir une quantité suffisante de matériel cellulaire avec lequel travailler. Puis ils ont à nouveau centrifugé ce gâchis, sans même essayer de purifier le moindre virus du mélange. Enfin, ils ont pris ce mélange de sédiments de morve, de cellules rénales et d'on ne sait quoi d'autre et l'ont injecté à deux singes. Ils n'ont pas pris de groupe témoin en injectant une solution saline à d'autres singes ou en injectant des cellules Vero à des singes, ou même en injectant le liquide surnageant du matériel centrifugé à des singes. Ils ont simplement injecté ce liquide chargé de débris cellulaires. Un singe a développé une pneumonie et l'autre semblait présenter des symptômes respiratoires probablement liés à une maladie des voies respiratoires inférieures. Selon les chercheurs, c'est la preuve qu'un « coronavirus » peut provoquer une maladie.

Pour être exact, dans une étude connexe[12], des chercheurs ont procédé exactement de la même manière, mais pour que cela reflète mieux la façon dont le nouveau « virus » se propage réellement, ils ont pris de la morve non purifiée, cultivée pour le cancer du poumon, centrifugée et (encore une fois, sans aucun contrôle) en ont envoyé des giclées dans la gorge et les poumons de hamsters. (Où sont les PETA[a)] quand on a besoin d'eux ?) Certains hamsters – pas tous – ont contracté une pneumonie, et certains sont morts. Nous n'avons aucune idée de ce qui se serait passé s'ils avaient injecté des cellules cancéreuses simples dans les poumons de ces hamsters – probablement rien de bon. Et, ce qui laisse encore plus perplexe : certains des hamsters ne sont même pas tombés malades, ce qui ne cadre certainement pas avec la théorie du virus mortel et contagieux.

En bref, aucune étude n'a prouvé que le coronavirus ou tout autre virus est contagieux, et aucune étude n'a prouvé quoi que ce soit, si ce n'est que les virologues sont un groupe de personnes dangereuses et mal informées, et que les défenseurs des droits des hamsters et des singes ne font pas leur boulot !

Cette histoire est analogue à celle qui consiste à « prouver » que la balle de ping-pong peut faire tomber les murs en lançant un seau de pierres et de glaçons contenant une seule balle contre un petit mur et montrant que cela le fait bien tomber. Ces « preuves » n'ont aucun sens et ne prouvent rien, et pourtant tout l'édifice de la causalité du « virus » corona repose sur ces études bidon. Dans le chapitre 5, nous déconstruirons les « tests » tout aussi bidons qui sont maintenant utilisés pour fournir ce qu'on fait passer pour des preuves de l'existence d'une cause virale. Restez avec nous, le voyage devient de plus en plus intéressant.

[a)] People for the Ethical Treatment of Animals, une ONG étasunienne de protection animale. (N.d.T.)

CHAPITRE 5

L'ARNAQUE DES TESTS

Dans une série d'articles récents parus dans les médias locaux et nationaux, ainsi que dans diverses publications scientifiques, certains des plus grands médecins et immunologues du monde ont fait des déclarations étonnamment honnêtes – et choquantes – sur le test de dépistage du coronavirus. Le test utilisé est appelé test PCR (PCR signifie réaction en chaîne par polymérase[a]). Voici quelques exemples de ces déclarations :

« Nous n'avons pas effectué de tests pour détecter le virus infectieux dans le sang. »[1] Cette déclaration provient d'un article dans lequel les auteurs affirment avoir découvert le nouveau coronavirus chez des patients souffrant de Covid-19.

« Il n'y a aucun moyen de savoir si l'ARN utilisé dans le nouveau test PCR du coronavirus se trouve dans ces particules observées au microscope électronique. Il n'y a aucun lien entre le test et les particules, et aucune preuve que les particules sont virales. »[2] Ironiquement, cette déclaration ne provient pas d'un article qui tente de démystifier le lien de causalité entre le coronavirus et le Covid-19. Elle provient d'un article qui soutient fermement ce lien, mais qui affirme que des recherches supplémentaires sont nécessaires pour comprendre les subtilités fascinantes de ce nouveau virus.

Ou celle-ci, de la part du chef du département de santé publique du comté de Marin, chargé de définir la politique de santé publique dudit comté, en Californie : « Les tests PCR signifient que soit vous êtes infecté par le nouveau coronavirus, soit vous n'êtes pas infecté par le virus. »[3] Une telle déclaration reviendrait à se rendre dans un magasin de réfrigérateurs pour acheter un nouveau frigo et à demander au vendeur de vous parler d'un nouveau modèle de la salle d'exposition, et à s'entendre répondre : « C'est un nouveau modèle intéressant ; soit il gardera les aliments au frais, soit il ne le fera pas. » La plupart des gens ne choisiraient pas d'élever cette personne au rang de responsable de la réfrigération du comté de Marin.

[a] Polymerase Chain Reaction. (N.d.T.)

Un fil d'actualités de NBC a fait état de certains résultats déroutants : des marins dont les tests sont positifs, puis négatifs, puis positifs pour le Covid-19 en utilisant le test PCR. Cela ne devrait pas arriver si le test était bon. Un représentant du CDC a déclaré : « La détection de l'ARN viral ne signifie pas nécessairement la présence d'un virus infectieux. »[4]

Selon un expert en maladies infectieuses du Vanderbilt University Medical Center de Nashville, « Il est possible que les gens excrètent des restes du virus pendant un certain temps. Cela ne signifie pas qu'ils ont un problème ou qu'ils sont contagieux. »[5]

Ces déclarations font toutes référence au test utilisé pour affirmer qu'une personne est infectée et peut transmettre la maladie ! Interrogée sur ces déclarations, la responsable d'un laboratoire spécialisé dans les tests de dépistage des maladies infectieuses nous a répondu : « Un test PCR positif signifie que vous avez une maladie active ou que vous êtes porteur et n'avez pas de maladie active. » Lorsque nous lui avons demandé comment faire la distinction entre ceux qui ont une maladie active et ceux qui sont porteurs, elle a répondu avec assurance : « Ceux qui ont une maladie active sont malades, les porteurs vont bien. »

Puis nous lui avons demandé comment savoir si la maladie est causée par le virus, puisque le test peut être positif que l'on soit malade ou non. Elle a répondu : « On peut faire un test PCR et déterminer si la personne malade a le virus. » Bienvenue dans le monde d'Alice au pays des merveilles de la virologie !

Enfin, la citation la plus révélatrice de toutes, celle du chef du service des maladies infectieuses du Wake Forest Baptist Health à Winston-Salem, en Caroline du Nord : « Nous n'avons tout simplement pas encore assez de détails pour faire des déclarations confiantes sur l'immunologie. »[6] Cette citation est celle d'un immunologue, or ce sont les immunologues qui décident des politiques publiques. Ils ont assigné le monde à résidence. Ce serait bien s'ils pouvaient au moins dire en toute confiance qu'ils savent quelque chose sur l'immunologie.

Comment en est-on arrivé à cette situation choquante concernant les tests pour les maladies virales ? Revenons à l'histoire de Stefan Lanka, PhD, un virologue allemand, dont nous avons parlé au chapitre 3. Les travaux de Stefan Lanka ont contribué à lever les voiles derrière lesquels se cache le domaine de la virologie. Alors qu'il était jeune étudiant diplômé en Allemagne, Lanka a découvert par hasard le premier virus dans l'eau de mer. En utilisant le microscope électronique dans ses études sur les algues marines, il avait remarqué que les algues contenaient des « particules ». Pour découvrir ce qu'étaient ces particules, et sachant que personne n'avait encore décrit de virus vivant dans des algues saines, il avait procédé comme suit : Il avait broyé les algues dans une sorte de mixeur, essentiellement pour briser les parois de l'algue. Il avait ensuite purifié ce mélange en utilisant un filtre extrêmement fin pour séparer les particules de la taille des virus de tout le reste. Il avait ainsi obtenu une solution pure d'eau, de virus et de tout ce qui a la taille d'un virus ou moins. Il avait ensuite placé ce mélange dans une centrifugeuse à gradient de densité, qui fait tourner la solution et permet aux particules de se séparer en bandes. La dernière étape consiste à utiliser une micropipette pour aspirer la bande qui ne contient *que* le virus[7]. Cette procédure simple est la méthode de référence pour la purification et l'isolement d'un virus à partir de n'importe quel tissu ou solution. Ce n'est pas une procédure aisée, mais elle n'est pas non plus excessivement complexe.

Il pouvait ensuite étudier ce virus purifié au microscope électronique, élucider sa forme et sa structure, analyser le génome et déterminer quelles protéines il contenait. Grâce à ce travail, il pouvait affirmer en toute confiance qu'il avait découvert un nouveau virus et qu'il était sûr de sa composition. Pour cette découverte, il a obtenu son doctorat, et était sur le point de se lancer dans une carrière prometteuse de virologue.

La seule partie de l'expérience de Lanka qui l'a surpris est qu'en étudiant l'interaction des algues avec ce nouveau virus, il a été forcé de conclure que les algues contenant le virus prospéraient et étaient en bien meilleure santé que les algues sans le virus, qui survivaient à peine. Il a peut-être été le premier à conclure que les véritables virus présents dans le corps d'autres espèces ne sont pas des agents pathogènes (comme on le pensait à l'époque), mais qu'ils font partie intégrante du bon fonctionnement de l'hôte. En substance, il a été l'un des premiers à proposer qu'en plus d'avoir un microbiome en nous, nous avons également un *virome*; et que sans ce virome, nous ne pouvons pas être en bonne santé. Il s'agissait d'un concept révolutionnaire dans les années 1980, car personne d'autre n'avait proposé une telle théorie.

Si on compare la manière simple, logique et directe avec laquelle Lanka a isolé, purifié et caractérisé son virus, avec la description de la façon dont les virologues modernes transmettent les virus aujourd'hui, on commence à voir le problème et la confusion qui entourent le dépistage des maladies virales. Lorsque Lanka s'est rendu compte que les travailleurs dans le domaine de la virologie moderne n'isolaient, ne purifiaient ou ne caractérisaient pas correctement les « virus », mais confondaient ce qu'ils trouvaient avec les artefacts créés par leurs techniques de propagation, il s'est naturellement demandé si les virus censés être à l'origine de la maladie existaient vraiment. Sa question n'était pas tant de savoir si les virus sont des entités infectieuses, mais quelque chose de plus fondamental encore : l'existence même de ces virus.

Comparez le travail minutieux de Lanka avec la manière dont les virologues actuels trouvent et caractérisent les virus, y compris le « nouveau coronavirus ». Ils partent de l'expectoration d'une personne malade, sans savoir comment cette personne est tombée malade. Ils centrifugent mais ne filtrent pas les expectorations. Il ne s'agit pas d'un processus de purification, comme ils l'admettent volontiers dans tous les articles écrits sur le « coronavirus ».

Voici ce que disent les auteurs des articles originaux qui ont découvert et lié le « nouveau » coronavirus (SRAS-CoV-2) à la maladie désormais appelée « Covid-19 ». Les citations suivantes sont tirées du brillant article « Covid-19 PCR Tests are Scientifically Meaningless », de Torsten Englebrecht et Konstantin Demeter[8].

Se référant à une image publiée dans un article prétendant avoir isolé un nouveau virus, ils déclarent : « L'image est le virus bourgeonnant d'une cellule infectée. Il ne s'agit pas d'un virus purifié. »

S'il ne s'agit pas d'un virus purifié, comment les auteurs peuvent-ils savoir s'il s'agit même d'un virus, ce qu'il est, ou d'où il vient[9] ?

Dans l'article « Identification of Coronavirus Isolated from a Patient in Korea with Covid-19 », les auteurs déclarent : « Nous n'avons pas pu estimer le degré de purification car nous ne purifions pas et ne concentrons pas le virus cultivé dans des cellules. » En d'autres termes, ils n'ont pas isolé le virus, même s'ils le prétendent dans le titre[10].

Dans l'article « Virus Isolated from the First Patient with SARS-CoV-2 in Korea », les auteurs admettent : « Nous n'avons pas obtenu de micrographie électronique montrant le degré de purification. »[11] En d'autres termes, les auteurs ne savent pas si l'échantillon est purifié ou non, car *seule* une micrographie électronique permet de le déterminer. Ils prétendent ensuite avoir caractérisé le matériel génétique d'une substance qu'ils n'ont jamais purifiée, sans avoir la moindre idée de ce qu'ils regardaient. Il s'agit d'une étude importante, car elle décrit le premier cas de « Covid-19 » en Corée.

Enfin, l'article intitulé « A Novel Coronavirus from Patients with Pneumonia in China » indique ce qui suit : « Nous montrons une image de particules virales sédimentées et non purifiées. »[12] Les chercheurs ont prélevé du mucus nasal (« morve ») chez des malades, l'ont centrifugé (ce qui *n'est pas* une étape de purification) et ont ensuite montré une image floue de ce qu'ils ont trouvé. Puis ils ont procédé à une « analyse génétique » de ce sédiment afin de caractériser le « nouveau » coronavirus. Cette fraude a été publiée dans le prestigieux *New England Journal of Medicine*.

Que contient le matériel centrifugé décrit dans ces articles ? Le matériel centrifugé contient des bactéries et peut-être des virus, des champignons, des cellules humaines, des débris cellulaires et tout ce qui se trouve dans les poumons ou les sinus d'une personne malade. Les chercheurs inoculent ensuite ces déchets non purifiés à des « tissus vivants » pour les faire « pousser ». Ce tissu est parfois celui d'un cancer du poumon, parfois celui d'un fœtus avorté ou encore celui d'un rein de singe. Dans tous les cas, il s'agit d'un mélange complexe de nombreux composants, connus et inconnus. Puis, comme ce « virus infectieux virulent » ne pourra pas infecter et tuer ce tissu vivant si on n'affame et n'empoisonne pas d'abord le tissu, on le prive de nutriments et on ajoute des agents oxydants pour « affaiblir » le tissu. Ensuite, vous ajoutez des antibiotiques pour vous assurer que ce n'est pas une bactérie qui tue le tissu.

Le tissu issu de ce traitement se désintègre naturellement en milliers de composants. Puis vous centrifugez à nouveau ce bouillon de culture pour trouver votre « virus ». À ce stade, vous lancez le test PCR pour déterminer la composition génétique et protéique de ce « virus ». Le problème est que, contrairement à la situation claire que Lanka a rencontrée, dans cette méthode improvisée, vous n'avez *jamais* le « virus » intact isolé comme référence pour vous permettre de savoir quelles parties génétiques de votre mélange non purifié appartiennent réellement au « virus » que vous essayez de caractériser.

Comme nous l'avons mentionné au chapitre 3, après avoir étudié la manière dont les virologues ont déclaré avoir trouvé le virus de la rougeole – sans l'isoler et le purifier, et en décidant de sa composition génétique par consensus –, Lanka a offert une récompense de 100 000 € à quiconque pourrait démontrer son existence. Devant le premier tribunal saisi de l'affaire, le prétendant à la récompense a obtenu gain de cause, le juge concluant que la preuve de l'existence du virus de la rougeole existait bel et bien. Toutefois, la Cour suprême allemande, dont les règles de preuve sont plus strictes et qui a désigné un expert scientifique pour superviser l'affaire, a jugé que le demandeur *n'avait pas* prouvé l'existence du virus de la rougeole. Lanka n'a pas eu à payer la somme réclamée.

En quoi les travaux de Lanka sont-ils pertinents par rapport au test actuellement utilisé pour détecter la présence de virus, notamment le coronavirus ? Il est clair que si on ne peut pas prouver que le coronavirus existe et que le test pour ce virus imaginaire est bidon, alors le monde s'est complètement planté. Si le test de dépistage du coronavirus est inexact et trompeur, comme c'est le cas, alors il n'y a aucune raison de croire les rapports sur le nombre de cas de Covid-19, le nombre de décès dus au Covid-19, ou toute autre statistique provenant des institutions médicales orthodoxes. Si les tests sont faux, alors le roi du coronavirus est nu.

Comparons les brillantes expériences de Lanka aux procédures de test utilisées pour déterminer la présence présumée d'une « infection » par le coronavirus (SRAS-CoV-2).

La première chose qu'il faut comprendre à propos d'un test PCR (réaction en chaîne par polymérase) est qu'il s'agit d'un test de substitution : il ne trouve pas un virus, mais quelque chose d'autre censé indiquer la présence du virus. Un test de substitution est un test qui est généralement plus facile et moins coûteux à réaliser et qui peut remplacer le test de référence (qui consiste à trouver le virus), ce qui rend la pratique clinique de la médecine plus facile, plus sûre et moins coûteuse.

Par exemple, les embolies pulmonaires résultent de caillots sanguins qui se déplacent vers les poumons. Les symptômes comprennent des douleurs thoraciques et un essoufflement. Les embolies pulmonaires peuvent être fatales. Il est important de diagnostiquer l'affection à un stade précoce, car elle peut être traitée par des anticoagulants. Il est également important de poser un diagnostic précis, car les embolies pulmonaires ont de nombreux symptômes en commun avec les crises cardiaques et les pneumonies, qui nécessitent des traitements différents.

Heureusement, il existe un test fiable à 100 % pour détecter les embolies pulmonaires, lorsqu'il est effectué correctement. La procédure, appelée angiographie, consiste à insérer un cathéter dans les artères des poumons. Le radiologue injecte ensuite un colorant dans l'artère ; ce colorant contient des métaux lourds que l'on peut voir sur une radiographie. En cas de présence d'un caillot, l'angiographie démontre de manière fiable et précise sa présence au radiologue sur le rayon-X en temps réel. Avec ce test, appelé « étalon-or », on peut dire en toute confiance si le patient a ou non un embole.

L'angiographie, cependant, est techniquement difficile. Il est difficile de trouver l'artère avec le cathéter. Elle est coûteuse, en raison du temps et de l'équipement nécessaires. Elle est dangereuse, car l'artère peut se déchirer pendant l'insertion du cathéter. Un autre problème de l'angiographie est qu'elle nécessite d'injecter des métaux lourds dans l'artère et de soumettre le patient à de nombreuses radiations.

Par conséquent, la médecine a cherché un test de substitution qui puisse détecter plus facilement et en toute sécurité les embolies pulmonaires. Le scanner V/Q examine le flux sanguin dans et à travers les poumons et le compare au mouvement de l'air dans et à travers les poumons. Lorsque tout va bien dans les poumons, ces deux paramètres concordent. En présence d'un embole, ils ne concordent généralement pas car le flux sanguin est compromis. Cela permet au diagnosticien de supposer que, même s'il n'a pas vu de caillot, celui-ci est probablement présent.

Un test de *substitution* est un test qui ne cherche pas ce que vous devez trouver mais plutôt quelque chose qui est susceptible d'être présent si la condition est présente. Le test de substitution permet aux médecins de faire une supposition éclairée. Pour valider un test de substitution, il faut d'abord réaliser une étude approfondie dans laquelle le test de substitution est comparé au test de référence. Cela vous donne des informations exactes sur le degré de précision que vous pouvez attendre du test de substitution. Ces études de validation sont généralement menées dans un grand centre médical ou un groupe de centres médicaux. Les chercheurs commencent par trouver un grand nombre de patients – disons 2 000 – présentant des symptômes typiques d'embolie pulmonaire. Pour simplifier, disons que 1 000 d'entre eux ont effectivement un embole, comme le montre une angiographie, le test de référence, alors que les 1 000 autres n'en ont pas. Maintenant, on a un groupe de personnes qui ont ou n'ont pas la maladie que nous recherchons. Ensuite, on fait un scanner V/Q sur chacun de ces 2 000 patients. Dans le groupe dont nous savons que les personnes ont un embole, si 900 sont positives à la scintigraphie V/Q, nous savons que le test de substitution permet de poser le diagnostic dans 90 % des cas. Dans les 10 % restants, pour une raison quelconque, le test de substitution ne parvient pas à mettre en évidence l'embole, même si on sait qu'il est là. Nous savons maintenant que le taux de faux négatifs est de 10 %. Cela permet aux cliniciens de renoncer à l'angiographie plus difficile parce qu'ils savent quelle sera la probabilité que la scintigraphie V/Q détecte l'embole s'il est présent. Ils savent également qu'en cas de résultat négatif, ils ont toujours 10 % de chances que le test soit raté. Dans ce cas, ils peuvent vouloir passer à l'angiographie si le niveau de suspicion est élevé et que le patient a effectivement un embole malgré le résultat négatif de la scintigraphie V/Q. C'est là tout l'art de la médecine moderne.

De même, les chercheurs peuvent prendre les 1 000 personnes dont le test est négatif à l'angiographie, effectuer un scanner V/Q sur chacune d'entre elles et déterminer le taux de faux positifs. Si 100 sujets obtiennent un résultat positif à la scintigraphie V/Q alors que vous êtes sûrs qu'ils n'ont pas de caillot, vous pouvez dire avec précision et assurance que, pour une raison quelconque, la scintigraphie V/Q indique que vous avez un caillot dans 10 % des cas, alors que ce n'est pas le cas. Encore une fois, cela aide le clinicien qui peut être confronté à un patient dont il est quasi sûr qu'il n'a pas de caillot (par exemple, il peut avoir des signes de pneumonie ou de crise cardiaque) mais qui demande quand même une scintigraphie V/Q. Si la scintigraphie V/Q est positive, il voudra peut-être la confirmer en passant à une angiographie, car il sait que dans 10 % des cas la scintigraphie V/Q est faussement positive. Il est clair que plus le nombre de faux positifs et de faux négatifs est faible, meilleur et plus fiable est le test.

Le fait est que, sans un test de référence auquel comparer votre test de substitution, et sans que cette comparaison ait été effectuée de la manière la plus claire et la plus méticuleuse possible, il n'y a *aucune chance* d'avoir un test de substitution précis. Pour être encore plus clair, sans cette comparaison, le test de substitution est complètement inutile et trompeur… Complètement – et pourtant les autorités utilisent les tests de substitution Covid-19 pour envoyer des personnes dans des maisons de retraite, retirer des enfants à leurs parents[13] et même séparer des nouveau-nés de leur mère si celle-ci est positive[14] !

Les tests PCR, les tests d'anticorps et tous les autres tests de dépistage d'un « coronavirus » sont des tests de substitution qui n'ont jamais été comparés à un étalon-or ; ils sont donc complètement et totalement inutiles et trompeurs. Ils relèvent de la propagande et non de la science.

Le test de référence pour une infection virale est l'isolement, la purification et la caractérisation du virus (comme indiqué dans la description de l'expérience de Lanka) et la preuve de la contagion. Lanka n'a pas prouvé que le virus qu'il a trouvé était contagieux, simplement parce qu'il ne l'est pas et parce qu'aucun virus ne l'est. C'est le seul étalon-or possible.

Le test PCR examine les morceaux de matériel génétique prélevés sur un écouvillon à l'arrière de la cavité sinusale (une procédure très désagréable).

Aucune recherche n'a montré que ce matériel génétique est propre au coronavirus ou même qu'il provient d'un coronavirus.

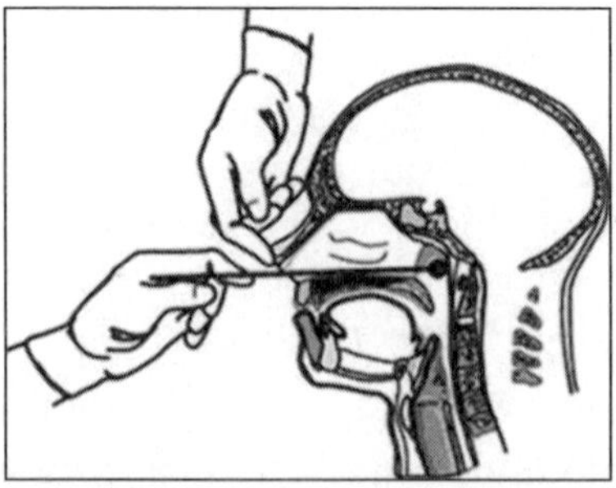

Le prélèvement d'un écouvillon pour un test PCR est une procédure invasive et désagréable, voire douloureuse pour certains.

De plus, afin d'examiner ce matériel génétique, le test l'« amplifie ». Un cycle d'amplification signifie que l'on commence avec une sonde qui correspond au fragment d'ADN ou d'ARN que l'on recherche. Puis, comme ce fragment est trop petit pour être détecté, on le double à plusieurs reprises. Si l'échantillon change la couleur d'une solution, le test est considéré comme positif. Si vous faites trop peu de cycles d'amplification, vous ne trouvez jamais le fragment, ce qui donne un faux négatif. Si vous effectuez trop de cycles d'amplification, vous trouvez le fragment trop souvent car le test amplifie également les fragments génétiques de fond (« bruit »). Ce sont des faux positifs.

On peut donc manipuler les cycles d'amplification pour obtenir le résultat que l'on souhaite. Trop peu de cycles et tout le monde est négatif ; trop de cycles et la plupart des tests sont positifs.

John Magufuli, président de la Tanzanie, est peut-être le dirigeant mondial en vie le plus avisé. Chimiste de formation, Magufuli a soumis des échantillons à l'Organisation mondiale de la Santé (OMS) pour qu'ils soient testés. Il a déclaré : « Nous avons prélevé des échantillons sur des chèvres, sur des moutons, sur des papayes, sur de l'huile de voiture et sur d'autres choses, et nous les avons envoyés au laboratoire sans qu'il le sache. » Ses fonctionnaires ont nommé l'échantillon d'huile de voiture Jabil Hamza, 30 ans, de sexe masculin ; les résultats sont revenus négatifs. Ils ont nommé l'échantillon de jacquier Sarah Samuel, 45 ans, de sexe féminin ; les résultats sont revenus non concluants. Ceux de la papaye ont été envoyés sous le nom d'Elizabeth Ane, 26 ans, sexe féminin ; la pauvre papaye est revenue positive. Les échantillons d'un oiseau appelé kware et d'une chèvre se sont également révélés positifs ; le lapin était indéterminé ; le mouton était négatif[15]. Le président Magufuli ne gaspille pas l'argent du gouvernement pour tester son peuple, tandis qu'en Occident les gouvernements ont dépensé des millions pour les kits de test PCR.

Comme aucun test PCR n'a jamais été comparé à un étalon-or, les résultats n'ont aucune valeur. Nous ne sommes pas dans une situation où nous aurions simplement besoin de tests meilleurs ou plus précis. Comme Kary Mullis (inventeur de la technologie PCR) l'a répété à maintes reprises, les tests PCR ne prouvent pas le lien de causalité et ne peuvent pas diagnostiquer une maladie[16].

Le CDC et la FDA concèdent que le test PCR ne peut pas être utilisé pour le diagnostic. Un dossier du 30 mars 2020 indique : « La détection de l'ARN viral peut ne pas indiquer la présence d'un virus infectieux ou que le 2019-nCoV est l'agent causal des symptômes cliniques » et « Ce test ne peut pas exclure les maladies causées par d'autres agents pathogènes bactériens ou viraux »[17]. En outre, la FDA admet que « des résultats positifs [...] n'excluent pas une infection bactérienne ou une co-infection avec d'autres virus. L'agent détecté peut ne pas être la cause certaine de la maladie. »[18]

Selon une présentation du produit LightMix® Modular SARS-CoV Assays, « Ces tests ne sont pas destinés à être utilisés comme une aide au diagnostic d'une infection à coronavirus »[19].

On ne peut que se demander ce que le test est censé faire exactement si ce n'est diagnostiquer une infection à coronavirus.

On a les mêmes problèmes méthodologiques avec les nouveaux tests d'anticorps pour évaluer l'immunité au « coronavirus ». Les tests d'anticorps sont un autre type de test de substitution qui ne permettent pas de diagnostiquer une maladie ou d'en déterminer la cause. Un brillant article de David Crowe[20] explique en détail le fait que les fondements théoriques des tests d'anticorps n'ont été démontrés dans aucune expérience. C'est pourquoi l'immunologue de Wake Forest a dû admettre que « nous n'en savons pas assez sur l'immunologie pour tirer des conclusions ».

Les scientifiques pensent que les anticorps ont un parcours prévisible et précis lorsqu'ils suivent une infection virale. Les anticorps sont des protéines fabriquées par notre système immunitaire pour combattre une maladie ou pour « se souvenir » que nous avons rencontré un organisme infectieux comme un virus – du moins, c'est ce qu'on nous a dit. La théorie est qu'avant de rencontrer un virus ou de tomber malade à cause d'un virus, nous n'avons pas d'anticorps contre lui. Après avoir été malade, le test PCR devrait détecter le virus (ou, plus précisément, les morceaux génétiques que nous pensons ne pouvoir provenir que de ce virus). Puis, au bout d'une semaine (car les virus et notre système immunitaire semblent comprendre le concept d'une semaine), nous commençons à fabriquer un anticorps appelé IgM, qui n'est pas spécifique à ce coronavirus mais qui est fabriqué par notre système immunitaire pour combattre tout virus. Puis, au 14e jour, lorsque le virus est éliminé de l'organisme, le test PCR redevient négatif, les taux d'IgM diminuent et on voit apparaître l'anticorps IgG, plus ciblé. Puis, au 21e jour (parce que les virus comprennent que cela se produit à intervalles hebdomadaires), les IgM ont disparu, le test d'anticorps est négatif de manière fiable et les IgG ont atteint leur maximum. Au 28e jour (parce que votre système immunitaire comprend aussi la notion de semaines), le taux d'IgG tombe à un niveau qu'il peut maintenir sur le long terme. Lorsque le fabricant du test ou le virologue constate un taux d'IgG stable, il est censé savoir que vous êtes immunisé à vie contre les effets du virus... ou peut-être pas.

Cette construction théorique et imaginaire comporte de nombreux trous suffisamment gros pour qu'on puisse y faire passer un camion. Prenons l'exemple suivant : il s'avère qu'un faible pourcentage de personnes ont des anticorps IgM, IgG ou les deux plusieurs mois avant d'être infectées[21] ; on n'explique pas comment cela est possible, puisqu'il s'agit d'un nouveau virus que l'homme n'a jamais vu auparavant.

Enfin, des études montrent que les IgG apparaissent parfois avant et parfois après les IgM ; parfois il n'y a pas d'IgM ; parfois il n'y a pas d'IgG[22]. Dans un cas comme dans l'autre, cela peut signifier que vous aviez le virus ou que vous ne l'aviez pas. Et comme pour le sida, il n'y a aucune preuve qu'un niveau particulier d'IgG confère une immunité.

Ah, mais les virologues ont une explication à cela : ces nouveaux virus rusés savent en quelque sorte échapper à la détection et à la neutralisation, même si la personne a une réponse anticorps robuste ! C'est bien sûr une absurdité.

Ensuite, on nous dit qu'un test PCR positif signifie que vous êtes soit malade, soit non malade, soit infectieux, soit non infectieux, et que parfois le test est positif, puis négatif, puis positif, puis négatif. C'est assez pour que même le Chapelier fou se taise avec incrédulité !

CHAPITRE 6

LES EXOSOMES

Après avoir lu les deux derniers chapitres, vous secouez peut-être la tête d'un air incrédule. Vous avez peut-être tellement de questions qui tourbillonnent dans votre esprit que vous vous sentez désorienté. La principale question pour nous tous est de savoir comment le monde entier de la médecine, de la virologie et de l'immunologie, ainsi que nos dirigeants politiques, ont pu commettre une erreur aussi grossière. Comment des générations de médecins et de chercheurs ont-ils pu être convaincus que nombre de nos maladies courantes sont d'origine virale ?

Fournissons d'abord les bases scientifiques permettant de remettre en cause la notion de *contagion*. Comme nous l'avons dit, un examen approfondi de la littérature scientifique ne révèle aucune preuve de la théorie de la contagion, mais les autres explications des maladies dites « bactériennes » ou « virales » s'appuient sur des recherches. Seule la médecine occidentale invoque le concept de contagion – transmission de personne à personne de bactéries ou de virus nuisibles. Ni la médecine traditionnelle chinoise (MTC) ni l'Ayurveda (un système de médecine dont les racines historiques plongent dans le sous-continent indien) n'envisagent le concept de contagion. Ces anciens systèmes de guérison considèrent les déséquilibres, le régime alimentaire et les toxines comme les causes de la maladie.

Comment alors la théorie de la causalité virale a-t-elle vu le jour ? À la fin du XIXe siècle, avec la renommée de Pasteur et la pensée matérialiste de l'époque en plein essor, la théorie des germes a gagné en popularité. La théorie des germes expliquait des observations courantes, comme la raison pour laquelle la consommation d'eau d'égout rendait les gens malades et pourquoi les gens qui partageaient un espace de travail ou un foyer semblaient tomber malades de la même manière et au même moment. Avec l'apparition et l'utilisation généralisée du microscope optique, les scientifiques et les médecins ont pu identifier clairement les bactéries associées à des maladies particulières.

Au XIXe siècle, les scientifiques et les médecins supposaient que les formes grouillantes qu'ils voyaient dans leurs microscopes provoquaient des maladies et étaient hostiles à la vie. Dans son ouvrage intitulé *De l'origine des espèces* (publié en 1859), Charles Darwin (un contemporain de Pasteur) a proposé une théorie de l'évolution selon laquelle seuls les plantes et les animaux les mieux adaptés à leur environnement survivent et se reproduisent. Il a dépeint un tableau de la vie dans lequel les différents organismes étaient en lutte constante les uns contre les autres. Darwin a emprunté des concepts populaires (tels que la « survie du plus apte ») au sociologue Herbert Spencer et la « lutte pour l'existence » à l'économiste Thomas Malthus. La notion d'hostilité et de compétition dans toute la nature correspondait aux tentatives de justifier les inégalités sociales, la pauvreté et les souffrances qui caractérisaient l'ère industrielle naissante. Le darwinisme social a en fait précédé le darwinisme biologique !

Pour toutes les maladies bactériennes « infectieuses » connues, la science indique d'autres explications bien précises, à savoir la famine et l'empoisonnement. Cependant, le microscope a donné aux scientifiques la possibilité de trouver les germes sur le lieu de la maladie. Leurs observations ont révolutionné la pratique de la médecine et notre façon de penser. Le microscope a permis à la médecine d'entrer dans une ère « scientifique » et de fournir une explication facile et immédiate de la maladie – explication qui contournait le travail plus difficile et moins rentable de nettoyage des villes, d'amélioration des régimes alimentaires, d'atténuation de la pauvreté et de réduction de la pollution.

Cependant, on trouve des bactéries sur le lieu de la maladie pour la même raison que l'on trouve des pompiers sur le lieu d'un incendie.

Les bactéries sont l'équipe de nettoyage chargée de digérer et de se débarrasser des tissus morts et malades. Affirmer que les bactéries provoquent une certaine maladie n'est pas plus raisonnable que d'affirmer que les pompiers provoquent des incendies, d'autant plus que les preuves expérimentales montrent que c'est faux. De même, les asticots sur un chien mort sont là pour nettoyer les tissus morts – personne n'accuserait les asticots de tuer le chien. D'ailleurs, une thérapie pour les tissus nécrosés est la thérapie par les asticots (application d'asticots sur la plaie). Les asticots ne tuent que les tissus morts ; lorsqu'il ne reste plus que des tissus vivants à manger, ils meurent.

Mais les scientifiques ne parvenaient pas toujours à trouver une bactérie responsable d'une maladie spécifique. Louis Pasteur n'a pas pu trouver d'agent bactérien pour la rage, et il a spéculé sur l'existence d'un agent pathogène trop petit pour être détecté au microscope[1]. Il en a été de même pour la polio : malgré tous leurs efforts, les scientifiques n'ont pu trouver aucune bactérie sur le site de la maladie[2]. À la suite de Pasteur, et totalement acquis à la théorie des germes, ils ont postulé un ennemi minuscule, quelque chose que notre technologie ne pouvait pas encore visualiser. La recherche de cet organisme pathogène était lancée.

Eurêka avec l'invention du microscope électronique, qui a permis aux scientifiques de voir de minuscules « particules » sur le lieu de la maladie. Ces particules avaient un « contenu », ce qui suggérait qu'elles étaient « vivantes ». Elles étaient plus abondantes dans les tissus malades que dans les tissus sains (bien que ce ne soit pas ce que Lanka a trouvé dans les algues). Il y avait des variations entre les types de particules, suggérant qu'un type de particule causait une maladie et un autre type de particule une autre maladie. Présumant immédiatement que ces particules étaient mauvaises pour nous, les scientifiques les ont nommées *virus*, d'après le mot latin signifiant « toxine ».

Des recherches plus poussées ont révélé que ces particules émergeaient souvent de l'intérieur de la cellule, ce qui a conduit à la conclusion que ces virus étaient non seulement mauvais pour la cellule dans laquelle ils résidaient, mais qu'ils pouvaient envahir d'autres cellules. Les scientifiques ont supposé que les virus avaient coopté la « machinerie » de la cellule comme des parasites, transformant les cellules en « esclaves », c'est-à-dire que la cellule devait obéir à son nouveau maître, la particule infectante. Comme les envahisseurs extraterrestres dans les films de science-fiction, la particule viendrait de l'extérieur, pénètrerait dans la cellule, prendrait le contrôle de la machinerie génétique de la cellule, se reproduirait par milliers, puis sortirait de la cellule pour poursuivre son évolution et se propager jusqu'à envahir le monde.

La théorie du virus malin était née – sauf que ce que les scientifiques avaient réellement découvert avec leurs microscopes électroniques n'était pas des virus mais des exosomes. La seule chose infectieuse dans ce scénario était la croyance nocive que ces petites particules, appelées virus, causaient des maladies. C'est cette fausse théorie qui s'est répandue dans le monde entier et qui menace aujourd'hui de nous tuer tous.

Les exosomes sont des éléments simples et bien caractérisés dans les cellules de toutes les créatures, et les scientifiques conventionnels ont soigneusement élucidé leurs fonctions[3]. Lorsqu'un organisme vivant est menacé de quelque manière que ce soit (par la famine, un empoisonnement chimique ou des effets électromagnétiques), les cellules et les tissus disposent d'un mécanisme pour « emballer », « propager » et libérer ces poisons. Les chercheurs contemporains ont montré que les exosomes ont exactement les mêmes attributs que les « virus ». Ils ont la même taille, contiennent les mêmes composants et agissent sur les mêmes récepteurs[4].

James Hildreth, chercheur sur le VIH, président et directeur général du Meharry Medical College et ancien professeur à Johns Hopkins, l'a exprimé en ces termes : « Le virus est pleinement un exosome dans tous les sens du terme. »[5] Les exosomes ne se distinguent absolument pas de ce que les virologues appellent « virus ».

Voici comment fonctionnent les exosomes. Disons que vous avez un organisme mal nourri, puis vous l'exposez à une toxine environnementale commune. Les tissus et les cellules touchés commencent à produire, emballer et sécréter ces poisons sous forme d'exosomes. Il s'agit d'un moyen de débarrasser les cellules et les tissus de substances qui leur seraient très nuisibles. Plus l'exposition aux agressions toxiques est importante, plus les exosomes seront produits.

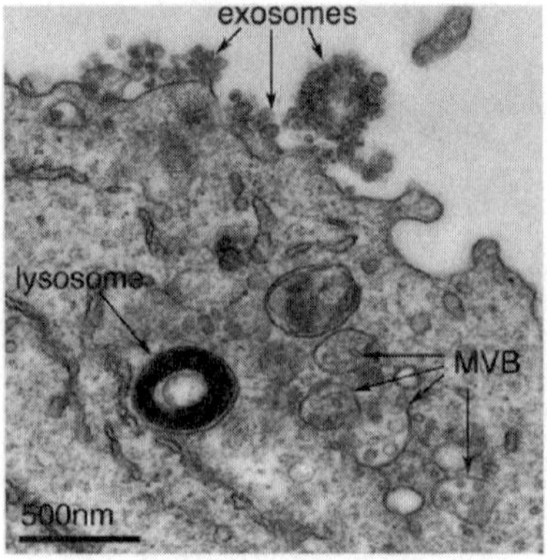

Exosomes quittant une cellule.

Des études ont montré que si on empêche d'une manière ou d'une autre les cellules de produire et d'excréter ces exosomes, alors les cellules et les tissus (l'organisme, en fait) auront un résultat plus mauvais[6]. Cette recherche démontre que la production et l'excrétion d'exosomes est une fonction de détoxification *cruciale* de toutes les cellules et de tous les tissus.

Une autre fonction clairement démontrée de ces exosomes est qu'ils agissent comme une sorte de clé qui circule dans le sang et la lymphe des organismes, tels que les mammifères et les humains, jusqu'à ce qu'ils trouvent une cellule éloignée avec une serrure dans laquelle cette clé s'insère[7]. L'exosome agit comme un messager qui, concrètement, avertit les autres cellules et tissus qu'un danger les guette et qu'ils doivent s'y préparer.

Loin d'agir comme des virus envahisseurs hostiles, les exosomes constituent un brillant système de communication au sein d'un organisme pour débarrasser les cellules et les tissus des poisons et communiquer ensuite au reste de l'organisme ce qui s'est passé[8]. Loin d'être une source de maladie, ces particules font partie intégrante de notre système de détoxification. Ce sont les véritables pompiers, évidemment présents en plus grande quantité en cas de maladie, c'est-à-dire quand il y a eu une charge d'empoisonnement plus importante.

En fait, ces « virus » ne sont pas des envahisseurs mais des messagers gobeurs de toxines que nos cellules produisent pour nous aider à nous adapter aux agressions environnementales, y compris l'électro-smog[9]. Après tout, la plupart des gens se sont adaptés aux ondes radio mondiales, à l'électricité dans nos maisons et à l'omniprésence du Wi-Fi, et la population de moineaux a rebondi après la grande peste de 1738. Ce sont les exosomes qui permettent cela. Ces minuscules messagers permettent une adaptation génétique rapide et en temps réel aux changements environnementaux. (Reste désormais à savoir si ces exosomes peuvent nous aider à nous adapter aux perturbations extrêmes de la 5G...)

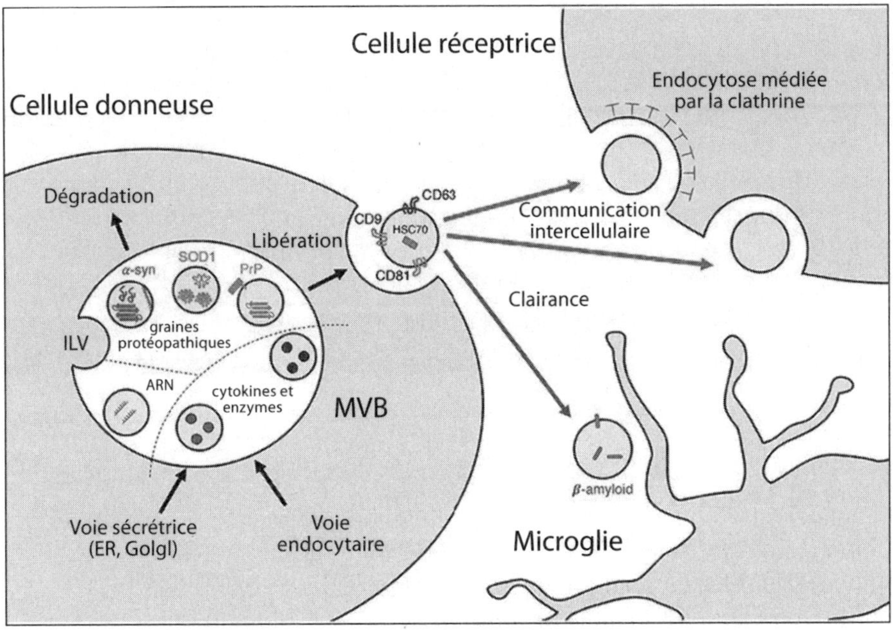

Les exosomes transportent des messages d'une cellule à l'autre.

Si vous faites une recherche sur Internet, vous découvrirez que les exosomes sont la dernière nouveauté en médecine, utilisés comme traitement du cancer, produit anti-âge, de rajeunissement du visage, de repousse des cheveux, et même « traitement du pénis par exosomes »[10].

Enfin, la recherche montre que l'exposition toxique, y compris l'exposition à la peur et au stress, augmente la production d'exosomes[11]. Cela ne devrait pas surprendre tout observateur honnête de la maladie et de la santé, puisque beaucoup ont remarqué que les personnes stressées, inquiètes et craintives tombent plus facilement malades ; il est donc logique que l'on trouve davantage de « produits » de détoxification dans leurs tissus.

Il existe désormais des preuves expérimentales claires que les exosomes produits par un organisme peuvent être captés par d'autres organismes (de la même espèce ou d'espèces différentes) et provoquer des réactions de protection dans ces nouveaux organismes[12].

Une étude a montré que si des souris sont exposées à la toxine hépatique connue sous le nom d'acétaminophène (Tylenol), les cellules de leur foie augmentent leur production d'exosomes protecteurs. Les chercheurs ont isolé et purifié ces exosomes et y ont exposé d'autres souris. Le second groupe de souris n'est pas tombé malade, comme l'aurait prédit la théorie du virus ; au contraire, elles ont développé des réponses protectrices dans leur foie et ont sécrété davantage d'exosomes[13].

Ce phénomène est similaire à ce que font les arbres lorsqu'ils sont confrontés à une infestation de coléoptères. L'arbre initialement touché produit des substances chimiques qui l'aident à survivre à l'exposition aux coléoptères. Ces mêmes substances chimiques sont sécrétées, avec l'aide du champignon ou du mycélium dans le sol, par le système racinaire de l'arbre. Ces produits chimiques servent ensuite de messagers aux arbres environnants, leur indiquant que les coléoptères se sont installés et que des mesures de protection sont nécessaires. Si les coléoptères disparaissent, ces mesures ne sont pas prises ; si les coléoptères apparaissent, les arbres environnants produisent également une réaction de protection.

Ce qu'il faut retenir ici, c'est que grâce aux exosomes, la nature ce n'est pas la guerre de tous contre tous, mais une superbe entreprise de coopération. L'arbre initialement touché n'est pas en concurrence avec les autres arbres pour sa survie ; il a besoin des autres arbres pour survivre et prospérer. Nous avons besoin les uns des autres (les membres de notre propre espèce et des autres espèces), sinon aucun d'entre nous ne survivra.

La théorie des germes est fausse ; la théorie des virus est fausse. Les virus ne sont pas là pour nous tuer ; en réalité, ce sont des exosomes dont le rôle est de fournir le pack de détoxification et le système de communication qui nous permettent de vivre une existence pleine et en santé. Une guerre contre les virus est une guerre contre la vie.

Il est clair que l'identification erronée des exosomes en tant que virus était une erreur tragique – qu'il est grand temps de corriger, une bonne fois pour toutes.

Ce que nous savons des exosomes peut nous aider à résoudre le mystère des maladies infantiles comme la varicelle et la rougeole, ainsi que celui des MST, qui semblent nécessiter une explication du terme « contagieux ». Ce sera le sujet du prochain chapitre.

CHAPITRE 7

LA RÉSONANCE

Récemment, sur un forum destiné aux scientifiques, aux profanes et aux professionnels de santé qui remettent en question la sécurité et l'efficacité des vaccins (autrement dit, un forum destiné aux personnes qui remettent en question les pratiques de la médecine conventionnelle), une scientifique professionnel a fait le commentaire suivant lorsqu'un des membres a fait remarquer que les postulats de Koch n'avaient jamais été respectés pour ne serait-ce qu'une seule maladie virale ou bactérienne. Elle a écrit : « Aucun virologue d'importance n'a jamais tenu compte des postulats de Koch. »

Ce commentaire en dit long sur la façon dont les virologues pensent actuellement, car les postulats de Koch sont ce que toute personne de bon sens utiliserait pour prouver qu'un microorganisme provoque une maladie – isoler l'organisme d'un animal ou d'un humain malade, puis l'introduire dans un animal ou un humain sain pour voir s'il provoque la maladie. Dans un monde normal, les postulats de Koch ne sont pas quelque chose que l'on peut « écarter ».

Au milieu du XXe siècle, les virologues sont apparemment arrivés à une croisée des chemins. Après avoir échoué à plusieurs reprises à satisfaire les postulats de Koch ou de Rivers, il était devenu évident que les virus ne causent pas les maladies. Les scientifiques pouvaient soit l'admettre et devenir tous facteurs, bouchers ou primeurs (c'est-à-dire trouver un emploi honnête), soit proclamer qu'ils avaient changé les règles de la logique, espérer que personne ne le remarquerait et devenir fabuleusement riches et puissants grâce aux brevets sur les médicaments antiviraux et les vaccins. Il est en fait compréhensible qu'ils aient pris leur envol et choisi la seconde voie. Tragiquement, cette farce a fonctionné, et le monde est devenu un endroit bien pire à habiter pour les êtres vivants.

La scientifique précitée a déclaré plus tard :

> La polio à elle seule leur a révélé que sur mille personnes infectées, une dizaine montrerait des signes de maladie et une deviendrait paralysée. Même les anciens travaux sur la neisseria [un type de bactérie censé

> causer la méningite et la syphilis] ont montré de manière concluante que la bactérie était largement et régulièrement transportée et que seule une personne sur cent mille présentait des signes cliniques de méningococcie. Ainsi, balancer le postulat de Koch pour rejeter un article, c'est courir après une oie sans rapport avec le sujet.

Supposons qu'un professeur émette la théorie selon laquelle la projection d'un léger jet d'eau (d'un pommeau de douche par exemple) sur des personnes les tuerait. Pour tester cette théorie, 100 personnes sont aspergées ; personne n'est blessé. La plupart des gens concluraient que la théorie est incorrecte et que le fait de pulvériser de l'eau sur les gens ne tue personne. Mais certains chercheurs persistent. Ils font le test sur 1 000 personnes, puis 500 000... Finalement, par hasard, un sujet meurt. Bien sûr, aucune personne honnête ou saine d'esprit ne continuerait à faire cette expérience aussi longtemps, mais si cela était fait, la question évidente à se poser serait de savoir si quelque chose d'autre est arrivé à la personne pour qu'elle meure, car cela ne pourrait évidemment pas être l'eau. Peut-être a-t-elle glissé dans la douche, s'est-elle cogné la tête et est morte ; ou peut-être avait-elle un anévrisme au cerveau qui a éclaté, à cause d'une dispute avec son mari juste avant d'être aspergée ; ou peut-être a-t-elle bêtement décidé de diriger le jet dans ses voies respiratoires pour laver ses poumons sales. Dans tous les cas, la cause de sa mort n'est *clairement pas* la pulvérisation d'eau et les chercheurs devraient mener une enquête individuelle pour découvrir ce qui s'est réellement passé.

Qu'un éminent leader alternatif ne comprenne pas l'intérêt des postulats de Koch et l'écrive sur un forum public a de quoi désespérer. On ne peut qu'en conclure que la profondeur de l'illusion dans les sciences biologiques est telle que même les scientifiques censés consacrer leur vie à découvrir un aspect de l'illusion ne peuvent pas sortir de l'illusion totale et voir les choses clairement.

Une autre déclaration en ligne d'un éminent scientifique va encore plus loin :

> Le postulat de Koch est complètement erroné et non pertinent dans notre compréhension moderne des agents pathogènes. Il s'agit d'un ensemble de principes élaborés en 1884 ! C'était dix ans avant même la découverte des virus, et plus de soixante-cinq ans avant la découverte du système immunitaire et bien sûr cent quinze ans avant la compréhension du microbiome. La plupart des principes des postulats de Koch sont faux. De très nombreux agents infectieux bien connus ne correspondent pas à ce postulat. Si un médecin ou un scientifique utilise le postulat de Koch comme « preuve » que le Cov2 n'existe pas, détournez-vous de lui car il n'a aucune idée de ce dont il parle. Tout comme nous nous sommes éloignés du modèle géocentrique du système solaire du début des années 1600, nous devons nous éloigner des postulats de Koch.

C'est comme si l'on disait que, parce que Newton a formulé les lois de la gravité il y a plus de trois cents ans, elles sont maintenant dépassées et qu'on peut sauter sans danger du haut des immeubles !

Reste à savoir comment expliquer les « rougeole *parties* » et les maladies sexuellement transmissibles (MST) comme l'herpès. L'étude de ces phénomènes permet de tirer des conclusions intéressantes sur la nature de la vie.

Pour comprendre ce qui semble être la nature contagieuse des maladies infantiles comme la rougeole, les oreillons et la varicelle, ou des MST comme l'herpès, la gonorrhée ou la syphilis, il faut étudier le phénomène de *résonance*. Si l'on pince une corde accordée à une certaine fréquence, les vibrations de la corde feront vibrer une deuxième corde accordée à la même fréquence et produiront un son à la même fréquence. Les deux cordes ne se touchent pas ; la connexion se fait par le biais d'une onde sonore qui se propage entre les cordes.

Lorsqu'on est confronté à la question « Qu'est-ce qu'un virus ? », on pourrait facilement poser cette question à propos de n'importe quel élément de la nature. Nous pourrions dire qu'un virus est constitué de produits chimiques (protéines, acides nucléiques, minéraux, lipides, etc.). Mais de quoi sont faits ces produits chimiques ? Ils sont constitués d'atomes, tels que le soufre, l'oxygène et le carbone. Les atomes sont constitués de protons et de neutrons dans un noyau et d'électrons qui tournent autour du noyau, un peu comme le Soleil et les planètes qui tournent autour de lui. Et comme dans le système solaire, 99,999 % de cet atome est du vide, c'est-à-dire qu'il semble n'être rien.

Cela pose un dilemme évident. Comment est-il possible que cette particule, qui est presque entièrement constituée de rien, crée une entité que nous appelons un virus, ou un pied ou une chaise, qui semblent tous solides ? La seule conclusion que toute personne honnête puisse tirer est que nous n'avons tout simplement aucune idée de la façon dont cela fonctionne. Pour ne rien arranger, les grands pontes du monde scientifique, les physiciens, nous disent que toutes ces choses sur Terre peuvent exister soit sous forme de particules remplissant l'espace, soit sous forme d'ondes, qui n'ont aucune présence physique. En d'autres termes, les humains comme les virus sont constitués d'ondes d'énergie qui n'ont aucune présence physique perceptible. Personne ne sait comment un ensemble d'ondes peut écrire un livre sur les virus, mais le fait que cela se produise n'est pas contestable.

La seule conclusion rationnelle à laquelle on puisse arriver est que la réalité physique est une sorte d'énergie ou de modèle d'onde qui se cristallise en réalité physique dans certaines conditions. Nous – et tout ce qui existe dans l'univers – semblons participer à cette danse de la manifestation onde-particule.

Forts de cette compréhension, examinons les résultats d'une série d'expériences menées par un virologue nommé Luc Montagnier. On reconnaît à Montagnier d'avoir découvert que le virus VIH cause le sida. (Il affirme également que le « virus » Covid-19 est d'origine humaine[1].) Ce qu'il a découvert peut nous aider à élaborer une théorie réaliste expliquant le mystère des maladies infantiles comme la rougeole et les MST, qui semblent être contagieuses (et prouve également que même les personnes malavisées peuvent parfois se racheter).

Nous devons faire attention à ne pas appliquer ses conclusions de manière trop large. La grande majorité des maladies qui semblent être contagieuses ne sont en réalité que des personnes exposées à des toxines similaires ou souffrant des mêmes carences nutritionnelles. Hiroshima n'était pas contagieuse ; Tchernobyl s'est répandue dans toute l'Europe, mais elle n'était ni contagieuse ni causée par un virus. Les marins tombant tous malades sur le même navire n'ont pas été victimes d'un virus ; l'explication probable est qu'ils souffraient tous d'une carence en vitamine C appelée scorbut. Les jeunes qui vont à l'université et qui sont exposés à une nourriture infâme, à un stress psychologique considérable et à une consommation excessive d'alcool sont affectés par des toxines, et non par un virus insaisissable.

Une fois la famine et la toxicité prises en compte, on peut admettre que certaines maladies peuvent être propagées par une sorte de résonance énergétique, comme le prédit une étude minutieuse et précise de la nature des choses physiques, réalisée par Luc Montagnier.

Voici comment se déroule l'expérience. D'abord, on met de l'ADN ou de l'ARN dans de l'eau (premier bécher). Ensuite, on place une collection d'acides nucléiques (les produits chimiques qui composent l'ADN et l'ARN) dans un autre bécher (bécher 2), dans une autre partie de la pièce. On introduit ensuite une source d'énergie, comme une lumière UV ou infrarouge, et on la dirige sur le bécher 1, qui contient l'ADN ou l'ARN formé. Avec le temps, la même séquence d'ADN ou d'ARN se formera à partir des matières premières du second bécher.

Il n'y a aucune possibilité de connexion physique entre les deux béchers. La seule conclusion que l'on puisse tirer de cette expérience simple est que l'ADN ou l'ARN du premier bécher a une énergie de résonance captée par le second bécher. Cette énergie de résonance devient alors le modèle pour la formation d'un morceau identique d'ADN ou d'ARN dans le second bécher[2]. Cette expérience révolutionnaire est claire et simple – reproductible.

Cette formation d'ADN ou d'ARN dans le second bécher ne peut se produire *que* si les deux béchers contiennent de l'eau. Sans eau, aucune résonance n'est possible. Même dans notre exemple avec les cordes, c'est la vapeur d'eau présente dans l'air qui résonne.

Lorsqu'on applique cette découverte aux virus (ou exosomes) censés causer la rougeole, la varicelle ou l'herpès, il est possible que, puisque ces particules appelées virus ou exosomes sont simplement des paquets d'ADN ou d'ARN, elles émettent leurs propres fréquences de résonance. D'une manière qui n'a pas encore été déterminée, chaque fréquence crée une expression que nous appelons une maladie. Cependant, la fréquence ne créera ce que nous appelons une maladie *que* s'il y a un but ou une raison à cette maladie.

La varicelle est un moyen universel pour les enfants de vivre longtemps. Les enfants qui ont eu la varicelle ont moins de maladies (et surtout moins de cancers) que les enfants qui n'ont pas eu la varicelle. Il en va de même pour la rougeole, les oreillons et la plupart des maladies « infectieuses » de l'enfance[3].

Pourquoi la rougeole et la varicelle semblent-elles être infectieuses ? Par le biais des exosomes, un enfant envoie le message qu'il est temps de passer par l'expérience de détoxification appelée varicelle. D'autres enfants de leur foyer, de leur classe ou de leur ville reçoivent le message et commencent la même expérience de détoxification. Au final, les enfants se portent mieux grâce au fait d'avoir « chanté » ensemble.

Dans le cas d'une maladie comme l'herpès, la résonance peut également jouer un rôle. (De même, une carence en collagène peut contribuer aux irritations génitales des patients atteints d'herpès et autres MST.)

Ainsi, lorsque deux personnes s'unissent dans l'acte sexuel, hautement chargé, une situation dans laquelle cette résonance agit fortement, il n'est pas surprenant que le couple entre en résonance et crée de l'ADN ou de l'ARN identique, d'une manière similaire à ce qui s'est produit dans le bécher. Pour un virologue, ça ressemble à l'apparition d'un nouveau virus contagieux. Pour un observateur réaliste, il s'agit de deux personnes forgeant une connexion génétique intime. Cette observation, plutôt que de prouver la contagion, nous enseigne sur le mystère que nous appelons *la vie*. Elle nous apprend à nouveau que la conception matérialiste du « virus rusé qui nous attaque » est une vision appauvrie et inexacte du monde. Et elle nous apprend qu'il faut renoncer aux explications simplistes et s'intéresser aux mystères les plus profonds de la vie si nous voulons créer un monde de santé et de liberté.

Les découvertes sur les propriétés de résonance du matériel génétique peuvent également nous aider à expliquer comment les humains et les animaux s'adaptent à de nouvelles situations (une nouvelle toxine ou de nouvelles fréquences électromagnétiques) non pas par la compétition et la survie du plus apte, mais par l'harmonisation de l'expérience partagée.

Imaginez une situation où la communauté humaine est confrontée à une nouvelle toxine. Cette nouvelle toxine ne peut être neutralisée que par une enzyme qui n'est généralement pas fabriquée par les êtres humains. Mais un membre de la communauté a une mutation générée au hasard qui lui permet – et seulement à elle – de fabriquer l'enzyme neutralisant la toxine. Elle se porte bien, alors que d'autres tombent malades et que certaines meurent, car cette mutation générée au hasard lui confère un avantage adaptatif. Selon la théorie de la mutation génétique et de la sélection naturelle, ses gènes vont lentement se répandre dans la population. Mais que se passera-t-il si elle est une femme ménopausée de 60 ans ou un homme qui n'a pas d'enfants ? Dans ce cas, le gène utile disparaîtra. Si nous avons de la chance, le porteur du gène sera un homme de 30 ans sur le point de se marier. Lui et sa femme auront six enfants, dont trois porteurs de la mutation autosomique dominante. L'un de ces trois meurt dans un accident de voiture, l'autre devient stérile suite à un vaccin Gardasil, et le troisième transmet le gène adaptatif à ses deux enfants. Dans 10 000 ans, ce gène adaptatif se sera répandu dans toute la population par sélection naturelle. Malheureusement, d'ici là, la toxine aura tué tout le monde ou aura disparu depuis longtemps, et la mutation sera donc inutile. Il est clair que la théorie de la sélection naturelle à la suite de mutations aléatoires ne peut expliquer comment les humains et les animaux s'adaptent à de nouvelles situations à temps pour que ces mutations soient utiles.

Alors comment nous adaptons-nous ? Nos cellules menacées produisent des exosomes contenant de l'ADN et de l'ARN, qui ont une résonance unique. Le modèle de ce matériel génétique se transmet rapidement aux autres par résonance (surtout s'ils sont en contact étroit). C'est le rôle des « virus » dans la nature ; ce sont des formes de matériel génétique à résonance physique qui codent pour les changements survenant dans l'environnement. Ils permettent une adaptation génétique en temps réel. C'est un système totalement ingénieux à côté duquel nous sommes passés en supposant que les virus sont hostiles et dangereux. Une guerre contre les virus n'est rien d'autre qu'une guerre contre l'évolution de l'humanité.

PARTIE 2

QU'EST-CE QUI CAUSE LES MALADIES ?

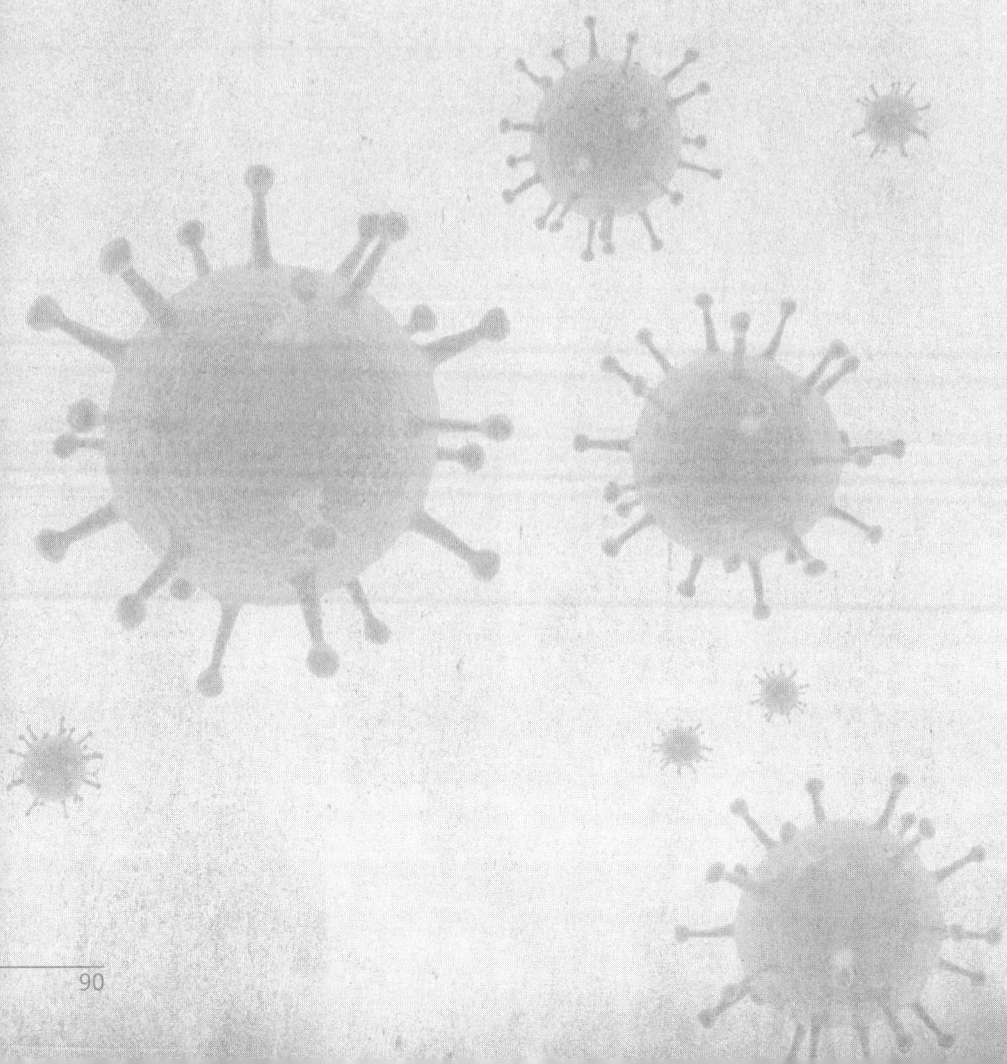

CHAPITRE 8

L'EAU

Si la médecine était pratiquée correctement dans le monde occidental, les médecins commenceraient par vérifier quatre facteurs fondamentaux : la qualité de l'eau que boivent leurs patients ; la qualité de la nourriture qu'ils mangent ; les niveaux et types de toxines – y compris les toxines mentales et émotionnelles – auxquels ils sont exposés ; et enfin les niveaux et types de champs électromagnétiques auxquels ils sont soumis. La grande majorité des problèmes médicaux peuvent être compris en recueillant des informations sur ces quatre domaines, et on peut atténuer voire régler la grande majorité des problèmes de santé en « remédiant » à ces quatre points fondamentaux.

L'eau, en particulier l'eau qui soutient la vie à l'intérieur de nos cellules et de nos tissus, possède des propriétés étonnantes. On pense habituellement que l'eau n'existe que sous trois formes : solide, liquide ou gazeuse. Cependant, l'eau – et uniquement l'eau – possède également un quatrième état, parfois appelé eau cohérente, *eau structurée* ou simplement la phase gel. Chaque phase de l'eau présente des caractéristiques uniques en termes d'angles de liaison (angles entre les molécules d'hydrogène et d'oxygène), de charge, de caractéristiques de mouvement et de nombreuses autres propriétés physiques.

Le Dr Gerald Pollack, auteur du livre révolutionnaire *Cells, Gels and the Engines of Life*[1], ainsi que le biologiste Gilbert Ling, ont été les premiers à décrire la quatrième phase de l'eau et à en délimiter les propriétés. Pollack a inventé le terme d'eau EZ (pour *exclusion zone*). L'eau en quatrième phase se structure contre une surface hydrophile (« aimant l'eau »). Au lieu de se déplacer de manière aléatoire, les molécules d'eau s'alignent et forment une structure cristalline pouvant atteindre des millions de molécules. Cette structure exclut de son sein tout minéral et tout autre type de molécule ou de produit chimique. L'eau à l'extérieur de l'EZ est l'eau « en vrac », qui contient des minéraux et des composés dissous. Elle est fondamentalement « désordonnée », alors que l'eau de l'EZ est « ordonnée ». L'eau est appelée le « solvant universel » car toute substance hydrophile s'y dissout. L'eau EZ est une « structure » cristalline pure, composée uniquement d'hydrogène et d'oxygène.

L'eau EZ n'est ni liquide ni solide, mais ressemble plutôt à un gel. Pour vous représenter cette quatrième phase de l'eau, imaginez la gelée Jell-O[a] (un mélange cohérent, non solide, non liquide et non gazeux de protéines dépliées et d'eau). L'eau incorporée est disposée en grappes de molécules qui s'organisent en une structure régulière (« cohérente ») que nous voyons comme un gel. La gelée Jell-O est composée à 99 % d'eau, mais la gelée retient l'eau tant qu'elle reste à la bonne température. Nos corps sont composés de 45 à 75 % d'eau. Pourtant, lorsque nous nous coupons, l'eau ne s'écoule pas car l'eau de notre corps est « structurée » contre les différentes surfaces hydrophiles de nos tissus.

L'eau EZ a une charge négative. En revanche, l'eau en vrac a une charge positive, ce qui fait de l'eau dans nos cellules une sorte de batterie. L'énergie qui charge la batterie est de la chaleur et de l'énergie lumineuse allant de l'infrarouge à la lumière visible en passant par les UV. C'est pourquoi nous nous sentons mieux lorsque nous sommes au soleil, surtout tôt le matin ou le soir, qui contient beaucoup d'infrarouges. C'est pourquoi les saunas (et la chaleur en général) nous font nous sentir mieux. La chaleur et la lumière aident votre eau intercellulaire et extracellulaire à former des EZ plus grandes. La fièvre a le même effet, c'est pourquoi il ne faut pas la supprimer.

Les eaux provenant de la fonte des glaciers, des puits profonds et des sources sont de bonnes sources d'eau structurée car l'eau EZ est créée sous pression.

Les eaux sacrées du Gange et de Lourdes, dont les propriétés curatives sont connues, contiennent de grandes quantités d'eau structurée EZ[2].

Des études récentes ont révélé que les muscles détendus contiennent principalement de l'eau EZ, tandis que les muscles contractés passent à de l'eau en vrac[3].

Les anesthésiques et les médicaments qui réduisent la douleur diminuent la taille des zones EZ dans nos cellules.

L'eau EZ est la « structure » parfaite pour les processus de vie car ce gel d'eau de quatrième phase peut être façonné par les protéines, les minéraux, les acides nucléiques, les lipides et d'autres substances de notre corps pour former n'importe quelle forme ou configuration de gel. Ce gel possède un nombre infini de sites de liaison, qui lui permettent de se modifier en réponse à un nouveau stimulus. Ce stimulus peut prendre la forme de substances chimiques telles que les hormones, d'énergies telles que les pensées et les sentiments, ou même des énergies de résonance de la Terre, du Soleil et des étoiles. La forme de ce gel déploie les acides nucléiques qu'il contient, contrôlant ainsi l'expression du matériel génétique. L'eau EZ structurée de nos cellules, parfois profonde de quelques molécules seulement, est comme une fine maille de fils qui transporte l'énergie et l'information.

---

[a] Marque d'un dessert bien connu des petits Américains. (N.d.T.)

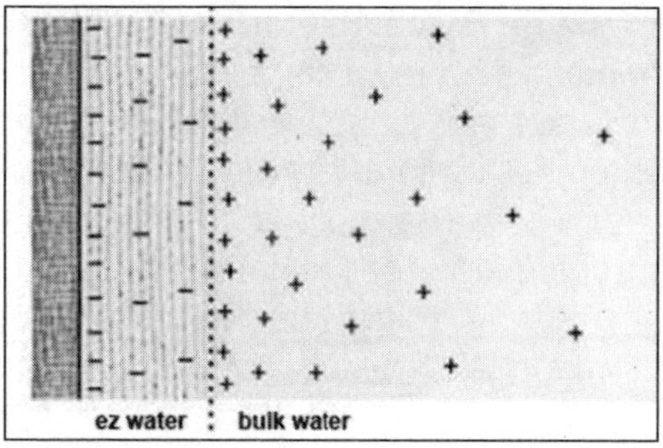

Comparaison de l'eau structurée (EZ) et de l'eau en vrac.
Contre une surface hydrophile (à gauche), l'eau EZ exclut tous les minéraux et a une charge négative.
L'eau en vrac contient des minéraux et d'autres composés et a une charge positive.
(Illustration tirée de *The Fourth Phase of Water, Ebner and Sons*. Reproduite avec autorisation.)

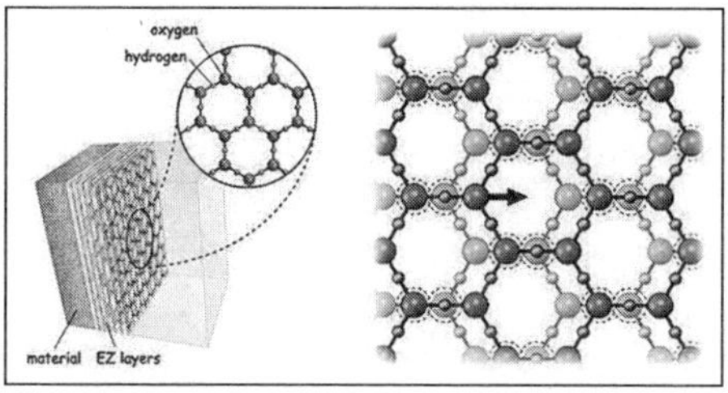

L'eau EZ a une structure cristalline composée de couches d'anneaux à six côtés, légèrement déplacées. Dans la glace, les couches d'anneaux à six côtés ne sont pas déplacées. (Illustration tirée de *The Fourth Phase of Water, Ebner and Sons*. Reproduite avec autorisation.)

Les toxines et les CEM endommagent le gel dans nos cellules, interférant avec presque tous les processus physiologiques. Cette détérioration des gels est un facteur énorme dans la maladie ; en fait, c'est le principe du champ unifié derrière la santé et la maladie.

Prenons le cristallin de l'œil, l'un des exemples les plus parfaits de gel d'eau structurée dans le corps. Le cristallin est une structure d'eau cristalline, organisée – comme tous les tissus – par une composition unique de protéines, lipides, minéraux, acides nucléiques et autres composants. Ces composants forment l'enveloppe ou le boîtier de l'eau cristalline qui constitue la majeure partie du cristallin. Le cristallin doit être transparent à la lumière, et cette exigence détermine l'organisation de l'eau. Lorsque tout va bien, le cristallin est un gel souple, flexible et transparent. Si on perturbe la nature cristalline du gel avec des éléments tels que des toxines ou une exposition à des champs électromagnétiques, le gel se déforme, incapable de maintenir sa transparence caractéristique. C'est ce qu'on appelle une cataracte. Si nous sommes en mesure de détoxifier le gel, le cristallin peut guérir. Malheureusement, les ophtalmologues ne connaissent pas cette dynamique et ont recours à une intervention chirurgicale pour remplacer le cristallin malade. Il ne s'agit pas d'une guérison, mais d'une intervention mécanique, une solution temporaire qui ne pourra jamais résoudre la cause sous-jacente.

Prenons l'exemple de la maladie articulaire caractéristique appelée arthrose. Dans une situation normale, les articulations sont entourées de gels chargés négativement appelés bourses séreuses. Non seulement ces gels protègent physiquement les os sous-jacents (eux-mêmes un type de gel plus dense), mais, comme ils sont chargés négativement, lorsque deux bourses opposées se rencontrent, les charges négatives se repoussent mutuellement, assurant ainsi un mouvement fluide. Lorsque les gels sont malades et ne se forment pas correctement, la protection des os sous-jacents fait défaut. La répulsion négative fait défaut, et le mouvement est douloureux. Si rien n'est fait, les os commencent à s'éroder les uns contre les autres, processus que nous appelons l'arthrose. Là encore, comme la médecine conventionnelle ne sait rien de la dynamique sous-jacente en jeu, les seuls traitements sont les analgésiques ou les prothèses articulaires, qui ont souvent des effets négatifs non négligeables pour le patient.

Un dernier exemple concerne tout le domaine de l'inflammation et des fièvres. Nos cellules et nos tissus sont censés contenir des gels cristallins parfaits. Si une toxine se dissout dans ces gels, le corps tente de s'en débarrasser. Pour ce faire, il élève la température (on parle de fièvre), ce qui liquéfie partiellement les gels et permet aux toxines d'être évacuées par les mucosités. La fièvre et l'inflammation sont simplement un processus de détoxification, et non une maladie qui doit être supprimée.

Tant que les médecins ne comprendront pas ces principes élémentaires, nous devrons souffrir sous un système médical incapable de nous guérir. C'est l'une des plus grandes tragédies de notre époque.

La Jell-O est de nature *fractale*, ce qui signifie que n'importe quel petit morceau de gel a la même forme moléculaire que le plus grand. L'examen des plus petites unités moléculaires du gel révèle qu'elles ont la même forme que l'unité macroscopique. Cette caractéristique permet aux informations de passer par tous les niveaux et de relier le niveau moléculaire au niveau macroscopique. Ici, nous ne pouvons que faire allusion à l'importance cruciale de la nature cohérente de l'eau comme base de la vie.

Des résultats préliminaires indiquent que lorsque de l'eau structurée est exposée à un signal Wi-Fi provenant d'un routeur voisin, la taille de l'EZ diminue d'environ 15 %[4]. Cette découverte a de profondes implications pour l'interaction entre les CEM et la structure de l'eau dans nos gels cellulaires. Si un routeur Wi-Fi proche provoque un tel changement, on ne peut qu'imaginer ce que les ondes millimétriques de la 5G font à l'eau structurée de nos tissus.

Étant donné que les êtres humains sont composés à 70 % d'eau en volume et que plus de 99,99 % des molécules d'un être humain sont des molécules d'eau, nous devons faire attention à la qualité de l'eau que nous buvons. La première préoccupation des professionnels de santé devrait être le type d'eau et d'autres liquides que consomment leurs patients.

L'eau consommée par les peuples des pays non industrialisés en bonne santé présentait quatre caractéristiques. Premièrement, l'eau était exempte de toxines. C'est en contraste total avec l'eau du réseau public que la plupart des gens boivent. L'eau d'aujourd'hui contient du chlore et de la chloramine, qui sont toxiques pour notre microbiome, ainsi que pour le reste de notre organisme. L'eau d'aujourd'hui contient du fluor, un déchet industriel qui est toxique pour les enzymes de nos tissus, enzymes nécessaires à chaque transformation chimique qui se produit dans notre corps. L'eau contient également des microplastiques – qui peuvent tapisser et congestionner la paroi intestinale – et de l'aluminium – qui nous prédispose à la sensibilité électrique ainsi qu'à une longue liste de maladies. L'eau du robinet contient des résidus de nombreux médicaments pharmaceutiques, notamment des pilules contraceptives, des statines et des antidépresseurs.

Deuxièmement, l'eau traditionnellement consommée était abondante en minéraux vitaux tels que le magnésium, le calcium, le zinc et l'iode.

Troisièmement, toute l'eau consommée traditionnellement était au moins partiellement structurée et organisée en EZ, car dans la nature l'eau se déplace en un modèle de vortex. L'eau jaillit du sol par des sources, tourbillonne dans les courants, court sur les rochers et forme des remous et des vortex. L'eau qui s'écoule en vortex devient plus « cohérente », de plus en plus structurée. La structure persiste en fait pendant un certain temps, et ne redevient pas de l'eau incohérente en vrac simplement parce qu'elle cesse de couler.

L'eau qui s'écoule dans les vortex absorbe également l'oxygène de l'air et devient plus oxygénée. À l'inverse, la plupart des eaux municipales stagnent dans des réservoirs et s'écoulent ensuite dans des conduites linéaires sans mouvement tourbillonnaire possible. Cette eau est dépourvue de structure et de cohérence, et aussi totalement dépourvue d'oxygène. Ce manque d'oxygène a un effet délétère sur notre microbiome.

Enfin, l'eau consommée traditionnellement était exposée aux sons et aux longueurs d'onde du monde naturel. L'eau des ruisseaux de montagne est exposée non seulement aux minéraux, aux microbes et aux autres constituants de la forêt, mais aussi aux sons et aux énergies de la vie de la forêt et de l'ensemble de l'univers naturel, y compris les étoiles, le Soleil et la Lune.

Il est clair que la plupart des eaux sont malades et toxiques et qu'elles contribuent largement à la maladie. Si on veut changer le cours des maladies dans notre monde, cela commence par une eau propre et saine. Une eau propre et saine doit être totalement exempte de toute toxine : pas de chlore, pas de fluor, pas d'aluminium, pas de plomb, pas de résidus pharmaceutiques, pas de microplastiques – rien ne doit être présent qui ne soit pas un composant naturel de l'eau qui coule dans un ruisseau de montagne sain.

Actuellement, le seul moyen d'y parvenir est de purifier l'eau jusqu'au niveau nanoparticulaire. Il s'agit d'une tâche monumentale, mais qui peut être accomplie avec l'équipement approprié. Il est vraiment malheureux voire tragique que notre eau doive être nettoyée et « purifiée » pour que nous puissions la consommer, mais tant que le monde ne se rendra pas compte que l'empoisonnement de l'eau est une pratique totalement inacceptable, il nous faut prendre ces précautions.

Il existe des purificateurs d'eau pour toute la maison qui peuvent filtrer l'eau et y ajouter des minéraux tout en l'oxygénant et en la structurant en la laissant couler en vortex. Il existe également des moyens moins coûteux de créer une eau propre, structurée et bien oxygénée (voir annexe A).

Il est important de boire de l'eau bien oxygénée. Outre leur qualité hautement structurée, les deux eaux les plus sacrées et médicinales du monde, l'eau de la grotte de Lourdes (provenant d'une source très profonde) et l'eau du Gange (provenant des glaciers de l'Himalaya), sont vraisemblablement très oxygénées[5].

Les niveaux élevés d'oxygène aident à expliquer pourquoi les eaux de Lourdes et du Gange ont été associées à la guérison de diverses maladies. L'oxygène est essentiel et fondamental pour une vie saine. L'augmentation des niveaux d'oxygène dans nos tissus améliore la fonction et en particulier la capacité de génération d'énergie de nos tissus. Le manque d'oxygène a été largement associé au développement du cancer par le biais du célèbre effet Warburg, c'est-à-dire le passage du processus de fermentation aérobie à anaérobie dans nos cellules. L'hypoxie, c'est-à-dire un faible taux d'oxygène dans les tissus, est un symptôme typique du Covid-19.

Les chercheurs conventionnels affirment souvent que l'oxygène ne peut pénétrer dans notre corps que par les poumons, alors comment les niveaux d'oxygène dans notre eau peuvent-ils affecter notre santé ? Comme tant d'autres « vérités » scientifiques, l'idée que nous n'absorbons l'oxygène que par nos poumons est erronée. Si l'on utilise des appareils sensibles de mesure de l'oxygène, on peut démontrer qu'en prenant un bain d'eau fortement oxygénée et en buvant de l'eau fortement oxygénée, le niveau d'oxygène dans le sang augmente[6]. Cela prouve qu'au moins une partie de l'oxygène est absorbée à la fois par la peau et par le tube digestif.

L'eau fortement oxygénée contribue à notre santé d'une autre manière importante, comme le montre une étude sur la croissance des plantes. Des recherches ont montré que l'arrosage des plantes avec de l'eau fortement oxygénée stimule leur croissance et améliore leur santé et leur résistance aux maladies[7]. Pour de nombreux scientifiques, cela n'a aucun sens car on nous dit que les plantes n'utilisent pas d'oxygène mais qu'elles en expirent. Comment est-il possible que l'exposition des plantes à l'eau oxygénée augmente leur santé et leur vitalité ?

La réponse est clairement que l'oxygène n'affecte pas directement les plantes mais qu'il est utilisé par les microbes du sol. L'arrosage des plantes avec de l'eau oxygénée stimule la croissance de bactéries aérobies saines dans le sol. Les plantes ne mangent ou n'absorbent pas principalement les nutriments du sol ; plutôt, elles mangent (comme nous) les « déchets » des bactéries du sol. Si on nourrit les microbes du sol de nutriments sains, y compris d'oxygène, les microbes les plus sains se développeront. Ceux-ci produisent les nutriments les plus sains, qui sont absorbés par les plantes pour créer des plantes saines et florissantes.

Il en va de même pour nous. En fait, nous n'absorbons pas directement les nutriments de nos aliments, du moins pas uniquement. Au contraire, nous mangeons des aliments et buvons de l'eau pour nourrir les milliards de microbes de notre intestin. Quand on augmente le niveau d'oxygène dans l'eau que l'on boit, on développe des bactéries aérobies saines dans son tube digestif. Ces aérobes utilisent l'eau et les aliments que nous consommons pour fabriquer des nutriments de la plus haute qualité que nous pouvons absorber. Or avec beaucoup d'oxygène, ces microbes sains ne passeront pas à un métabolisme anaérobie qui produit des toxines.

La vie est une danse complexe entre la nature, les microbes et les organismes. L'eau oxygénée crée les conditions dans lesquelles les microbes les plus sains s'épanouissent et produisent des personnes, des plantes et des animaux robustes, dynamiques et résistants aux maladies. Les microorganismes qui n'ont pas assez d'oxygène deviennent anaérobies et produisent des toxines à l'origine de maladies comme le botulisme, le tétanos, le choléra et le typhus.

Des recherches récentes indiquent que la consommation d'eau oxygénée améliore la cicatrisation des plaies[8], favorise l'élimination de l'acide lactique chez les athlètes[9], améliore le statut immunitaire[10] et protège contre la fatigue musculaire[11]. L'eau oxygénée est un bien meilleur choix pour les athlètes que les stéroïdes ! En outre, les conditions de faible teneur en oxygène favorisent la croissance du cancer[12].

Actuellement, la plupart des gens consomment des aliments dévitalisés et de l'eau pauvre en oxygène. L'utilisation d'antibiotiques est très répandue et la plupart des gens ont donc une prédominance de bactéries anaérobies toxiques et pathogènes dans leur tube digestif. Et après tout ça, on attribue nos maladies à un virus qu'on n'arrive même pas à trouver !

L'étape finale de la production d'une eau saine est l'exposition de l'eau – comme dans le milieu naturel – aux sons et aux énergies de la nature. Cela peut se faire en exposant l'eau finie à des oiseaux, des grenouilles, des arbres et d'autres êtres vivants, ou même en exposant l'eau à des sons sacrés, à de la musique, à des vibrations de guérison, à une bénédiction – ou même à des vibrations saines et aimantes dans la maison. Cette étape finale cruciale recrée le processus par lequel la nature « produit » une eau propre à la consommation. Tous les animaux recherchent naturellement une telle eau. Lorsqu'ils ont le libre choix, tous les animaux évitent l'eau toxique, morte et industrielle consommée par la grande majorité des gens dans le monde.

Comme nous le verrons au chapitre 9, les boissons fermentées comme le kombucha et le kéfir atteignent une sorte de structure grâce au processus de fermentation et à une effervescence qui structure l'eau autour de chaque bulle d'air. Le bouillon d'os gélatineux porte la structure du collagène, qui aide à créer un collagène sain dans tout le corps, jusqu'aux plus petites structures de nos cellules – l'eau se structure contre les surfaces hydrophiles de ce collagène. L'eau contenue dans les fruits et les légumes est également structurée.

De l'eau bien oxygénée pour la boisson et le bain devrait être la première chose que les patients reçoivent lorsqu'ils entrent dans un hôpital ou une maison de retraite. En attendant, consultez l'annexe A pour connaître les sources d'approvisionnement en produits sains, qui sont la meilleure chose que l'on puisse faire dans le cadre du processus long et fastidieux de reconquête de notre monde.

CHAPITRE 9

LA NOURRITURE

À la fin des années 1890, alors que la théorie des germes gagne en importance, une nouvelle invention fait son apparition : la *presse à rouleau en acier inoxydable*. Cet engin rutilant permettait aux fabricants d'extraire l'huile de graines dures comme les grains de maïs, les graines de coton et les graines de soja. Les presses primitives en pierre ne fonctionnaient que pour les graines huileuses comme le sésame, le lin et le colza et pour les fruits huileux comme les olives, les noix de coco et les fruits de palmier. Une meule de pierre traditionnelle extrait l'huile lentement et sans chaleur, de sorte que le produit final est naturel et tend à être sain.

L'huile de graines de coton (un déchet de l'industrie du coton) a été la première à être fabriquée avec la nouvelle presse mécanisée. Comme toutes les huiles de graines industrielles, l'huile de coton suinte de la graine écrasée sous la forme d'une substance sombre et malodorante, que personne de sensé ne consommerait. Le traitement à haute température, qui fait appel à des produits chimiques alcalins, à la désodorisation, au blanchiment et à l'hydrogénation (processus qui transforme une huile liquide en un solide), transforme la crasse sombre en un produit adapté à son utilisation initiale : les bougies. La société Proctor & Gamble, basée à Cincinnati, a perfectionné le processus de raffinage de ce produit industriel. Mais avec l'électrification, l'industrie des bougies a décliné. Qu'allaient-ils faire de l'infrastructure de traitement coûteuse dans laquelle ils avaient investi ? Donner l'huile aux gens, bien sûr.

Le résultat a été un changement profond dans l'approvisionnement alimentaire, quelque chose que le monde n'avait jamais vu. Il a fallu une quarantaine d'années pour que les huiles de graines industrielles – sous forme de graisses dures partiellement hydrogénées et d'huiles de cuisson liquides – remplacent les graisses animales pour la cuisine et la pâtisserie. Les huiles industrielles bon marché provenant de graines de coton, de maïs et de soja ont rendu possible l'industrie des aliments transformés – si bon marché et si rentable que l'industrie avait beaucoup d'argent pour les campagnes de marketing et beaucoup de poids pour influencer la recherche universitaire et la politique gouvernementale. Pendant des années, des organismes de santé, dont l'Organisation mondiale de la Santé (OMS), ont recommandé un régime alimentaire contenant des huiles végétales transformées industriellement au lieu de graisses animales naturelles.

Aucun changement alimentaire n'a jamais été aussi néfaste pour la santé que l'apparition des huiles de graines industrielles, généralement appelées « huiles végétales ». Chargées de produits chimiques, intrinsèquement rances et dépourvues des nombreux nutriments essentiels que l'humanité tire exclusivement des graisses animales comme le beurre, le saindoux, la graisse de volaille et le suif, elles sont une recette pour une mauvaise santé. Les maladies chroniques telles que les maladies cardiaques et le cancer, les problèmes rénaux, la maladie d'Alzheimer et les troubles immunitaires ont augmenté parallèlement à l'augmentation de la consommation d'huiles végétales. De plus, le type de molécules de graisse contenues dans l'huile végétale (acide linoléique oméga-6) peut rendre notre organisme plus sensible aux effets des rayonnements électromagnétiques.

Notre corps compte des trilliards de cellules, et chaque cellule est entourée d'une membrane composée d'une double couche de molécules de graisse, appelée *bicouche lipidique*. Ces molécules sont pour la plupart *saturées* car, après tout, ce sont des graisses animales. L'autre composant principal de la membrane cellulaire est le *cholestérol*. Ensemble, les graisses saturées et le cholestérol assurent l'étanchéité de la membrane cellulaire, permettant ainsi une chimie discrète et un potentiel électrique différent à l'intérieur et à l'extérieur de la cellule. La remarquable membrane est dotée de canaux et de récepteurs afin que seuls certains composés puissent entrer et sortir.

À l'intérieur de la cellule se trouvent les mitochondries, qui contribuent à la création d'énergie. Elles sont comme de minuscules moteurs électriques à l'intérieur de nos cellules. Elles aussi ont une membrane composée d'une double couche de molécules de graisse, dont la plupart doivent être saturées, afin que les mitochondries puissent produire efficacement de l'énergie pour nos cellules et notre corps.

Comme nous l'avons expliqué au chapitre 8, les structures de vos tissus servent à créer des enceintes microscopiques où l'eau se structure contre des milliards de surfaces hydrophiles. Les zones d'eau structurée ont une charge négative. À l'intérieur de la cellule, l'eau structurée remplit les espaces, créant ce qui équivaut à une toile de fils fins pour transporter le courant électrique à travers la cellule et vers d'autres cellules. Une bonne santé dépend du maintien de cette structure gélifiée protégée et intacte – protégée des poisons, des CEM et même des émotions négatives. L'objectif est de maintenir nos propres courants internes aussi protégés que possible contre les interférences de la 5G et des autres CEM extérieurs. Les graisses saturées servent en quelque sorte d'isolant dans les cellules et les tissus. En revanche, les types de molécules de graisse présents dans les huiles végétales – les acides gras polyinsaturés – n'offrent pas la stabilité dont ces structures ont besoin. Lorsqu'ils sont intégrés dans nos membranes cellulaires et tissulaires, celles-ci deviennent « souples » et « perméables » ; elles ne peuvent plus fournir les barrières efficaces dont nos cellules ont besoin pour fonctionner correctement.

À l'ère d'Internet, il est particulièrement important de disposer d'une quantité suffisante de graisses saturées dans nos membranes cellulaires, car la 5G et les autres CEM augmentent la perméabilité de la membrane cellulaire[1], ce qui peut entraîner une sorte de famine de tous nos tissus, avec toutes sortes de conséquences fâcheuses, de la fatigue au cancer.

La moitié au moins des molécules de graisse de la membrane cellulaire doit être saturée pour que nos cellules fonctionnent de manière optimale. La molécule de graisse contenue dans les surfactants pulmonaires doit être saturée à 100 % pour que les poumons fonctionnent correctement[2]. Si notre alimentation est pauvre en graisses saturées, l'organisme mettra des acides gras polyinsaturés ou partiellement hydrogénés dans les surfactants pulmonaires, ce qui rendra la respiration difficile, avec pour conséquences probables des maladies pulmonaires telles que l'asthme et la pneumonie[3]. Les maladies chroniques des voies respiratoires inférieures comprennent la bronchopneumopathie chronique obstructive (BPCO), l'emphysème et la bronchite. Les poumons ne peuvent tout simplement pas fonctionner correctement chez ceux qui consomment beaucoup d'huiles de graines industrielles.

Les graisses animales saturées fournissent également du cholestérol, qui est nécessaire aux membranes cellulaires pour assurer l'étanchéité des cellules et leur permettre d'avoir un potentiel électrique différent à l'intérieur et à l'extérieur de la cellule. Un autre composé important que nous tirons uniquement des graisses animales est l'acide arachidonique, qui est nécessaire à l'étanchéité des jonctions entre les cellules.

Une fonction clé des graisses animales saturées est de servir de support à un trio de nutriments liposolubles : les vitamines A, D et K2. Les niveaux de ces vitamines étaient beaucoup plus élevés dans le régime alimentaire de nos ancêtres et des peuples non industrialisés, pour trois raisons. Premièrement, la plupart des graisses consommées par nos ancêtres étaient des graisses animales – beurre, saindoux, graisse de volaille et suif. Deuxièmement, ils mangeaient l'animal entier – non seulement les muscles, mais aussi les organes, la moelle, la peau et le sang. Les vitamines liposolubles sont concentrées dans ces organes, en particulier le foie. Même après la Seconde Guerre mondiale, les Américains mangeaient généralement du foie une fois par semaine, ce qui leur apportait une dose constante de vitamine A.

Troisièmement, les animaux étaient élevés dans des pâturages à la lumière du soleil, ce qui permet de maximiser les quantités de ces nutriments clés dans notre alimentation. Le jaune d'œuf d'un poulet élevé en plein air, à l'ancienne, contient beaucoup de fois plus de vitamine D que le jaune d'œuf d'un poulet élevé en batterie (le modèle industriel « moderne »)[4].

Rien ne peut se produire dans l'organisme sans les vitamines A, D et K2 – de la croissance à la formation des hormones, en passant par la production d'énergie et la reproduction. Ce triumvirat de nutriments travaille ensemble pour nous protéger contre les toxines et renforcer notre immunité. La vitamine A est particulièrement importante pour le bon fonctionnement des poumons[5]. Les meilleures sources sont l'huile de foie de morue, les abats d'animaux sains (foie, saucisses de foie, *scrapple*[a]), pâté et terrines), les jaunes d'œufs de poules élevées en plein air, le beurre et la crème de vaches nourries à l'herbe, les œufs de poisson, les crustacés, les poissons gras, le saindoux de cochons élevés en plein air, ainsi que la graisse et le foie de volaille d'oiseaux élevés en plein air sur de l'herbe verte – autant d'aliments que les responsables de la santé publique conventionnelle nous découragent de consommer ou que les pratiques agricoles industrielles modernes rendent difficiles à obtenir.

Les pratiques alimentaires modernes nous privent non seulement de ces nutriments, mais aussi de minéraux, car les vitamines liposolubles jouent un rôle clé dans l'assimilation des minéraux. Les smoothies à base de légumes biologiques contiennent des minéraux, mais ceux-ci sont en grande partie perdus sans les vitamines liposolubles.

La production industrielle d'huile de graines remplit nos estomacs mais affame nos cellules ; il en va de même pour la production industrielle de céréales. L'un des triomphes de la transformation industrielle est la méthode Chorleywood, qui permet de transformer en deux heures des grains de blé en miches de pain dans leur sachet en plastique, ainsi que le processus d'extrusion à haute température et à haute pression, qui permet de produire des céréales sèches pour le petit-déjeuner comme les Cheerios et les Wheaties à partir de blé, d'avoine et de maïs.

Les cultures traditionnelles et non industrialisées du monde entier ne consommaient pas les céréales de cette façon ; elles les soumettaient plutôt à un long et lent processus de fermentation, par exemple en faisant tremper l'avoine toute une nuit ou même plusieurs nuits avant de la cuire pour en faire un porridge aigre[6]. Le pain au levain naturellement levé est un processus de fermentation qui prend plusieurs jours. En Afrique, dans certaines régions du Moyen-Orient et dans l'Europe médiévale, la fermentation lente des céréales était la première étape de la création de boissons nourrissantes telles que la bière de sorgho et la petite bière – des boissons à faible teneur en alcool et à forte teneur en nutriments, notamment en vitamines B. La petite bière était une boisson courante, même pour les enfants, à l'époque coloniale (Benjamin Franklin en consommait au petit-déjeuner et George Washington avait une recette de petite bière à base de son et de mélasse[7]). Une telle boisson aurait nourri la flore intestinale en fournissant de l'eau structurée autour des bulles qui pétillent et des vitamines B à profusion. Les céréales qui n'ont pas été trempées, germées ou fermentées sont difficiles à digérer pour l'homme et

a) Bouillie de restes et rognures de porc. (N.d.T.)

contiennent de nombreux « anti-nutriments », des composés comme l'acide phytique, les lectines et les inhibiteurs d'enzymes, qui bloquent la digestion et peuvent même entraîner des carences en minéraux. Les produits céréaliers modernes, y compris les produits « santé » à la mode comme les muffins au son d'avoine et les granolas, remplissent le ventre mais ne nourrissent pas. Parfois, ils sont même toxiques. Le processus d'extrusion utilisé pour fabriquer les céréales du petit-déjeuner crée des neurotoxines[8] ; le gluten du blé devient toxique sans préparation adéquate.

Une préparation minutieuse transforme les céréales en véritables aliments, augmentant les vitamines B et libérant les minéraux pour une assimilation facile. L'industrie alimentaire « résout » le problème de la transformation moderne des céréales en ajoutant des vitamines synthétiques. De toute façon, les carences manifestes sont rares en Amérique, non pas à cause des vitamines synthétiques ajoutées aux céréales, mais parce que la plupart des Américains mangent beaucoup de viande.

Un symptôme intéressant chez certains patients atteints de Covid-19 est celui des « orteils Covid » – des orteils rouges et enflammés, semblables aux orteils de la pellagre (qui est causée par une carence en niacine).

Les scientifiques ont observé une diminution par trois du NAD (une forme de niacine) dans les cellules des patients atteints de Covid – situation imputée au coronavirus. Cependant, l'exposition aux technologies sans fil et aux microondes peut également appauvrir les formes cellulaires de niacine[9]. La protection qui tombe sous le sens consiste à limiter l'exposition aux CEM et à consommer des quantités importantes de vitamines B, en particulier de niacine. Une bonne préparation des céréales et une quantité suffisante de produits animaux garantiront des niveaux adéquats de vitamines B.

D'autres produits évidents de la révolution industrielle sont la farine blanche raffinée et le sucre (et son jumeau diabolique moderne : le sirop de maïs à haute teneur en fructose [HFCS]). Les édulcorants raffinés et la farine blanche sont la quintessence des « aliments de substitution du commerce moderne ». Ironiquement, ces aliments raffinés jouent en fait un rôle majeur dans le régime alimentaire de ceux qui évitent les graisses animales. L'organisme a un tel besoin de graisses saturées pour maintenir les membranes et les surfaces des tissus qu'il dispose d'un plan de secours au cas où notre alimentation n'en contiendrait pas suffisamment : il fabrique des graisses saturées à partir de glucides, en particulier de glucides raffinés[10]. Malheureusement, ce plan de secours ne fournira pas les nutriments liposolubles que nous obtenons des graisses animales ni les vitamines B sous leur forme naturelle que nous obtenons des céréales complètes correctement préparées. Au lieu de ça, la consommation de glucides raffinés constitue une autoroute vers les maladies chroniques dont souffrent les Occidentaux : diabète, maladies cardiaques, problèmes rénaux, hypertension artérielle et cancer. La grande majorité des victimes du Covid-19 souffrent d'une ou plusieurs de ces affections préexistantes.

Les régimes à base d'huiles végétales ou même d'huile d'olive conduisent souvent à des envies de glucides raffinés ; un retour aux graisses animales est la première étape pour résoudre le besoin de glucides raffinés.

L'adoption de régimes « à base de plantes » (qu'ils soient végétaliens, végétariens ou simplement pauvres en produits animaux) est une autre tendance qui contribue à la famine nutritionnelle. Bien que certaines personnes fassent état d'une amélioration de leur santé lorsqu'elles se lancent dans un régime « à base de plantes », des carences apparaissent avec le temps. La décision d'éviter les produits animaux s'accompagne souvent de résolutions visant à « mieux manger » en général et à éviter les aliments transformés. L'élimination des huiles végétales, de la farine blanche et des édulcorants raffinés n'est qu'une partie du processus de rétablissement de la santé ; l'autre partie nécessite la consommation d'aliments riches en nutriments. Bien que les aliments végétaux aient un rôle certain à jouer dans l'alimentation humaine, ils sont beaucoup moins concentrés en vitamines et minéraux que les aliments d'origine animale.

Le végétarisme à long terme, en particulier le végétalisme, entraîne souvent des carences en protéines complètes, en vitamines liposolubles A, D et K2, en vitamine B12 et en quatre minéraux essentiels : zinc, soufre, fer et calcium. D'autre part, les aliments d'origine végétale comme les haricots, les noix et les céréales ont tendance à être riches en cuivre, et un rapport cuivre/zinc élevé peut rendre une personne sensible aux ondes électromagnétiques[11]. Le manque de fer, bien sûr, entraîne l'anémie et la fatigue ; le soufre soutient les mécanismes de transport de l'oxygène dans le sang. Une supplémentation en zinc et en soufre semble aider les patients atteints de Covid-19. Les meilleures sources sont les aliments d'origine animale comme la viande rouge, le foie et le jaune d'œuf. La vitamine A contenue dans les graisses animales et le foie contribue à ce que le fer aille dans les globules rouges où il est nécessaire et à ce que tous les minéraux soient utilisés efficacement. L'organisme a plus de mal à utiliser le fer ajouté aux aliments transformés, comme les céréales du petit-déjeuner et la farine blanche, de sorte qu'il se retrouve dans les tissus mous, où il n'a pas sa place (fer dit toxique) plutôt que dans la circulation sanguine, où le fer contenu dans les globules rouges transporte l'oxygène vers les tissus.

Le Covid-19 et la carence en zinc ont de nombreux symptômes en commun : toux, nausées, fièvre, douleurs, crampes abdominales, diarrhée, perte du goût et de l'odorat, perte d'appétit, fatigue et apathie, inflammation et diminution de l'immunité. Les aliments riches en zinc et même les comprimés de zinc offrent une réelle protection contre cette maladie.

L'un des effets de la 5G semble être la stimulation des canaux calciques dans la membrane cellulaire. Cela fait pénétrer le calcium dans les cellules, ce qui empoisonne essentiellement la cellule, tout en diminuant le calcium ionisable dans le sang. Le calcium ionisable dans le sang est utilisé dans les voies de coagulation pour aider à la coagulation et prévenir les saignements incontrôlés. S'il descend trop bas, les gens font des hémorragies. Pendant la pandémie de 1918, de nombreux médecins ont constaté que leurs patients mouraient d'hémorragie et non de pneumonie. Certains médecins ont signalé que le lactate de calcium administré par voie intraveineuse empêchait les gens de mourir. Peu après, Royal Lee, de la société Standard Process, a mis au point un produit contre la grippe appelé Congaplex, qui contenait du lactate de calcium – la même forme de calcium facilement disponible que dans le lait cru. En outre, le lait entier cru provenant de vaches en pâturage contient des composés qui renforcent le système immunitaire et nous aident à faire face au stress et aux CEM[12].

La plus grande tragédie de la théorie des germes a été son application au lait, l'aliment parfait de la nature. Aujourd'hui, la plupart du lait est soumis à la pasteurisation. En fait, la plupart du lait est ultra-pasteurisé, un processus qui chauffe le lait à 110 °C, bien au-dessus du point d'ébullition, apparemment pour débarrasser le lait des germes nocifs, mais en fait pour prolonger la durée de conservation. Malheureusement, la pasteurisation réduit considérablement la teneur en vitamines. Une étude de l'industrie laitière a révélé que la pasteurisation entraînait une baisse de la teneur en vitamines B, notamment en B2, B6 et B12 – et ces études portaient sur du lait simplement pasteurisé, c'est-à-dire chauffé à 75 °C[13]. Il est probable que l'ultra-pasteurisation entraîne la destruction de jusqu'à 100 % des vitamines du lait. Les minéraux restent, mais les enzymes dont le corps a besoin pour assimiler ces minéraux sont détruites. La pasteurisation détruit la bêta-lactoglobuline, qui est nécessaire à l'absorption intestinale des vitamines A et D[14].

La pasteurisation au nom de la théorie des germes a entraîné la destruction de la plupart des bienfaits du lait, un aliment de choix pour les enfants en pleine croissance dans la culture occidentale. La pasteurisation rend également les protéines du lait allergènes. De nombreuses personnes allergiques au lait se tournent vers le « lait » d'amande, de pois, d'avoine ou de soja, dont la valeur nutritionnelle est douteuse.

Le lait cru et entier (surtout celui provenant d'animaux nourris à l'herbe) est un aliment complet et facile à digérer. Il contient tous les nutriments dont les bébés et les enfants ont besoin pour leur croissance ; il les protège de l'asthme et des maladies respiratoires[15] ; il garantit un calcium abondant et facilement assimilable pour des dents et des os solides. Pour les personnes âgées, le lait cru est tout aussi nourrissant ; il protège les os et nourrit les tissus, même lorsque les feux de la digestion se sont éteints.

Le lait cru est une excellente source de glutathion, un composé que notre corps utilise pour la détoxification. Seul le glutathion provenant de protéines de lactosérum fraîches et dénaturées est efficace – c'est-à-dire du lait cru, et non du lait pasteurisé ou des poudres de lactosérum. Alexey V. Polonikov, de l'université médicale d'État de Kursk, estime que « la carence en glutathion est précisément l'explication la plus plausible des manifestations graves et du décès des patients infectés par le Covid-19 »[16]. Le lait cru peut être d'une aide immense pour nous protéger de cette maladie.

Autre source importante de nutriments absents de l'alimentation moderne : le bouillon d'os riche en gélatine, fabriqué à partir des os et des parties cartilagineuses de l'animal, qui nourrit le cartilage de notre propre corps – or notre corps contient plus de cartilage que de muscle. Le bouillon d'os est riche en glycine, un élément essentiel du collagène qui contribue à maintenir une eau structurée à l'intérieur et à l'extérieur des cellules. La glycine contribue à la création d'un collagène solide dans certains types de surfactants pulmonaires et dans tout le corps, et elle favorise la détoxification.

Dans la cuisine de votre grand-mère, les pieds, têtes, os et peaux d'animaux n'étaient pas perdus. Ils étaient jetés dans une marmite et mijotaient à l'arrière du fourneau pour obtenir un riche bouillon – concrètement du collagène fondu. Ce bouillon constituait ensuite la base de soupes, de ragoûts, de sauces et de jus de viande nourrissants, ou pouvait être consommé comme une simple tasse de bouillon pour une énergie optimale et une bonne digestion – un bien meilleur choix que le café ! Malheureusement, l'industrie alimentaire a trouvé un moyen d'imiter le bouillon fait maison. La sauce à base de bouillon que votre grand-mère servait se présente sous la forme d'une sorte de bouillie faite d'eau, d'un épaississant, de colorants et d'arômes artificiels, notamment le glutamate monosodique (MSG), une neurotoxine. Le glutamate monosodique est présent dans de nombreuses soupes et ragoûts en conserve ou déshydratés, dans les sauces en bouteille, dans les « bouillons » en récipients aseptiques, dans les sauces de salade, dans les mélanges d'assaisonnement, dans les aliments à base de soja (qui sont intrinsèquement amers) et même dans les huiles végétales. Rarement signalé sur les étiquettes, le MSG est une neurotoxine, et non un nutriment, et une autre source de famine pour ceux qui consomment principalement des aliments transformés.

Les aliments et boissons fermentés constituent un autre élément important des régimes traditionnels riches en nutriments. Les aliments fermentés crus fournissent des bactéries bénéfiques au tractus intestinal, de préférence sur une base quotidienne. Ces bactéries facilitent la digestion, libèrent des minéraux, décomposent les anti-nutriments, fournissent des vitamines (en particulier les vitamines B) et nous protègent contre les toxines. En fait, une étude récente établit un lien entre la consommation de légumes fermentés et la faible mortalité liée au Covid-19[17]. Les condiments fermentés comme les cornichons crus et la choucroute, les sauces fermentées comme le ketchup et les boissons fermentées comme le kéfir et le kombucha sont des éléments essentiels d'une alimentation qui nourrit et protège véritablement. Malheureusement, l'alimentation moderne remplace les condiments fermentés crus par des versions en conserve, fabrique du ketchup traité thermiquement et chargé d'additifs, et promeut des boissons gazeuses vraiment toxiques et fortement sucrées au lieu de boissons fermentées artisanales.

C'est le bactériologiste et lauréat du prix Nobel Ilya Mechnikov, contemporain de Louis Pasteur, qui a fait connaître au public les bienfaits des bactéries productrices d'acide lactique dans les aliments fermentés, notamment les produits laitiers fermentés comme le yaourt. C'est à Mechnikov que l'on doit la découverte des macrophages, qui se sont révélés être le principal mécanisme de défense de notre système immunitaire inné. Il a proposé la théorie selon laquelle les globules blancs pouvaient engloutir et détruire les toxines et les bactéries, ce qui a suscité le scepticisme de Pasteur et d'autres. À l'époque, la plupart des bactériologistes (qui partent toujours du principe que les processus naturels sont néfastes) pensaient que les globules blancs ingéraient les agents pathogènes et les propageaient ensuite dans l'organisme.

Contrairement à Pasteur, qui pensait que toutes les bactéries étaient mauvaises, Mechnikov attribuait la bonne santé et la longévité des paysans bulgares à leur consommation quotidienne de yaourt (fermenté) et aux bactéries productrices d'acide lactique qu'il contenait.

Mechnikov, personnage haut en couleur et passionné, a tenté à deux reprises de se suicider – la première fois par une overdose d'opium et la seconde fois en s'injectant le spirochète de la fièvre récurrente (proche de la malaria)[18]. Il en conclut que c'est son habitude de manger du yaourt bulgare qui l'a protégé contre les toxines du spirochète et lui a permis de survivre. Il a également fait des expériences sur lui-même et sur d'autres personnes en buvant des bactéries du choléra pendant l'épidémie de choléra de 1892 en France. Lui et un volontaire ne sont pas tombés malades, mais un autre volontaire a failli mourir.

Il a alors découvert que certains microbes entravaient la croissance du choléra, tandis que d'autres stimulaient la production des toxines du choléra. Il en a conclu que la culture appropriée de la flore intestinale pouvait protéger contre des maladies mortelles comme le choléra[19]. Nous recevons ces bactéries protectrices au quotidien lorsque nous consommons des aliments lactofermentés.

La vitamine C est un composant important des aliments fermentés. Les traitements efficaces des cas de Covid-19 comprennent de fortes doses de vitamine C (par voie orale ou IV – intraveineuse). Votre meilleure source alimentaire est constituée par les légumes fermentés comme la choucroute, qui est beaucoup plus riche en vitamine C que le chou frais.

La technologie de transformation des aliments qui a accompagné la révolution industrielle nous a permis de détruire à peu près tous les ingrédients courants que nous mettons dans notre bouche, même le sel. Le sel est un nutriment essentiel pour la santé, et notamment pour maintenir la différence de potentiel électrique dans nos tissus, qui peut nous protéger contre les CEM. Mais les procédés de transformation modernes éliminent tout le magnésium et les oligo-éléments du sel et ajoutent un composé d'aluminium qui empêche l'agglutination, de sorte que le sel coule lorsqu'il pleut. La solution consiste à utiliser du sel non raffiné sur vos aliments et dans votre cuisine, un sel qui contient une grande quantité d'oligoéléments et nous fournit une source quotidienne de magnésium. Une cuillère et demie à café de sel non raffiné (le besoin minimum d'un adulte en sodium et en chlorure) fournit en fait environ deux fois le besoin minimum d'un adulte en magnésium.

Prenez maintenant votre régime d'aliments transformés (votre dîner congelé, votre soupe en boîte, votre repas à emporter et vos restes) et passez-les au microonde. Il ne restera pas grand-chose de nourrissant dans ces substances alimentaires[20].

L'impression créée par de nombreux livres et par les médias, à savoir qu'un régime « sain » est pénible et apporte peu de plaisir – à base de blancs de poulet sans peau, de viande maigre, de jus de légumes et de graines entières natures – ne pourrait être plus éloignée de la vérité. Une alimentation saine n'exige aucun sacrifice en termes de goût et de satisfaction, mais seulement du soin dans l'achat et la préparation de nos aliments. Des produits laitiers crus, riches et entiers, y compris du beurre en abondance, des viandes grasses, du lard et de la charcuterie naturels, des œufs (surtout les jaunes), du pain artisanal au levain, du véritable bouillon d'os, de bonnes sauces, des édulcorants naturels, du sel non raffiné en abondance, des condiments intéressants et des boissons fermentées rafraîchissantes : voilà le type d'alimentation qui nourrit et protège vraiment – et qui est de plus en plus disponible dans le commerce. Si votre alimentation contient principalement des aliments transformés, vous pouvez être sûr que votre corps est en mode famine, surtout si vous réchauffez vos aliments au four à microondes.

Pour des conseils pratiques pour l'adoption d'un régime riche en nutriments, voir l'annexe C.

CHAPITRE 10

LES TOXINES

Au chapitre 3, nous avons vu certaines des toxines à l'origine de maladies – attribuées à tort aux microbes – dans le passé. Les habitants des villes et des villages étaient constamment exposés aux gaz toxiques provenant des eaux usées et du fumier. Les composés volatils comme le sulfure d'hydrogène, l'ammoniac, le méthane, les esters, le monoxyde de carbone, le dioxyde de soufre et les oxydes d'azote peuvent tuer les gens par asphyxie lorsqu'ils y sont exposés à de fortes concentrations. Parmi les autres effets, citons l'irritation des yeux, les nausées et les difficultés respiratoires.

Nos ancêtres étaient également exposés quotidiennement à des dioxines et à d'autres toxines présentes dans la fumée – des feux de cheminée servant à se chauffer, cuisiner et travailler le métal. Aujourd'hui encore, la fumée des feux de cuisson est une source majeure de pollution de l'air dans les pays en développement, en particulier la fumée des feux ouverts à l'intérieur des maisons et des huttes.

Nos ancêtres devaient également faire face aux métaux toxiques : le plomb utilisé dans les tuyaux, les récipients de cuisson, les matériaux de construction et les cosmétiques ; l'arsenic utilisé dans les alliages métalliques, les cosmétiques et les traitements médicaux ; et le mercure utilisé dans les pommades et les médicaments, les cosmétiques, les amalgames métalliques et les mines d'argent.

Bien que nous reconnaissions aujourd'hui l'extrême toxicité de ces substances, elles n'ont pas disparu, en particulier l'arsenic. La contamination des eaux souterraines par l'arsenic est un problème qui touche des millions de personnes dans le monde[1]. Largement employé comme insecticide à la fin du XIXe siècle et au début du XXe siècle, l'arsenic n'est presque plus utilisé dans la production de fruits et de légumes (sauf dans la culture du coton). En revanche, son utilisation comme additif alimentaire dans la production de volailles et de porcs, notamment aux États-Unis, a augmenté. Par exemple, un additif alimentaire contenant de l'arsenic, appelé roxarsone, est utilisé par environ 70 % des éleveurs étasuniens de volailles[2].

La première édition du *Merck Manual* présentait de nombreux médicaments à base de mercure. Un « tonique » contenant du mercure constituait le traitement standard de la syphilis – exemple typique d'un médicament mortel bien pire que la maladie qu'il était censé traiter. L'utilisation médicale du mercure a diminué, bien que certains médicaments en vente libre, notamment les antiseptiques topiques, les stimulants laxatifs, l'onguent pour érythème fessier, les gouttes pour les yeux et les vaporisateurs nasaux, contiennent des composés de mercure. Les principales utilisations médicales du mercure sont aujourd'hui les amalgames dentaires (qui dégagent constamment du mercure dans la bouche et les cavités sinusales[3]) et le thimérosal, un agent de conservation des vaccins[4].

Après que des études ont montré que la quantité de mercure contenue dans le calendrier de vaccination des enfants recommandé par le CDC dépassait toutes les limites de sécurité maximales nationales et mondiales, la pression publique a contraint les fabricants à retirer le thimérosal ou à le réduire à l'état de traces dans tous les vaccins américains recommandés pour les enfants de 6 ans et moins. Mais les fabricants n'ont pas retiré le mercure des flacons multidoses du vaccin inactivé contre la grippe, qui est administré aux femmes enceintes, aux enfants de moins d'un an et, bien sûr, aux adultes. Il en résulte que si le vaccin contre la grippe est ajouté au calendrier vaccinal d'un enfant, celui-ci risque de recevoir plus de mercure dans son sang qu'avant le retrait du thimérosal des autres vaccins infantiles[5]. De petites quantités de résidus de mercure provenant du processus de fabrication demeurent dans la plupart des vaccins.

L'utilisation industrielle du mercure a diminué, mais il est toujours présent dans certains instruments de mesure et remplit les lampes fluorescentes, y compris ces petits spots qui ont largement remplacé les ampoules à incandescence. S'ils se brisent dans votre maison, vous et votre famille serez exposés à des vapeurs de mercure toxiques ; s'ils se brisent dans une décharge, le mercure polluera le sol et les eaux souterraines.

Les composés cyanurés sont un sous-produit de nombreux processus industriels, tels que le raffinage du pétrole et la production de polyuréthanes. De nombreux composés cyanurés sont toxiques ; ils peuvent empêcher la production d'ATP, nécessaire aux processus de production d'énergie, affectant particulièrement le système nerveux central et le cœur, ce qui entraîne une hypoxie (privation d'oxygène), symptôme courant de la maladie du Covid-19[6]. La fumée de cigarette est une source non divulguée de composés cyanurés[7].

L'humanité est également exposée au formaldéhyde, au benzène, au cadmium, aux phtalates, au fluor et aux composés chlorés présents dans l'eau potable (y compris les chloramines, préférées par les agences publiques de l'eau parce qu'elles persistent et ne se dégradent pas avec le temps), ainsi qu'à une multitude de pesticides, notamment les inhibiteurs de la cholinestérase (poisons du système nerveux) hautement toxiques pulvérisés sur les agrumes.

Elles se retrouvent dans le lait, le beurre, les yaourts et les fromages *via* les gâteaux d'écorces d'agrumes donnés aux vaches laitières.

Les toxines présentes dans les aliments vont du propylène glycol (un antigel – ajouté à la crème glacée pour qu'elle reste douce et crémeuse) au formaldéhyde et à l'alcool méthylique (produits de dégradation de l'édulcorant artificiel aspartame), en passant par l'édulcorant artificiel acésulfame-K ; les conditionneurs de pâte ; les colorants et arômes artificiels (y compris le glutamate monosodique) ; les conservateurs ; les vitamines artificielles (y compris le bêta-carotène) ; et les antioxydants chimiques tels que l'hydroxyanisole butylé (BHA), le gallate de propyle et la tert-butylhydroquinone (TBHQ), qui sont ajoutés aux huiles végétales et aux aliments frits tels que les chips.

Les personnes souffrant de maladies préexistantes telles que le diabète, l'obésité, l'hypertension et les maladies cardiaques (les plus vulnérables à la maladie attribuée au coronavirus) sont susceptibles d'avoir développé ces maladies en grande partie à cause des aliments transformés chargés de ces additifs. Il est impossible de dire dans quelle mesure ils contribuent à cette maladie, mais on peut raisonnablement supposer que les aliments transformés contenant ces produits chimiques et d'autres jouent un rôle de cofacteur dans la maladie à coronavirus, comme dans toute autre maladie. Le régime américain standard (SAD[a)]) n'affame pas seulement nos tissus : il les empoisonne en même temps.

La chercheuse Stephanie Seneff, PhD, a souligné le fait que les premiers épicentres du Covid-19 correspondent à des zones de forte pollution atmosphérique (Wuhan, en Chine ; la région des trois États, à savoir l'État de New York, le New Jersey et le Connecticut ; le nord de l'Italie ; l'Espagne ; et la paroisse de Jefferson, en Louisiane), et en particulier à l'utilisation du biodiesel. Elle note qu'une étude de l'Institut de santé publique de Harvard a établi une forte corrélation entre l'exposition à la pollution atmosphérique particulaire et les décès dus au Covid-19[8]. Les chercheurs ont constaté qu'une augmentation de seulement 1 $\mu g/m^2$ de particules fines était associée à une augmentation de 15 % du taux de mortalité lié au Covid-19. Il convient de rappeler que la poussière atmosphérique (c'est-à-dire la pollution) peut exacerber les effets des CEM[9].

Seneff souligne que New York compte beaucoup sur le carburant biodiesel pour les véhicules publics et que l'État de New York possède un grand nombre d'usines de fabrication où la biomasse provenant de diverses sources, y compris les huiles de cuisson usagées, est transformée en biocarburants. L'État encourage également l'utilisation de biocarburant pour le chauffage domestique.

Le biodiesel et le biocarburant fabriqués à partir de plantes contiennent l'herbicide glyphosate (Roundup), qui, selon Seneff, possède un mécanisme

a) Pour Standard American Diet. Ironiquement, en anglais, *sad* veut dire « triste ». (N.d.T.)

de toxicité unique. Elle cite le cas d'un mécanicien qui a essayé de nettoyer un applicateur d'herbicide à base de glyphosate bouché en utilisant un seau de carburant diesel comme solvant. Il a rapidement développé une mauvaise toux et a commencé à cracher du sang. Transporté d'urgence à l'hôpital, il a été diagnostiqué comme souffrant d'une pneumonie, une maladie inflammatoire des poumons causée par l'exposition à des substances toxiques[10].

Seneff soutient que les molécules organiques du carburant diesel favorisent l'absorption du glyphosate par les cellules pulmonaires en agissant comme un surfactant[11]. Le glyphosate se substitue à l'acide aminé glycine présent dans le cartilage, à de nombreuses enzymes et à d'importants surfactants pulmonaires, ce qui entraîne une myriade de problèmes, notamment des maladies pulmonaires.

Seneff souligne que de nombreux points chauds du Covid-19 aux États-Unis comprennent de grands ports comme Seattle, Los Angeles, La Nouvelle-Orléans, Boston et New York. Elle note que la pollution atmosphérique des navires est plus toxique que celle des véhicules terrestres, car les navires utilisent le carburant diesel le plus bas de gamme[12].

En Europe, plus de 20 % des automobiles sont alimentées par du carburant diesel, contre 2 % aux États-Unis. Incapable de répondre à la demande de carburant diesel, l'Europe importe du biodiesel (fabriqué principalement à partir de soja OGM Roundup Ready) d'Argentine. Les Chinois produisent du biodiesel à partir de canola (colza), fortement traité au Roundup, dont une grande partie pousse le long du fleuve Yangtze, qui traverse Wuhan.

Aux États-Unis, trois villes ont adopté le biodiesel : New York (qui faisait rouler 11 000 véhicules au moins partiellement au biodiesel en 2017), La Nouvelle-Orléans (qui utilise le biocarburant pour ses bus) et Washington – toutes des points chauds du Covid-19. Toutes les cultures utilisées pour le biodiesel aux États-Unis sont des cultures Roundup Ready traitées au glyphosate – maïs, soja, canola et arbres feuillus.

Le biocarburant d'aviation est une autre source potentielle de glyphosate en suspension dans l'air, d'abord introduit par United Airlines et maintenant utilisé par au moins quatre compagnies aériennes utilisant les aéroports de la ville de New York. Le quartier de New York le plus touché par le coronavirus est le Queens, situé sur les trajectoires de vol des trois principaux aéroports de New York (La Guardia, JFK et Newark) et traversé par trois grandes autoroutes interétatiques (I-278, I-495 et I-678).

En Grande-Bretagne :

> Les médias ont désigné les chauffeurs de bus et les habitants de la ville de Slough (qui jouxte l'aéroport d'Heathrow) comme étant particulièrement touchés. Des vols d'essai et des vols commerciaux fonctionnant avec des mélanges de biocarburants d'aviation entrent et sortent d'Heathrow depuis 2008. Sur le terrain, le maire de Londres a indiqué en juillet

2017 qu'environ un tiers des quelque 10 00 bus de la ville fonctionnaient avec des mélanges à 20 % de biodiesel ; le maire a également déclaré que d'ici 2018, Londres n'ajouterait plus de bus à deux étages en diesel pur à sa flotte.[13]

Taiwan a un faible taux de décès dus aux coronavirus. Les villes taïwanaises sont très polluées, mais pas par les biocarburants ; les véhicules taïwanais n'utilisent pas de biodiesel. En mai 2014, la société publique de raffinage de pétrole a commencé à supprimer progressivement la production de biodiesel, car en raison de la forte humidité de l'île, même un mélange de biodiesel à 2 % entraînait la croissance de microbes qui obstruaient les réservoirs de carburant[14].

Un point chaud de la Nouvelle-Angleterre est Chelsea, dans le Massachusetts, où l'on produit beaucoup de biocarburant. Au 1er mai 2020, Chelsea se classait au premier rang dans le Massachusetts, avec 363 cas pour 10 000 habitants. Brockton, la ville numéro deux, ne comptait que 185 cas pour 10 000 habitants[15].

Nous sommes exposés au glyphosate non seulement par l'air mais aussi par notre alimentation, et l'exposition est la plus élevée aux États-Unis, qui utilisent le plus de glyphosate par habitant de tous les pays. Seneff attribue le taux élevé de nombreuses maladies chroniques, notamment le diabète, l'obésité, les maladies du foie gras, les maladies cardiaques, la maladie cœliaque, les maladies inflammatoires de l'intestin, l'hypertension, l'autisme et la démence, à l'exposition au glyphosate. Dans une étude de 2014 qui a fait date, Swanson *et al.* ont montré que nombre de ces maladies chroniques augmentent dans la population américaine exactement au même rythme que l'augmentation de l'utilisation du glyphosate, en particulier sur le blé, qui est traité au glyphosate peu avant la récolte en tant que dessiccant[16]. Qu'il soit ingéré *via* les aliments ou inhalé *via* le biodiesel, les effets du glyphosate sont insidieux, cumulatifs et étendus.

Selon Seneff, le glyphosate a un

> mécanisme de toxicité lié à sa capacité à remplacer par erreur l'acide aminé codant, la glycine, pendant la synthèse des protéines. Ceci est plausible car le glyphosate est une molécule de glycine – sauf qu'il y a une attache supplémentaire (un groupe méthyl-phosphonyle) à l'atome d'azote de la glycine, ce qui change la taille et les propriétés chimiques et physiques de la molécule mais ne l'empêche pas de s'incorporer dans une chaîne peptidique. On peut prédire que certaines protéines seront affectées de manière dévastatrice si le glyphosate se substitue à des résidus de glycine particuliers connus pour être très importants pour leur bon fonctionnement. J'ai découvert que de nombreuses maladies dont la prévalence augmente peuvent être expliquées par la substitution du glyphosate dans des protéines spécifiques connues pour être défectueuses en association avec ces maladies.[17]

Affamé et empoisonné, l'Américain typique ne tarde pas à développer une ou plusieurs maladies chroniques et à consulter un médecin. Une fois dans les griffes de l'establishment médical, il devient la cible de nouvelles toxines, à commencer par les statines. La liste des effets secondaires des statines est longue : douleurs ou crampes musculaires, fatigue, fièvre, pertes de mémoire, confusion, diabète, lésions rénales et hépatiques, insuffisance cardiaque et troubles digestifs. Plus grave encore, les statines diminuent le cholestérol disponible pour les cellules et diminuent les vitamines liposolubles et autres nutriments qui sont transportés dans les lipoprotéines. Avec les statines, vos cellules sont privées des nutriments dont elles ont besoin pour produire de l'énergie et maintenir l'organisation de l'eau intercellulaire. Une étude de l'université médicale de Wenzhou a révélé que les patients Covid avaient des taux de cholestérol nettement inférieurs à ceux des patients témoins[18].

En plus des statines, la plupart des Américains prennent d'autres médicaments. Une étude publiée par la Mayo Clinic[19] a révélé que 70 % des Américains prennent au moins un médicament sur ordonnance et que 20 % des Américains en prennent cinq ou plus. Il s'agit notamment de la metformine pour abaisser le taux de sucre dans le sang, de médicaments contre la tension artérielle, y compris les inhibiteurs de l'ECA (qui agissent sur les mêmes récepteurs que les exosomes), de stéroïdes, d'antiépileptiques, d'antidépresseurs, d'analgésiques, d'inhibiteurs de l'acidité gastrique et d'antibiotiques. Beaucoup prennent également un ou plusieurs médicaments en vente libre comme le Tylenol, les antitussifs, les somnifères et les antiacides. Tous ces médicaments ont des effets secondaires, ce qui signifie qu'ils peuvent tous agir comme des poisons dans l'organisme. Les effets secondaires des hypotenseurs inhibiteurs de l'ECA, comme le Lisinopril, sont similaires à ceux du Covid-19 : une toux sèche et persistante, des vertiges, des nausées éventuelles, des maux de tête et des difficultés respiratoires[20].

Une dernière toxine qui a un impact majeur sur notre réponse aux rayonnements électromagnétiques est l'aluminium, dont la conductivité électrique est à peine inférieure à celle du cuivre. En fait, il existe peu de métaux plus réactifs biologiquement que l'aluminium. L'aluminium se lie fortement aux composés à base d'oxygène, comme les groupes phosphates de l'ATP, nécessaires à la production d'énergie. En termes simples, un excès d'aluminium dans l'organisme réduit notre énergie.

Au XXIe siècle, l'exposition humaine est particulièrement élevée. L'aluminium est présent dans la plupart des eaux du robinet (il est utilisé comme floculant pour clarifier l'eau, et il est rejeté par la fabrication d'engrais et d'aluminium). Les moteurs d'avion crachent des ions d'aluminium dans l'air, ce qui est particulièrement problématique pour les personnes vivant sur la trajectoire de vol des grands aéroports[21]. Les composés d'aluminium abondent dans les dentifrices, les bains de bouche, les savons, les produits de soin de la peau, les crèmes de bronzage, les cosmétiques, les shampooings, les produits capillaires, les déodorants, les produits pour bébés, les vernis à ongles, les parfums, les aliments, les emballages alimentaires, les écrans solaires, les antiacides et l'aspirine tamponnée. Les niveaux d'aluminium sont particulièrement élevés dans les préparations pour nourrissons, notamment celles à base de soja[22]. L'aluminium s'infiltre dans les aliments à partir des feuilles d'aluminium et des ustensiles de cuisine.

La marijuana est une autre source non divulguée. Les utilisateurs peuvent absorber jusqu'à 3 700 µg d'aluminium par joint, ce qui représente « un facteur de risque important de neurodégénérescence »[23].

Les niveaux d'aluminium sont particulièrement élevés dans le cerveau des personnes atteintes de la maladie d'Alzheimer et d'autisme[24].

L'organisme a une certaine tolérance à l'aluminium. Une bonne flore intestinale peut empêcher son absorption et un bon système immunitaire offre une certaine protection contre l'aluminium atmosphérique. Mais l'organisme n'a pas cette tolérance pour l'aluminium injecté dans la circulation sanguine.

Le mercure a peut-être été supprimé ou réduit dans les vaccins, mais pas l'aluminium. En fait, les fabricants ont ajouté davantage d'aluminium afin de provoquer la production d'anticorps, ce qui prouve une « réponse immunitaire ». Tous les vaccins contre la diphtérie, le tétanos et la coqueluche (DT, DTCa, Td, TdCa et vaccins combinés avec un composant DTCa), le vaccin contre l'*Haemophilus influenzae* type b (Hib), les vaccins contre l'hépatite A et B et les vaccins combinés contre l'hépatite A/B, les vaccins contre le méningocoque et le pneumocoque et les vaccins contre le virus du papillome humain (VPH) contiennent de l'aluminium[25]. En fait, le plus récent vaccin contre le VPH (Gardasil-9), recommandé pour les adolescentes et les garçons, contient plus du double d'aluminium que le vaccin Gardasil original[26].

En 2011, l'éminent immunologue Yehuda Schoenfeld *et al.* ont proposé le terme « syndrome auto-immun/inflammatoire induit par les adjuvants » (ASIA) pour décrire les maladies inhabituelles à médiation immunitaire chez les humains et les animaux qui apparaissent après l'injection de vaccins contenant de l'aluminium. L'ASIA se manifeste par « des symptômes vagues et variés – fatigue chronique, douleurs musculaires et articulaires, troubles du sommeil, déficiences cognitives, éruptions cutanées et autres »[27]. L'aluminium « s'accumule, et plus vous en mettez dans le système, plus vous en avez. Lorsque vous injectez de l'aluminium, vous l'injectez directement dans le système immunitaire. »[28] Les chercheurs ont également noté qu'une personne devrait manger « un million de fois plus d'aluminium pour obtenir le même niveau d'adjuvant d'aluminium [injecté] au niveau des cellules immunitaires ».

La quantité d'aluminium injectée aux bébés par le biais de vaccinations multiples dépasse tout ce qui peut être considéré comme sûr. Un bébé qui reçoit les huit doses de vaccin recommandées lors de la visite de contrôle des 2 mois reçoit 1 225 µg d'aluminium d'un coup ; les bébés entièrement vaccinés en ont reçu 4 925 µg à 18 mois. Le maximum d'aluminium autorisé (considéré comme sûr) par jour pour l'alimentation parentérale intraveineuse est de 25 µg[29].

De nombreux vaccins contre la grippe administrés aux personnes âgées contiennent de l'aluminium, ainsi que du mercure et d'autres contaminants tels que le formaldéhyde et le polysorbate 80. Les personnes qui ont reçu le vaccin contre la grippe aux États-Unis pendant la saison grippale 2017-2018 présentaient un risque accru de 36 % de maladie à coronavirus[30]. Dans le nord de l'Italie, une campagne visant à injecter aux personnes âgées de nouveaux types de vaccins antigrippaux a eu lieu en 2018-2019[31], et en juin 2019 les Chinois ont institué le vaccin antigrippal obligatoire pour tous les âges[32].

Nous vivons dans un monde toxique. Ajoutez la technologie 5G à ondes millimétriques au cocktail et les maladies ne manqueront pas de s'ensuivre.

CHAPITRE 11

L'ESPRIT, LE CORPS, ET LE RÔLE DE LA PEUR

Les scientifiques ont commis deux graves erreurs dans leur quête séculaire de compréhension de l'esprit humain. Une fois qu'on voit au prisme de ces erreurs, un concept plus réaliste de l'« esprit » peut émerger.

Il est important de comprendre l'esprit (ce qu'il est et comment il fonctionne), car il joue un rôle crucial dans l'expérience de la « contagion ». En d'autres termes, sans explorer la nature de l'esprit ni arriver à une compréhension réaliste de son fonctionnement, on ne peut pas réussir à comprendre le concept de contagion en général et l'expérience du Covid-19 en particulier. En effet, la peur, la haine et le mensonge sont des éléments clés du phénomène que nous appelons « maladie ». Ces émotions et comportements négatifs semblent être « contagieux », et ils sont présents dans le monde à des niveaux quasi sans précédent à l'heure où nous écrivons ces lignes. Il est temps d'intégrer le concept de l'esprit dans un cadre réaliste pour la santé et la maladie.

La première erreur concernant l'esprit, que les scientifiques et les chercheurs ont commise au cours des siècles passés, est de supposer que la matière physique est la seule chose qui existe. Si tel est le postulat sous-jacent, il est naturel de chercher un endroit « physique » dans lequel réside cet esprit, puis de tenter de comprendre comment l'anatomie, la chimie ou la physiologie des cellules de cet organe créent l'esprit. Les scientifiques ont localisé le siège de l'esprit dans le cerveau. Ils partent du principe que le cerveau est constitué de matière physique (produits chimiques et atomes) et que, par conséquent, ces cellules cérébrales doivent d'une manière ou d'une autre « sécréter » l'esprit. L'esprit doit être un produit physique et biochimique du cerveau, tout comme l'hormone thyroïdienne est une sécrétion physique de la glande thyroïde. Mais ils ont beau essayer, ils ne parviennent pas à trouver le produit chimique ou le groupe de produits chimiques qui constitue cet esprit sécrété par le cerveau. Comme toujours, on nous dit que ce n'est qu'une question de temps – et bien sûr de financement – pour que les scientifiques résolvent cette énigme.

Cette « matière » appelée cerveau est soit un espace vide à 99,99 % (si elle existe sous forme de particules), soit une simple énergie ondulatoire (si elle existe sous forme d'ondes). Pour compliquer les choses, ces mêmes scientifiques nous disent que ce qui détermine si la matière qui compose notre cerveau existe sous forme de particules ou d'ondes, c'est la façon dont l'« esprit » du scientifique observe cette matière. En d'autres termes, cet esprit, qui est introuvable, détermine en fait la forme de l'organe qui est censé créer l'esprit. Ainsi, les scientifiques sont pris dans un nœud gordien. Comme un rat piégé dans un labyrinthe infini, il n'y a pas d'issue à ce dilemme central. Le résultat est que les scientifiques essaient de comprendre de plus en plus de détails de l'énigme, sans jamais arriver au cœur du problème. C'est le paradoxe central de la science matérialiste et de son rejeton, la médecine matérialiste.

La plupart des neuroscientifiques tentent de trouver la source de l'esprit dans l'organe qui, selon eux, crée l'esprit – notre cerveau. C'est comme si on essayait de localiser la source du son émanant d'une radio en la disséquant, composant par composant. Bien qu'une radio soit nécessaire pour recevoir et diffuser des sons, tout le monde conviendra que le son ne provient pas de la radio. La radio est un récepteur, et plus elle est en phase avec les différentes ondes et fréquences du monde, mieux elle peut fonctionner en tant que récepteur. Une radio parfaite serait théoriquement capable de capter n'importe quel signal d'onde radio n'importe où, si elle était suffisamment puissante et accordée. Des radios de tailles et de types différents ont des capacités différentes de captation des divers signaux. Personne ne prétend que parce qu'une radio est petite et ancienne et ne capte que des signaux locaux et forts, les autres signaux n'existent pas. Tout dépend clairement de la puissance et de la clarté de la radio que l'on utilise.

Il en va de même pour la connexion entre le cerveau (en tant que « site » présumé) et l'esprit. Le cerveau est un récepteur ; il travaille en conjonction avec l'ensemble de l'organisme dans une danse complexe que nous appelons la vie. Le corps apporte de la nourriture au cerveau ; il élimine les déchets du cerveau ; il relie le cerveau aux sens et aux doigts pour qu'ils puissent toucher les objets et fournir au cerveau les informations dont il a besoin pour fonctionner.

Il n'y a pas de dualité corps-esprit ; c'est une superstition des scientifiques matérialistes. Il y a un être humain, divisé en différents compartiments d'eau, chacun travaillant ensemble pour créer cette expérience que nous appelons la vie. L'entrée de cette expérience, comme dans une radio, provient du monde (en fait de l'univers) dans son ensemble. Nos corps (avec leurs esprits respectifs) sont les récepteurs de cette entrée sous forme d'ondes électromagnétiques. Et, puisque nous savons maintenant que chaque « substance » est aussi sa propre forme d'onde, une résonance naturelle se crée lorsque l'énergie du monde rencontre le joyau d'eau organisé qu'est l'être humain. Le résultat de cette résonance est la production, autrement dit les pensées, les sentiments et les actions. L'esprit n'est qu'un concept inventé pour cette danse de la vie : les entrées du monde, reçues sous forme de résonance par notre organisme, conduisent à la création de sorties sous forme de pensées, de sentiments et d'actions.

La seconde erreur est de ne pas comprendre le rôle que l'eau, dans sa nature cristalline, joue dans ce phénomène de résonance. Un indice important montrant que l'eau est l'élément crucial dans la création de cet esprit que nous appelons l'organisme humain est que l'organe qui sert de récepteur principal des ondes de pensée – le cerveau – est également l'organe ayant la plus forte teneur en eau – il contient 80 % d'eau en volume (environ 10 % de plus que les autres organes). Non seulement le cerveau est l'organe qui contient la plus grande quantité d'eau cristalline, mais il flotte même dans le liquide céphalo-rachidien (LCR) organisé et structuré, réalisant ainsi l'exploit remarquable de vaincre la gravité. Sans ce bain de LCR salé, le cerveau serait trop lourd à porter; il pousserait contre la boîte crânienne, coupant ainsi sa propre circulation.

La vie est une manifestation de la force de lévitation: les plantes poussent, la sève monte dans les arbres, les animaux se tiennent debout et marchent. En revanche, les substances minérales succombent à la gravité.

La vie serait impossible si la « gravité régnait » dans l'être humain. Heureusement, le cerveau flotte vers le haut dans son bain de fluide salé et cristallin. La lévitation, comme une plante qui pousse vers le soleil, est l'expression fondamentale des êtres vivants. Cette eau organisée qu'est le cerveau, flottant dans son bain de fluide cristallin, sert de récepteur parfaitement accordé aux pensées du monde. C'est la description exacte qu'en donnent les scientifiques, inventeurs, musiciens, artistes, écrivains et poètes les plus sophistiqués. Tous décrivent l'expérience de travailler sur eux-mêmes d'une manière ou d'une autre – en pensant, en s'exerçant, en étudiant – puis, un jour, l'inspiration ou la pensée leur vient tout simplement pour devenir les théories de Newton, la neuvième symphonie de Beethoven ou la machine à coudre d'Isaac Singer. Nous avons tous fait l'expérience de recevoir une pensée et de savoir qu'elle est juste, ou de réfléchir à une question pendant de nombreuses années et de recevoir soudainement la réponse. Quelque part, d'une manière ou d'une autre, les pensées (toutes ces diverses formes d'ondes) existent. Il s'agit simplement d'accorder nos cerveaux aqueux pour qu'ils les perçoivent clairement.

Cela nous amène au « Covid-19 » et à l'expérience de la peur. Que ce soit à dessein ou par accident, l'humanité est actuellement baignée dans les formes d'ondes de la peur, de la haine et du mensonge. Aucune personne sensée ne peut le nier. Les gens ne savent pas qui croire, quel reportage est exact, quels scientifiques ou représentants du gouvernement mentent ou lesquels disent la vérité. On nous a dit de nous craindre et de nous suspecter les uns les autres comme des porteurs de germes mortels. Toutes les différences entre nous, même des choses aussi superficielles que la couleur de la peau d'une personne, sont des motifs pour encore plus de peur, de suspicion et de haine. Il n'est pas exagéré d'affirmer que chaque personne sur terre baigne désormais dans cet océan de peur, de haine et de mensonges. C'est ce qui est capté par tous les organismes vivants comme les formes d'ondes prédominantes dans le monde.

Naturellement, ces formes d'ondes créent des réponses physiologiques dans notre corps, comme l'activation de nos systèmes inflammatoires, alors que nous tentons de nous débarrasser de ces schémas de pensée destructeurs. Notre production de cortisol augmente, l'adrénaline monte en flèche, le flux sanguin se resserre et les pupilles se dilatent alors que nous nous préparons à échapper à ce danger. Nous avons été empoisonnés, noyés dans ce breuvage toxique, au plus profond de nos structures aqueuses.

Nous savons également que l'exposition des organismes à la peur stimule la création d'exosomes pour détoxifier cette peur. Les scientifiques ont, à tort, qualifié ces petits corps de « virus », c'est-à-dire de poisons. Il ne s'agit pas de virus pathogènes, mais de la réponse naturelle de l'homme à la peur, au mensonge, à la haine et à d'autres toxines. Les exosomes sont la façon dont la nature nous fait savoir que si nous ne nous débarrassons pas de ces pensées toxiques, une vie saine n'est pas possible. Les masques, la distanciation sociale, la fermeture d'entreprises, la violence et l'intolérance raciale ne sont que quelques-unes des formes de stratégies induisant la peur auxquelles les humains sont soumis. Les êtres humains ont besoin d'amour, de confiance et d'acceptation pour grandir et s'épanouir. Ces formes d'ondes existent également. Notre défi est d'apprendre à nous accorder à ces bonnes émotions plutôt qu'aux choses qui apportent la maladie et la mort.

PARTIE 3

LES CHOIX

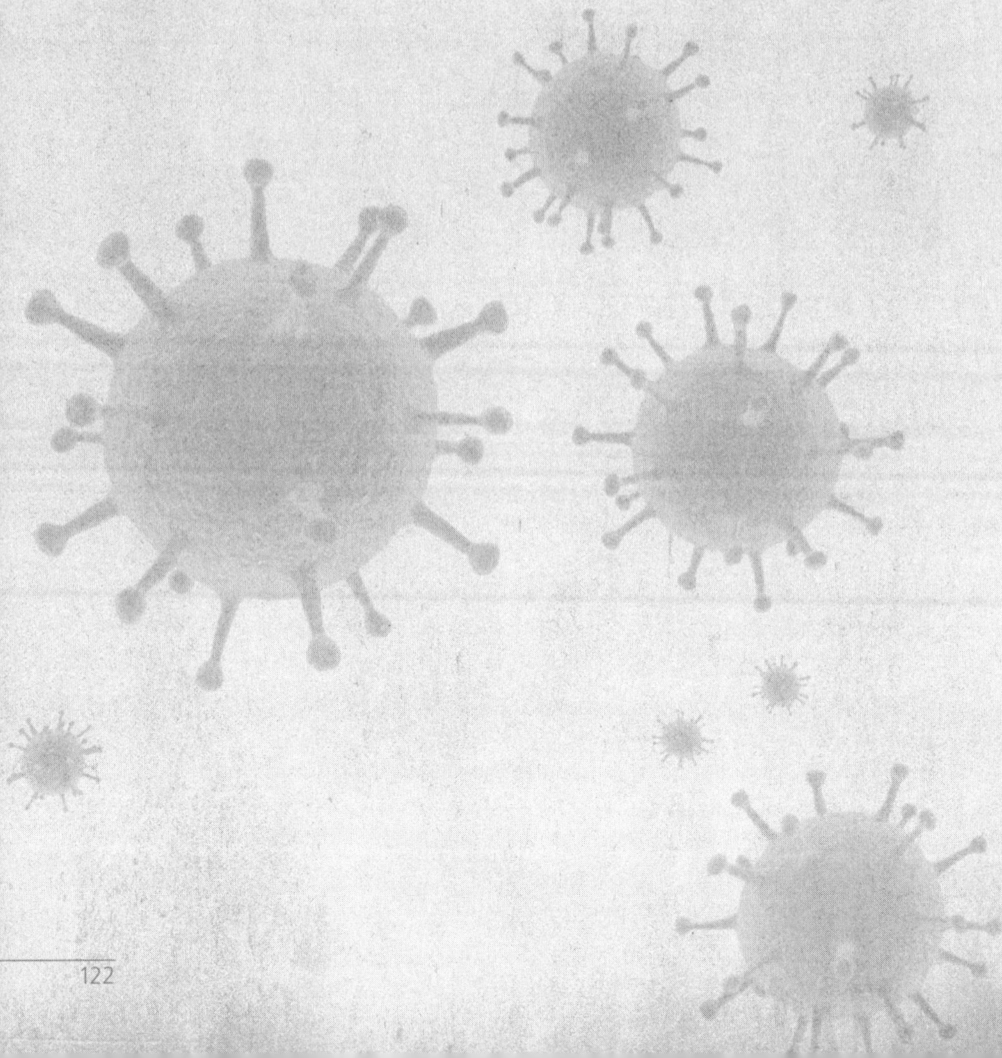

CHAPITRE 12

QUID DU COVID

Le premier cas de maladie attribué à un organisme « contagieux » appelé coronavirus est survenu en Chine en novembre 2019 ; la maladie est apparue aux États-Unis en janvier 2020. À la fin du mois de juin, soit à la moitié de l'année, les autorités sanitaires parlaient de 10 millions de cas avec un demi-million de décès dans le monde entier[1]. Les chiffres officiels aux États-Unis sont d'environ 2,5 millions de cas avec 126 000 décès[2], soit un taux de mortalité d'environ 5 %. La cause officielle : la transmission de personne à personne d'une forme « nouvelle » d'un type de virus appelé coronavirus, un organisme répertorié dans les manuels comme provoquant de légers symptômes des voies respiratoires supérieures ou le rhume[3]. Les autorités et les médias ont soigneusement évité de mentionner tout lien possible avec l'installation furtive d'antennes 5G, d'abord dans les grandes villes, puis dans les petites communes. Ces antennes sont délibérément discrètes, on les remarque à peine dans les rues.

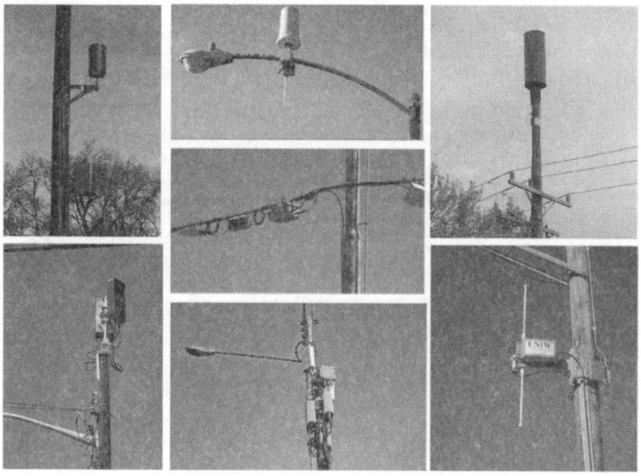

Exemple de mini-installations 5G.

Une grande partie de ces décès (43 % ou plus) sont survenus dans des maisons de retraite ou des établissements de soins de longue durée[4]. Les personnes âgées sont les plus vulnérables, avec un âge moyen de décès de 79 ans. Presque toutes les victimes présentent des comorbidités telles que l'obésité, le diabète, l'hypertension artérielle et les maladies cardiaques, ce qui signifie qu'elles prennent probablement plusieurs médicaments toxiques, comme la metformine pour le diabète, les inhibiteurs de l'ECA-2 pour l'hypertension artérielle et les statines pour réduire le cholestérol. Selon Silvio Brusaferro, président de l'Institut supérieur italien, les dossiers médicaux en Italie indiquent qu'« il n'y a peut-être que deux personnes décédées du coronavirus dans le pays, qui ne présentaient pas d'autres pathologies. »[5]

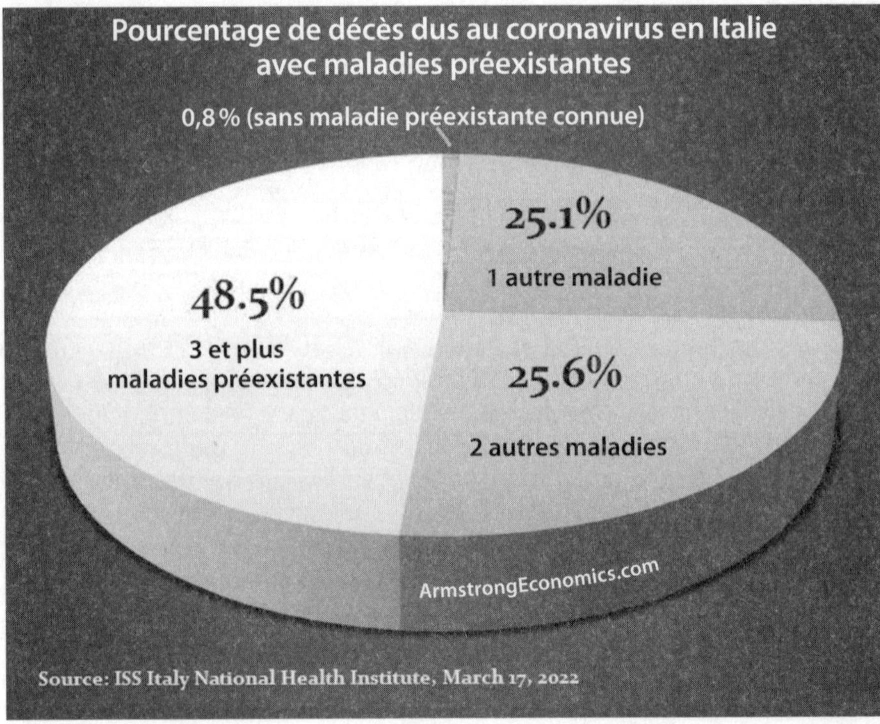

Dans les premiers jours de la maladie, beaucoup ont affirmé que la menace du coronavirus était exagérée. En mars, John Ioannides, professeur à Stanford, a affirmé que les responsables de la santé réagissaient de manière disproportionnée au coronavirus, suggérant que « la réponse à la pandémie de coronavirus pourrait être 'un fiasco en devenir' car nous prenons des décisions sismiques basées sur des données 'totalement non fiables' »[6].

Un rapport du 9 mars 2020 indique que les décès attribués au Covid-19 sont de 56 par jour, contre 2000 par jour pour la malaria et 3000 par jour pour la tuberculose[7] – un taux de mortalité qui ne justifie pas le statut de pandémie, d'autant plus que les médecins déclarent subir des pressions pour indiquer le Covid comme cause de la mort sur les certificats de décès[8]. Les hôpitaux ont de nombreuses raisons d'indiquer le Covid comme cause d'admission : ils reçoivent 13000 $ de Medicare lorsqu'ils enregistrent un patient étiqueté « Covid », contre seulement 4600 $ pour une simple pneumonie. Si le patient est placé sous respirateur, Medicare verse 39000 $ à l'hôpital[9]. Grâce à ces incitations financières, il était facile d'affirmer que les taux d'incidents et de mortalité liés au Covid-19 étaient gonflés.

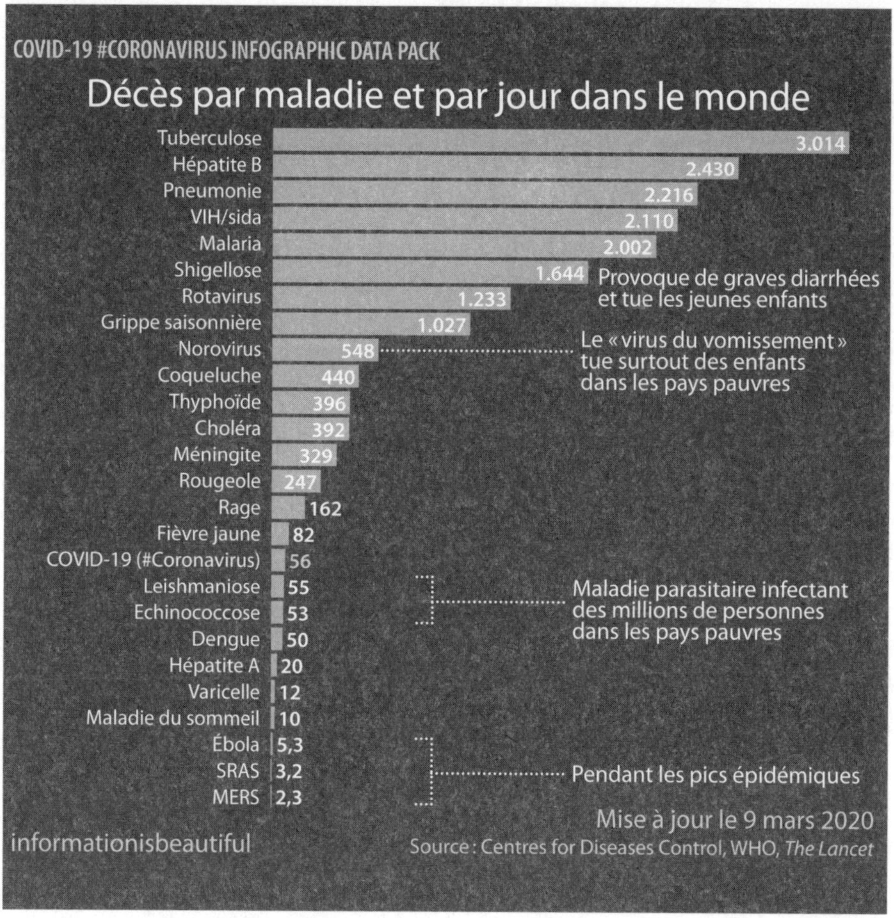
COVID-19 #CORONAVIRUS INFOGRAPHIC DATA PACK
Décès par maladie et par jour dans le monde
Tuberculose 3.014
Hépatite B 2.430
Pneumonie 2.216
VIH/sida 2.110
Malaria 2.002
Shigellose 1.644
Provoque de graves diarrhées et tue les jeunes enfants
Rotavirus 1.233
Grippe saisonnière 1.027
Norovirus 548
Le « virus du vomissement » tue surtout des enfants dans les pays pauvres
Coqueluche 440
Thyphoïde 396
Choléra 392
Méningite 329
Rougeole 247
Rage 162
Fièvre jaune 82
COVID-19 (#Coronavirus) 56
Leishmaniose 55
Echinococcose 53
Dengue 50
Maladie parasitaire infectant des millions de personnes dans les pays pauvres
Hépatite A 20
Varicelle 12
Maladie du sommeil 10
Ébola 5,3
SRAS 3,2
MERS 2,3
Pendant les pics épidémiques
Mise à jour le 9 mars 2020
informationisbeautiful
Source : Centres for Diseases Control, WHO, The Lancet

Les conclusions des premières analyses du taux de mortalité américain étaient claires : augmentation « quasi inexistante » du nombre de décès aux États-Unis au cours des dix-sept premières semaines de 2020 par rapport à la même période en 2019. Mais l'utilisation de données plus complètes du CDC révèle que sur une période de douze semaines (de février à avril), le Covid-19 a fait plus de victimes que les accidents, les accidents vasculaires cérébraux, le diabète, les suicides et d'autres pathologies. Le Covid-19 occupait la troisième place sur la liste des principales causes de décès aux États-Unis au cours de cette période de douze semaines. Le taux de mortalité global aux États-Unis était 4 à 5 % supérieur à celui de la même période en 2019[10].

Certains ont affirmé que les décès dus au Covid sont principalement iatrogènes, c'est-à-dire causés par les soins médicaux que les patients reçoivent et par les nombreux médicaments toxiques qu'ils prennent[11]. Généralement, un patient atteint du Covid-19 reçoit l'antiviral remdesivir et est placé sous respirateur. Comme l'AZT pour les malades du sida, le remdesivir a été développé pour traiter une autre maladie – l'hépatite C, pour laquelle il n'a pas donné les résultats escomptés – et ressorti des cartons pour être administré aux malades du Covid-19. Les effets indésirables comprennent l'insuffisance respiratoire et l'affaiblissement des organes, un faible taux d'albumine, un faible taux de potassium, un faible taux de globules rouges, un faible taux de plaquettes, des troubles gastro-intestinaux, une augmentation des enzymes hépatiques et une réaction au site d'injection[12].

Dans les premiers jours de la pandémie, les médias ont fait état d'une grande mobilisation pour produire un nombre suffisant de respirateurs afin de répondre à la demande attendue. Mais le respirateur tant vanté s'est avéré être une condamnation à mort. Selon une analyse, parmi les patients âgés de 66 ans et plus hospitalisés dans la région de la ville de New York, ceux placés sous respirateur avaient un taux de mortalité de 97,2 %[13]. Dans un article publié le 22 avril 2020 dans le *Journal of the American Medical Association*, l'étude de 5 700 patients atteints de la maladie de Covid-19 et hospitalisés entre le 1er mars et le 4 avril a révélé que le taux de mortalité global était de 21 %, mais qu'il atteignait 88 % pour ceux qui bénéficiaient d'une ventilation mécanique[14].

Les mauvais soins médicaux ne sont pas le seul facteur ayant contribué à ce taux de mortalité élevé ; l'autre facteur est de façon à peu près certaine la terreur et la solitude. Lorsque le diagnostic de Covid-19 était posé (que ce soit à la suite d'un résultat positif ou en l'absence de tout test), les patients se retrouvaient souvent enfermés contre leur gré dans des établissements de soins pour personnes âgées et coupés du monde extérieur – aucune visite de la famille ou des amis n'était autorisée.

Bien que beaucoup affirment que les taux de maladie imputés au coronavirus ont été gonflés et que le Covid-19 n'est pas pire qu'une mauvaise grippe, il est possible que les chiffres aient été *sous*-estimés. Nombreux sont ceux qui tombent malades et ne le signalent jamais – les minorités et les personnes vivant dans la pauvreté, mais aussi celles qui se méfient du système médical ; et on n'a aucune idée du nombre de personnes qui tombent réellement malades en Chine ou dans les anciens pays du monde communiste. Les tests PCR donnent des faux positifs, mais aussi des faux négatifs, ce qui signifie que de nombreuses personnes peuvent souffrir d'une forme légère de la maladie sans qu'un diagnostic soit posé.

Plus important encore, il est clair que les symptômes du Covid-19 *ne sont pas* les mêmes que ceux de la grippe ordinaire. Les rapports d'autopsie ont révélé que les poumons des victimes du Covid-19 contenaient des caillots sanguins microscopiques, ce qui ne se produit pas chez les patients atteints de la grippe. Dans les plus gros vaisseaux sanguins des poumons, le nombre de caillots sanguins est similaire chez les patients atteints de Covid-19 et de la grippe. Cependant, les capillaires des patients atteints de Covid-19 présentent neuf fois plus de caillots sanguins que ceux des victimes de la grippe. Les capillaires se trouvent dans les petits sacs d'air qui permettent à l'oxygène de passer dans la circulation sanguine et au dioxyde de carbone d'en sortir. En fait, les pathologistes trouvent des caillots dans presque tous les organes[15]. Les dommages, bien sûr, sont imputés à ce virus rusé : « Le nouveau coronavirus est un maître du déguisement [et] utilise un certain nombre de stratagèmes pour infecter nos cellules et se répliquer. »[16]

Selon le professeur Mauro Giacca du King's College de Londres, le Covid-19 rend souvent les poumons complètement méconnaissables. « Ce que vous trouvez dans les poumons des personnes qui sont restées avec la maladie pendant plus d'un mois avant de mourir est quelque chose de complètement différent d'une pneumonie normale, de la grippe ou du virus du SRAS. On observe une thrombose massive. Il y a une perturbation complète de l'architecture pulmonaire – sous certains angles, on ne peut même pas distinguer que c'était un poumon auparavant. »

« Il y a un grand nombre de très grosses cellules fusionnées qui sont positives au virus avec jusqu'à 10, 15 noyaux », a-t-il rapporté. « Je suis convaincu que cela explique la pathologie unique du Covid-19. Ce n'est pas une maladie causée par un virus qui tue les cellules, ce qui a de profondes implications pour la thérapie. »[17] Les « virus » sont bien sûr des exosomes qui tentent d'éliminer les toxines des cellules pulmonaires, mais ils ne sont apparemment pas à la hauteur d'une grave intoxication par les RME[a)], qui semble perturber complètement la structure des cellules pulmonaires.

L'un des principaux symptômes du Covid-19 est l'hypoxie prolongée et progressive, ce qui signifie que le corps est privé d'oxygène. Cela se produit lorsque la molécule d'hémoglobine libère sa molécule de fer. Le fer non fixé dans la circulation sanguine est réactif et toxique, mais normalement le fer est caché dans la molécule d'hémoglobine – le fer est en cage, pour ainsi dire, et transporté en toute sécurité par l'hémoglobine. (La vitamine C a un rôle fondamental à jouer dans le nettoyage des ions ferriques déchaînés.)

Sans l'ion fer, l'hémoglobine ne peut plus se lier à l'oxygène et ne peut donc pas transporter l'oxygène vers les cellules. Pendant ce temps, le fer libéré cause ses dégâts réactifs partout dans le corps. Les dommages causés aux poumons apparaissent sur les tomodensitométries. Les reins libèrent des hormones comme l'érythropoïétine, qui envoient à la moelle osseuse le message d'accélérer la production d'hémoglobine.

L'explication classique de la libération du fer de l'hémoglobine est l'action des glycoprotéines du coronavirus – mais l'action des ondes millimétriques de la 5G est une explication tout aussi valable, en particulier celles à 60 GHz, qui perturbent les molécules d'oxygène. Une observation intéressante concernant le dysfonctionnement des poumons chez les patients atteints de Covid-19 est qu'il est bilatéral (les deux poumons en même temps), alors que la pneumonie

a) Rayons électromagnétiques. (N.d.T.)

ordinaire ne touche généralement qu'un seul poumon[18]. Quel genre de virus sait s'attaquer aux deux poumons ?

Une étude réalisée à Wuhan a montré que plus d'un tiers des patients atteints de coronavirus présentaient des symptômes neurologiques, notamment des vertiges, des maux de tête, des troubles de la conscience, des lésions des muscles squelettiques, une perte de l'odorat et du goût – et plus rarement des crises d'épilepsie et des accidents vasculaires cérébraux[19]. Il ne s'agit pas d'une grippe normale, mais d'une maladie grave.

De plus, à la fin du mois de mars, on a commencé à signaler des décès de nourrissons dus au Covid-19[20]. Au cours des premiers mois, la maladie touchait surtout les personnes âgées, mais les médecins observent une augmentation d'un système inflammatoire appelé maladie de Kawasaki, qui touche les enfants et les adolescents. Appelé « syndrome inflammatoire multisystémique pédiatrique temporairement associé au Covid-19 », il est diagnostiqué sur la base des symptômes. Ces symptômes comprennent une forte fièvre, une éruption cutanée sur le tronc et l'aine, des yeux extrêmement rouges, des lèvres rouges sèches et gercées et une langue enflée de couleur rouge fraise, des mains et des pieds rouges et pelant fortement, ainsi que des ganglions lymphatiques enflés. Des douleurs abdominales sévères et des symptômes gastro-intestinaux, une inflammation du muscle cardiaque et des marqueurs de lésions cardiaques sont d'autres symptômes typiques de la maladie de Kawasaki[21].

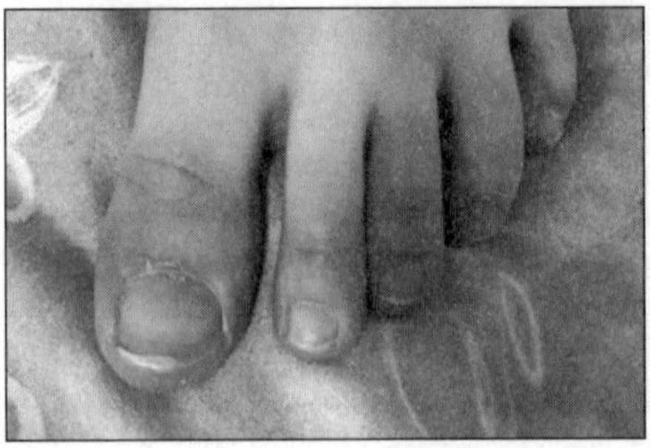

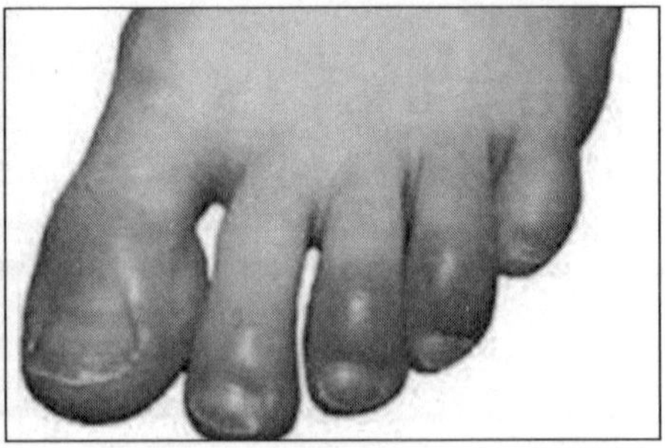

Cependant, ironiquement, le taux de mortalité global chez les enfants a diminué pendant la période de confinement de la pandémie, passant de 700 décès par semaine à bien moins de 500 à la mi-avril et tout au long du mois de mai – un changement attribué aux parents qui n'ont pas suivi le calendrier de vaccination draconien de leurs enfants[22].

Comme le remdesivir a donné des résultats décevants, les responsables de la santé recherchent d'autres remèdes. Une suggestion est la dexaméthasone, un puissant stéroïde qui peut rétrécir le cerveau. La dexaméthasone a du sens si le Covid-19 est une inflammation plutôt qu'une « infection »[23]. En fait, l'une des premières choses que les étudiants en médecine apprennent est que les stéroïdes comme la dexaméthasone aggravent les infections. Puisque la dexaméthasone peut améliorer le Covid-19, cela démontre que la maladie ne peut pas être une infection.

Un autre traitement proposé est le médicament Haldol (halopéridol), parfois appelé vitamine H[24]. L'Haldol est l'un des médicaments antipsychotiques les plus puissants qui existent. Il plonge le patient dans une sorte de stupeur baveuse. Des médecins et des scientifiques français signalent des effets graves lorsque des anti-inflammatoires non stéroïdiens (AINS) tels que l'ibuprofène sont administrés à des patients atteints de Covid-19[25]. Les AINS peuvent provoquer des hémorragies internes, tout comme les médicaments pour la pression artérielle de type inhibiteur de l'ACE/ECA.

Selon les autorités, aucun médicament contre le coronavirus n'est universellement sûr et efficace. Elles découragent les traitements non toxiques ou holistiques, mais l'absence de traitements efficaces de la médecine conventionnelle pousse les patients à chercher des alternatives. Un rapport publié fin mars a attiré l'attention sur les travaux du Dr Vladimir Zelenko, un médecin new-yorkais qui affirme avoir traité près de 700 patients atteints de coronavirus avec un taux de réussite de 100 % en utilisant un médicament contre la malaria appelé sulfate d'hydroxychloroquine avec un supplément de zinc – traitement qui ne coûte que 20 $ sur une période de 5 jours[26]. Le succès est probablement dû au fait que le patient reçoit du zinc et du soufre. Une étude publiée le 22 mai avec une grande attention médiatique dans *The Lancet* et le *New England Journal of Medicine* affirmait que le traitement était inutile et avertissait qu'il pouvait éventuellement causer la mort. Mais le 4 juin, *The Lancet* a rétracté l'étude et s'est excusé auprès de ses lecteurs. « L'étude a été retirée parce que l'entreprise qui a fourni les données n'a pas voulu donner un accès complet à l'information pour un examen indépendant par les pairs [...] Sur la base de ce développement, nous ne pouvons plus garantir la véracité des sources de données primaires. »[27]

Le Dr David Brownstein ne signale aucune hospitalisation chez 85 patients chez lesquels on a diagnostiqué un Covid ou un Covid présumé en utilisant des vitamines A, C et D, du peroxyde d'hydrogène et de l'iode, tout en conseillant aux patients d'éviter le vaccin contre la grippe[28].

L'ozone est une autre thérapie prometteuse[29]. Parmi les autres traitements alternatifs proposés figurent l'acétazolamide (médicament contre le mal de l'altitude), le peroxyde d'hydrogène IV, la vitamine C IV, l'oxygène hyperbare, l'hydrogène gazeux et le dioxyde de chlore[30], mais aucun de ces traitements n'est disponible dans les hôpitaux.

Après le Memorial Day, des foyers de Covid-19 ont éclaté en Arizona, en Oklahoma, en Caroline du Sud et en Floride, ce que les responsables ont imputé à des efforts d'atténuation relâchés (s'amuser à la plage ou aller dans un bar, ne pas porter de masque facial et ne pas pratiquer la distanciation sociale). Selon un responsable, « dans certains comtés, la majorité des personnes testées positives ont moins de 30 ans, et cela résulte généralement de la fréquentation des bars »[31]. Ces nouveaux cas sont-ils simplement dus à une augmentation des tests avec de nombreux faux positifs ? Ou au virus rusé qui infecte les gens par transmission de personne à personne ? Ou au déploiement continu de la technologie 5G dans les petites villes et dans le Sud-Ouest, et à une exposition plus longue à la 5G au fil des semaines et des mois ?

À la mi-juin, les agences gouvernementales faisaient état d'une augmentation des cas au Texas, en Alabama et en Virginie. « Les résultats indiquent que le risque d'une deuxième vague importante d'épidémies reste faible si les communautés continuent à mettre en œuvre des levées planifiées prudentes et progressives des restrictions qui limitent la foule et les déplacements vers les commerces non essentiels [...] sans vigilance en matière de masquage, d'hygiène et de désinfection, certains comtés du Sud resteront à haut risque. »[32] Les responsables de la santé ont prévenu que le fait de déconfiner les États trop tôt pourrait avoir des « conséquences désastreuses ». Début juillet, le Texas a fait marche arrière et a rendu les masques obligatoires.

Bien que l'augmentation des tests avec l'inutile test PCR ait sans aucun doute généré un nombre plus élevé de cas de Covid, les hospitalisations ont également augmenté. La courbe ne s'est pas aplatie, elle est en train de remonter[33]. Les hospitalisations ont également augmenté en Californie, malgré les mesures strictes de masquage et de distanciation sociale prises dans cet État depuis le début de l'année.

La Suède est d'abord apparue comme un phare parmi les nations en renonçant à un confinement obligatoire, avec des usines, des entreprises, des bars et des restaurants restant ouverts, et un taux de maladie et de mortalité inférieur à celui des autres pays européens. Alors que le tourisme s'est arrêté dans le reste de l'Europe, il a prospéré en Suède. Cependant, le nombre de cas et de décès a commencé à augmenter en avril, le nombre total de décès dépassant désormais 5 000. Est-ce parce que la Suède n'a pas respecté les consignes de confinement et de port du masque ? Ou est-ce dû au déploiement de la 5G, qui a débuté en mars ? Un article du 6 avril indiquait que « La Suède est en train de mettre en place des réseaux de télécommunications mobiles 5G super rapides, offrant aux utilisateurs des vitesses de navigation plusieurs fois supérieures à celles de la technologie 4G existante »[34]. Le premier décès lié au Covid-19 en Suède remonte au 10 mars[35].

Le fait qu'aucune explosion de cas ne se soit produite dans les grandes villes, après les manifestations du Memorial Day, a laissé les responsables de la santé perplexes. Les zones de protestation comme New York, Chicago, Minneapolis et Washington n'ont pas connu d'augmentation du nombre de cas, même si des milliers de manifestants ne portaient pas de masque et ne pratiquaient pas la distanciation sociale. Sur les treize villes concernées, seule Phoenix a connu une augmentation des cas et des hospitalisations, que les responsables ont imputée à la décision de mettre fin à l'ordre de rester chez soi en Arizona et d'assouplir les restrictions imposées aux entreprises : « Les résidents de l'Arizona qui ont été confinés pendant six semaines ont inondé les bars de la région de Phoenix, ignorant les règles de distanciation sociale. »[36] Le coronavirus rusé s'est apparemment concentré sur ces citoyens respectueux de la loi, mais pas sur les manifestants qui envahissaient les rues.

Les politiques officielles du gouvernement pour limiter le Covid-19 sont l'auto-isolement, la distanciation sociale, le lavage des mains, le nettoyage des surfaces (hygiène environnementale) et les masques faciaux – car « le coronavirus peut se propager simplement en parlant ou en respirant ». Le seul traitement recommandé pour les personnes en phase aiguë de l'infection est la mise sous respirateur.

Beaucoup ont souligné que les pores des meilleurs masques faciaux (même les respirateurs N95) sont dix fois plus grands que n'importe quel « virus ». Une étude publiée en mai 2020 dans *Emerging Infectious Diseases* a passé en revue les preuves de l'efficacité des « mesures de protection individuelle non pharmaceutiques et des mesures d'hygiène environnementale dans les milieux autres que les soins de santé ». Les preuves issues de quatorze essais contrôlés randomisés de ces mesures n'ont pas permis de constater que le lavage des mains, l'hygiène environnementale ou l'utilisation de masques faciaux avaient un quelconque effet sur la réduction de la transmission des maladies dites infectieuses[37]. Qui plus est, les étiquettes apposées sur les boîtes de masques préviennent spécifiquement que les masques « ne fourniront aucune protection contre le COVID-19 (Coronavirus) ou d'autres virus ou contaminants ».

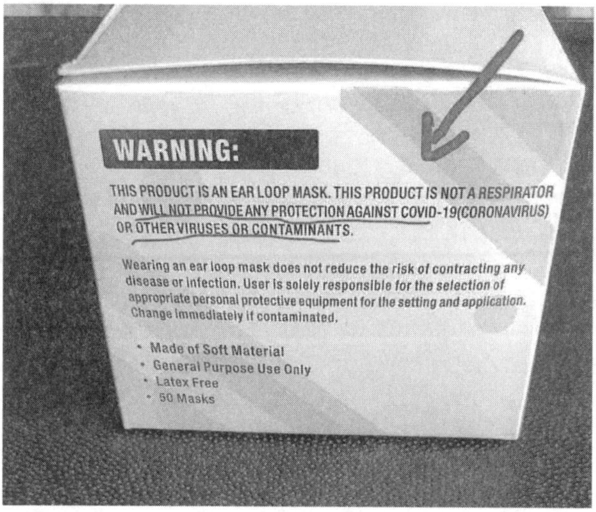

De plus, le port d'un masque peut avoir des effets néfastes graves sur la santé, notamment des maux de tête, une résistance accrue des voies respiratoires, une accumulation de dioxyde de carbone et une hypoxie, en particulier dans le cas du masque respiratoire N95 ajusté[38]. Dans une étude, un tiers des travailleurs de santé portant le masque respiratoire N95 ont souffert de maux de tête et 60 % ont dû prendre des analgésiques pour les soulager[39]. Le port d'un masque peut entraîner une réduction de l'oxygénation du sang (hypoxie) ou une élévation du CO_2 sanguin (hypercapnie). Le masque N95, s'il est porté pendant des heures, peut réduire l'oxygénation du sang jusqu'à 20 %, ce qui peut entraîner une perte de conscience. L'Occupational Safety and Health Administration (OSHA) prévient que les masques risquent de créer un environnement pauvre en oxygène et ne sont pas efficaces pour prévenir les maladies[40].

Récemment, en Chine, deux garçons sont tombés raides morts alors qu'ils couraient pendant un cours d'éducation physique, masque sur le visage[41]. Néanmoins, les autorités de Los Angeles ont décrété que les *Angelinos* devaient porter un masque lorsqu'ils étaient à l'extérieur. La nouvelle loi exige le port d'un masque pour la marche, la course, le cyclisme, la trottinette, le roller, le skateboard et toutes les activités de plein air, à l'exception des activités aquatiques[42].

Un examen récent de la science relative aux mesures Covid-19 de nature sociale a conclu que les masques et les respirateurs ne fonctionnent pas. « Aucune étude [essai contrôlé randomisé] avec des résultats vérifiés ne montre un avantage pour les [travailleurs de santé] ou les membres de la collectivité dans leur foyer à porter un masque ou un respirateur. Il n'existe aucune étude pareille. Absolument aucune. De même, il n'existe aucune étude montrant un avantage d'une mesure générale de port du masque en public [...] De plus, s'il y avait un avantage à porter un masque en raison de son pouvoir de blocage des gouttelettes et particules d'aérosol, alors il devrait y avoir plus d'avantages à porter un respirateur (N95) par rapport à un masque chirurgical, mais plusieurs grandes méta-analyses et tous les ECR [essais contrôlés randomisés] prouvent qu'il n'y a pas d'avantage relatif de ce type. »[43]

Quant à la distanciation sociale, les responsables de la santé ont culpabilisé le monde entier en avertissant que les porteurs asymptomatiques (ceux qui sont porteurs du virus mais ne présentent aucun symptôme de la maladie) pourraient « alimenter la propagation » de la maladie de manière furtive. Un article publié sur GreenMedInfo.com énumère treize études montrant que la distanciation sociale augmente la mortalité chez les patients cardiaques et les diabétiques, provoque la dépression et raccourcit généralement la vie[44]. De plus, de telles politiques ne font rien de bon. En juin, le Dr Maria van Kerkhove, chef de l'unité des maladies émergentes et des zoonoses de l'OMS, a annoncé : « D'après les données dont nous disposons, il semble encore rare qu'une personne asymptomatique transmette effectivement le virus à un individu secondaire. »[45]

En matière d'assainissement de l'environnement, certaines directives frisent le ridicule. Une étude suggère que le fait de tirer la chasse d'eau sans le couvercle abaissé pourrait propager le coronavirus[46]. La théorie est qu'en tirant la chasse d'eau pour évacuer les selles dans les toilettes, celles-ci se retrouvent en aérosol dans l'air. Évidemment, vous ne pouvez pas vous transmettre le virus, donc ce n'est pas grave si vous regardez le contenu de vos toilettes s'évacuer. De plus, les membres de votre foyer ont déjà été exposés à vos « virus ». Le véritable risque concerne donc les personnes qui invitent des groupes d'inconnus à regarder leurs selles quitter la cuvette. Les citoyens sont invités à s'abstenir de cette dangereuse façon de faire.

Bien que les données scientifiques ne permettent pas d'affirmer que la distanciation sociale et l'utilisation de masques sont un moyen de lutter contre les maladies, les autorités scolaires proposent sérieusement de faire porter des masques et d'imposer une distanciation sociale aux élèves des écoles primaires lorsqu'ils retourneront en classe en septembre. Le district scolaire de New Albany, dans l'Ohio, a poussé ces politiques encore plus loin : outre des masques et la distanciation sociale, il exige que chaque élève porte une balise électronique permettant de suivre sa position à quelques mètres près tout au long de la journée. L'appareil enregistrera l'endroit où les élèves sont assis dans chaque salle de classe, montrera qui ils rencontrent et à qui ils parlent, ainsi que les groupes qui se forment. Ces dispositifs pourraient également être utilisés pour les élèves plus jeunes qui ne disposent pas de smartphones[47]. Pour compiler toutes les données provenant des balises de suivi, les écoles auront besoin d'un service Wi-Fi puissant que seule la 5G – installée à l'intérieur des bâtiments – peut fournir.

Sans la théorie du virus (et même *avec* la théorie du virus), les masques, la distanciation sociale et le confinement n'ont aucun sens. Ironiquement, l'avènement de la 5G et des CEM des téléphones portables et autres appareils nous donne de bonnes raisons d'éviter les situations de foule. Prenez la répétition d'une chorale, avec quelques douzaines de personnes serrées les unes contre les autres, la plupart avec des téléphones portables dans leur poche et éventuellement une antenne de téléphonie mobile dans le clocher de l'église : c'est la situation parfaite pour créer des maladies chez les personnes électrosensibles.

Pensez aux usines de conditionnement de viande, où des centaines de personnes se tiennent à proximité les unes des autres, toutes munies de téléphones portables, avec éventuellement la 5G installée à l'intérieur du bâtiment pour suivre le produit, et le stress supplémentaire de l'électro-smog des tapis roulants industriels et du ronronnement constant des machines électriques. (Les travailleurs des petites usines, généralement situées dans des zones plus rurales et dépourvues de tapis roulants et autres équipements électriques, seront moins sujets.)

Pensez aux écoles, aux immeubles de bureaux, aux universités et aux stades – où la 5G est prévue, et a même été installée secrètement (sous couvert de désinfection) pendant la période de confinement du coronavirus. La nouvelle vague de maladie prévue en septembre est probable, les étudiants retournant dans les salles de cours, nouvellement câblées pour la 5G (et encore une fois, la plupart avec des téléphones portables)[48]. Ou imaginez des dizaines de milliers de personnes entassées dans un stade, désormais équipé de la 5G pour que chacun puisse utiliser son téléphone. « Verizon construit son réseau 5G Ultra Wideband pour soutenir les changements transformationnels dans de multiples industries, y compris le sport et le divertissement », a déclaré Kyle Malady, directeur de la technologie chez Verizon. « Cette technologie de nouvelle génération peut améliorer l'expérience des fans avec le potentiel de révolutionner la façon dont les sports sont regardés et pratiqués. Des vitesses de téléchargement plus rapides, une bande passante plus large et une latence plus faible sur les appareils mobiles compatibles avec la 5G grâce au service 5G Ultra Wideband de Verizon ne sont que le début. »[49]

Des épidémies dans les usines, les écoles, les théâtres et les stades ne manqueront pas de se produire et sembleront confirmer la théorie du virus contagieux.

Les responsables de la santé qui ont prédit une « deuxième vague » en septembre auront la satisfaction d'avoir raison… et la justification pour aller de l'avant avec leur solution promise : un vaccin.

CHAPITRE 13

UN VACCIN POUR LE COVID-19

L'histoire de la vaccination commence en 1796 avec Edward Jenner, du Gloucestershire, qui a administré le premier vaccin contre la variole. À cette époque, de nombreux paysans observaient que les laitières avaient généralement une belle peau sans taches, preuve qu'elles n'avaient jamais contracté la variole. La raison, selon certains, était que leur exposition à la variole bovine, qui était une variante bovine bénigne de la variole, les avait immunisées contre la forme humaine de la maladie. Certains ruraux croyaient à la superstition selon laquelle, après un cas de variole bovine, on ne pouvait plus jamais contracter la variole – une croyance contredite par les observations des médecins de l'époque[1].

Évidemment, il existe une bien meilleure explication à la beauté de la peau des laitières : contrairement à la plupart des gens de l'époque, elles avaient un accès quotidien à une superbe source de nutrition (notamment une riche source de vitamine C) et au premier aliment probiotique de la nature. Une bonne nutrition (y compris de bons probiotiques) protégeait les laitières contre des maladies comme la variole – une bonne nutrition nous protège tous des maladies. Bien sûr, la prévention des punaises de lit grâce à de bonnes conditions sanitaires joue également un rôle important, mais il est peu probable que les laitières dormaient dans des lits propres. Si elles se faisaient piquer, leur excellente alimentation à base de lait les protégeait.

Le 14 mai 1796, Jenner a testé son hypothèse en inoculant James Phipps, un garçon de 8 ans qui était le fils du jardinier de Jenner. Il a frotté le pus de pustules de variole sur les mains d'une laitière et a inoculé le pus dans le bras de l'enfant.

Jenner excellait dans l'autopromotion, et en 1802 le gouvernement anglais lui accorda 10 000 £ pour poursuivre ses « expériences ». Jenner prétendait que son vaccin conférait une immunité parfaite à vie. Malheureusement, les statistiques tirées des *Reports of the Registrar General of England* indiquent que le vaccin n'a pas été un succès, les décès dus à la vaccination étant plus nombreux que ceux dus à la variole jusqu'au début des années 1900[2]. En

1831, une épidémie de variole dans le Wurtemberg, en Allemagne, a coûté la vie à près de 1 000 personnes qui avaient été vaccinées ; et la même année, 2 000 personnes vaccinées à Marseille, en France, ont contracté la variole. En 1854-1863, après l'instauration des programmes de vaccination obligatoire en Europe, la variole a fait plus de 33 000 victimes, et d'autres épidémies ont suivi – épidémies au cours desquelles des milliers de personnes vaccinées sont mortes. Les lois sur la vaccination obligatoire en Angleterre ont été abrogées en 1907, leur échec étant alors trop criant pour être dissimulé.

Pendant l'une des pires épidémies de variole en Angleterre, entre 1870 et 1872, la ville de Leicester a adopté une approche différente. Elle a instauré un système d'assainissement et de quarantaine, si bien qu'il n'y a eu qu'un seul décès dû à la variole à Leicester pendant l'épidémie.

Louis Pasteur a suivi les traces de Jenner en développant un vaccin contre le choléra des poules (qui n'a pas fonctionné) et contre l'anthrax (qui a été imposé à de nombreux agriculteurs, qui ont signalé que leurs moutons mouraient quand même[3]), et enfin, en 1855, contre la rage (également appelée hydrophobie). Le principe était que si l'on pouvait créer une source de maladie moins virulente et l'inoculer à une personne en bonne santé, celle-ci développerait une immunité et ne tomberait pas malade lorsqu'elle rencontrerait la vraie maladie.

Même à l'époque de Pasteur, les médecins doutaient que l'hydrophobie fût une maladie spécifique ; les chiens devenaient vicieux à cause de la faim et de la négligence ; et une maladie neurologique menant à la folie pouvait survenir à la suite de n'importe quel type de blessure, en particulier une blessure par perforation. La cause la plus probable de la rage est une forme de tétanos ou de botulisme – tous deux associés à des toxines de clostridium que les bactéries produisent dans des conditions anaérobiques, comme dans les blessures par perforation. À l'époque de Pasteur, les médecins obtenaient d'excellents résultats dans le traitement des morsures de chien en les cautérisant avec de l'acide carbonique. Un médecin a rapporté avoir cautérisé environ 400 victimes de morsures de chien sans qu'aucune ne développe un cas d'hydrophobie[4].

Mais Pasteur pensait qu'il pouvait prévenir la rage en vaccinant les victimes de morsures de chien. Il créa le vaccin contre la rage en prélevant de la salive, du sang et une partie du cerveau ou de la moelle épinière (généralement le liquide céphalo-rachidien) d'un animal suspect et en l'injectant à un lapin vivant, puis en faisant vieillir et sécher les cellules de la moelle épinière du lapin afin de pouvoir les injecter à des êtres humains.

Son premier patient, un garçon de 9 ans gravement mordu, reçoit le vaccin – *après qu'un médecin a cautérisé la plaie* – et guérit. Pasteur proclame son succès – mais d'autres n'ont pas eu cette chance. Un certain Dr Charles Bell Taylor, écrivant dans une publication appelée *National Review* en juillet 1890, a énuméré de nombreux cas dans lesquels les patients de Pasteur sont morts, alors que les chiens qui les avaient mordus sont restés en bonne santé[5]. L'un d'eux était le roi Alexandre de Grèce. Dans ses propres rapports, Pasteur a truqué les chiffres pour faire croire qu'il avait un taux de réussite élevé[6].

Dans la pratique de la médecine, il arrive que le dogme sur un certain sujet devienne si rigide que même lorsque la vérité crève les yeux, les médecins ne peuvent tout simplement pas la voir. C'est le cas concernant le concept d'immunité « permanente » contre les maladies infectieuses. Les étudiants en médecine apprennent très tôt dans leur formation que notre système immunitaire est organisé autour du principe selon lequel si on attrape une maladie infectieuse une fois, on ne l'attrapera plus jamais. C'est censé être dû au fait que les deux phases de notre système immunitaire travaillent ensemble pour créer une mémoire d'un virus ou d'une bactérie qui dure toute la vie. Au cours du siècle dernier, les scientifiques ont étudié les détails intimes de cette mémoire immunitaire afin de fournir la base théorique des vaccins. La théorie immunitaire découle également de la simple observation que personne ne contracte les maladies infantiles typiques deux fois dans sa vie. Comme beaucoup d'idées en médecine, cependant, la vérité pourrait être bien plus compliquée.

Deux observations simples mettent en doute le principe de l'immunité à vie. La première est que certaines maladies bactériennes, comme l'angine streptococcique, ont tendance à se reproduire. En fait, il n'existe pas de concept d'immunité à vie en ce qui concerne les infections bactériennes. Quant aux infections virales, on peut facilement observer que la plupart des gens contractent de nombreux rhumes et grippes au cours de leur vie. Les scientifiques expliquent généralement cela en disant qu'il s'agit simplement de différents « virus » que l'on attrape, et que le fait d'être immunisé contre l'un d'entre eux ne confère pas une immunité contre les autres.

Nous savons également et acceptons généralement le fait qu'un enfant qui contracte la varicelle est susceptible, plus tard dans sa vie, d'avoir une deuxième manifestation de la varicelle appelée *zona*. On pense que le zona est causé par le même virus, mais avec un tableau clinique différent. De même, de nombreuses personnes ont connu des poussées répétées de boutons de fièvre ou d'herpès. Il n'existe donc pas d'immunité à vie dans ces cas-là.

Il est intéressant de noter qu'à l'époque où Pasteur et d'autres formulaient la théorie des germes de la maladie, ainsi que son corollaire, l'immunité à vie, de nombreux scientifiques et médecins n'étaient pas d'accord. L'un de ces dissidents était le professeur Alfred Russel Wallace. Dans son livre *The Wonderful Century*, il a dit ce qui suit à propos de la variole :

> Très peu de personnes subissent deux fois un accident donné – un naufrage, un accident de chemin de fer ou de carrosse, ou un incendie dans une maison. Pourtant, un seul de ces accidents ne confère pas l'immunité contre une seconde occurrence. Le fait de prendre pour acquis que les secondes attaques de la variole, ou de toute autre maladie

> zymotique, sont d'un degré de rareté tel qu'elles prouvent une certaine immunité ou protection, indique l'incapacité de traiter ce qui est une question purement statistique.

Wallace décrit une étude réalisée par le Dr Adolf Vogt, professeur d'hygiène et de statistiques sanitaires à l'université de Berne, en Suisse. Vogt a compilé des données sur les personnes qui avaient contracté la variole et sur leur susceptibilité ultérieure à d'autres épisodes de variole. Il a constaté que les personnes qui avaient eu un épisode de variole étaient en fait 63 % plus susceptibles de souffrir d'un second épisode que celles qui n'avaient jamais eu de cas de variole. Vogt a conclu : « Tout cela justifie notre maintien que la théorie de l'immunité par une attaque antérieure de variole, qu'il s'agisse de la maladie naturelle ou de celle produite artificiellement, doit être reléguée au domaine de la fiction. »

Wallace a ensuite prouvé que les personnes vaccinées contre la variole avaient en fait un taux de mortalité par variole beaucoup plus élevé que celles qui n'étaient pas vaccinées. En particulier, Wallace a étudié le taux de mortalité élevé dû à la variole chez les soldats fortement vaccinés de l'armée américaine, en le comparant aux résultats obtenus par les méthodes d'assainissement employées par la ville de Leicester en Angleterre. Voici la conclusion de Wallace :

> Il est donc complètement démontré que toutes les déclarations par lesquelles le public a été trompé pendant tant d'années quant à l'immunité presque complète de l'armée et de la marine revaccinées sont absolument fausses. Tout cela n'est que ce que les Américains appellent du « bluff ». Il n'y a pas d'immunité. Ils n'ont aucune protection. Lorsqu'ils sont exposés à l'infection, ils souffrent tout autant que les autres populations, voire plus. Au cours de l'ensemble des dix-neuf années 1878-1896 incluse, Leicester non vaccinée a eu si peu de décès par variole que le Registrar-General présente la moyenne par la décimale 0,01 pour 1 000 habitants égale à 10 par million, alors que pendant les années 1876-1889, il y a eu moins d'un décès par an. Nous avons là une véritable immunité, une véritable protection ; or elle est obtenue par le soin apporté à l'assainissement et à l'isolement, associé à la négligence quasi totale de la vaccination. Ni l'armée ni la marine ne peuvent faire état de tels résultats.[7]

Il est clair que la protection par la vaccination contre des maladies comme la variole est une vilaine superstition qui doit être abandonnée. Dans le même temps, nous devons abandonner le concept d'une immunité à vie conférée par l'activité de notre système immunitaire.

Mais que penser de l'observation selon laquelle les enfants ne contractent pratiquement jamais deux fois la rougeole dans leur vie ? Dans ce cas, il y a si peu d'études réelles sur ce phénomène qu'il est difficile de tirer des conclusions définitives. Mais nous devons nous rappeler que les maladies infantiles typiques telles que la rougeole, les oreillons, la coqueluche et la varicelle sont mieux comprises comme des processus de croissance et de maturation normaux pour l'enfant. Si c'est le cas, il n'y aurait aucune raison pour que les enfants passent par ces processus plus d'une fois dans leur vie. Après tout, un têtard ne se transforme en grenouille qu'une fois ; une chenille ne devient papillon qu'une fois.

La rougeole est un processus de détoxification, de transformation et de croissance. S'il est contrarié, notamment par une injection qui modifie clairement nos réponses « immunitaires », il ne peut se passer que des choses pires. C'est ce que révèlent clairement les nombreuses études montrant que les enfants qui traversent des maladies infantiles typiques comme la rougeole ont moins de maladies chroniques au cours de leur vie. L'organisme fabrique probablement un produit chimique ou une protéine que nous appelons un anticorps pour marquer cet événement. Mais il est loin d'être clair que les anticorps protègent de quoi que ce soit, ou que ces maladies infantiles sont contagieuses. Nous devons avoir le courage et la perspicacité de repenser l'ensemble du concept de maladie.

Pour les sociétés pharmaceutiques, cependant, le concept d'introduction d'une petite quantité d'une bactérie, d'un virus ou d'une toxine dans le corps pour créer une immunité à vie soutient la pratique de la vaccination, et au début du XXe siècle, elles s'en donnaient à cœur joie pour produire des vaccins pour toutes les maladies auxquelles elles pouvaient penser. Les soldats américains faisaient de bons cobayes et se plaignaient dans leurs lettres de recevoir un vaccin chaque semaine. Beaucoup ont supposé que les effets de la grippe espagnole aient été exacerbés sur les bases militaires par toutes ces vaccinations infligées aux troupes, y compris une expérience grossière de vaccination contre la méningite bactérienne[8]. (Un autre facteur à l'origine du nombre élevé de décès parmi les soldats américains était l'utilisation d'aspirine, souvent à doses énormes, qui a sans doute contribué aux hémorragies excessives qui ont emporté tant de personnes.)

Le processus de création des vaccins modernes implique de nombreux secrets commerciaux et de nombreux ingrédients. À l'insu du public, la controverse se poursuit pour savoir quel processus donne les meilleurs résultats et les plus sûrs – car les réactions graves aux vaccins sont monnaie courante. Cependant, lorsqu'on comprend les principes de base de la fabrication de tous les vaccins viraux modernes, on voit tout de suite clairement à quel point l'ensemble du processus est frauduleux, mais aussi comment la production de vaccins viraux modernes contribue à prouver que ces virus ne peuvent pas être à l'origine des maladies dont ils sont accusés.

Pour produire un vaccin moderne, les techniciens commencent par prélever des fluides biologiques sur une personne infectée, généralement des sécrétions respiratoires ou du liquide provenant de lésions cutanées. Ce liquide contient vraisemblablement des millions de copies du virus – ainsi qu'un nombre incalculable de composants provenant de débris cellulaires. Le fluide est ensuite centrifugé pour concentrer le virus. L'étape suivante consiste à inoculer ce liquide centrifugé à diverses cultures de tissus, généralement des tissus dérivés de cellules rénales de singe, de tissus de fœtus humains avortés ou d'œufs de poule. Certaines entreprises ont proposé d'utiliser des tissus cancéreux comme cultures, car ils sont « plus faciles à cultiver en grande quantité », mais cette pratique est encore considérée comme trop risquée.

Il s'avère que les virus qui sont censés nous tuer tous ne sont pas assez puissants pour infecter les cultures de tissus. Cela signifie que pour aider le virus prélevé sur le patient malade à lyser (tuer) les cellules du tissu, il faut d'abord affamer et empoisonner le tissu. Une fois le tissu suffisamment affaibli, le virus peut infecter les cellules, y injecter son matériel génétique et produire des millions de copies de lui-même. C'est la théorie, du moins.

Le tissu infecté qui en résulte est un mélange malsain de la morve d'origine (maintenant congelée et distribuée dans le monde entier à toutes les sociétés de fabrication de vaccins comme matériau de base), des toxines (antibiotiques, agents oxydants, etc.) utilisées pour affaiblir le tissu, des débris provenant de la décomposition du tissu et des « virus » qui émergent de ce processus. On ajoute souvent quelques étapes de purification légère à ce stade, mais jamais rien qui s'approche de l'isolement et de la purification des virus. Enfin, des conservateurs (généralement du mercure pour les flacons multidoses, toujours utilisés pour le vaccin contre la grippe) et des stabilisateurs (comme le polysorbate 80, un émulsifiant qui détruit la barrière hémato-encéphalique) sont ajoutés au produit final. Il s'agit d'un vaccin viral vivant.

Un vaccin viral « mort » ou atténué comprend toutes les étapes ci-dessus, puis une dernière étape de stérilisation thermique ou chimique à la fin pour « tuer » ou au moins neutraliser le virus. Même si l'on ne peut pas dire que les virus soient vivants au sens où on l'entend, ils sont néanmoins « tués » (généralement par la chaleur) au cours de cette étape. Ensuite, un adjuvant, généralement de l'aluminium, est ajouté au produit final pour s'assurer que la personne qui reçoit le mélange tente de l'éliminer de son corps et de produire ainsi des anticorps, considérés comme la preuve d'une réponse immunitaire qui protégera contre la maladie.

Une autre façon de fabriquer un vaccin viral atténué ou inactif est à partir de tissus morts, tués. Ensuite, les techniciens isolent des particules protéiques uniques à partir du tissu mort, parfois même ils produisent ces particules de manière synthétique. Après cela, ils ajoutent des adjuvants et des conservateurs, dont l'aluminium. L'aluminium, ajouté au reste de ces produits chimiques toxiques, est probablement le coupable de la création des réactions inflammatoires excessives qui se produisent fréquemment avec tout vaccin viral atténué – et qui sont l'une des principales caractéristiques du syndrome de Covid-19. Ce serait certainement un projet de recherche intéressant pour quelqu'un qui suivrait la relation entre l'utilisation antérieure d'un vaccin et le développement ultérieur des symptômes du syndrome Covid-19 chez les adultes et les enfants.

Le message que les Américains reçoivent tous les matins dans les journaux et tous les soirs au JT est qu'un vaccin contre le Covid-19 va nous sauver – avec des vaccins obligatoires pour tous, on peut retourner à la vie normale, et les scientifiques nous auront sauvé la mise.

Les fabricants du vaccin jouiront d'une immunité juridique totale, et il sera mis sur le marché en toute hâte, faisant ses débuts en janvier 2021. L'absence de responsabilité signifie que le consommateur n'a aucun recours, quelle que soit la gravité du préjudice subi par lui-même ou par son enfant, quel que soit le coût des soins après le préjudice, et que les fabricants de vaccins ne sont absolument pas incités à produire un vaccin sûr ou efficace.

Même si un virus est à l'origine du Covid-19, les fabricants sont confrontés à un certain nombre d'obstacles. Tout d'abord, le virus a déjà « muté en au moins 30 variants génétiques différents »[9]. Parmi ces variants, on en compte 19 qui n'ont jamais été vus auparavant, ainsi que des « modifications rares que les scientifiques n'auraient jamais pu imaginer ». En outre, la production d'un si grand nombre de vaccins en si peu de temps représente un défi de taille.

Comme le décrit un article publié par Children's Health Defense[10], la solution proposée par les entreprises pharmaceutiques est un nouveau type de vaccin capable de « déjouer » la nature en utilisant des technologies vaccinales de nouvelle génération telles que le transfert de gènes et les nanoparticules auto-assemblées – ainsi que de nouveaux mécanismes invasifs d'administration et d'enregistrement des vaccins tels que les tatouages à points quantiques lisibles par smartphone – qui nécessiteront la vaste capacité des réseaux 5G pour être lus et traités.

Pour produire rapidement un vaccin pour le monde entier, ils devront également développer de nouvelles techniques de fabrication qui contournent les processus lents de la production traditionnelle de vaccins. Ces nouvelles techniques font appel au génie génétique (technologie de l'ADN recombinant) soumis à des « systèmes d'expression » (bactéries, levures, cellules d'insectes, cellules de mammifères ou plantes comme le tabac) pour produire ce qu'on appelle des « vaccins sous-unités ». Le vaccin problématique contre l'hépatite B a été le premier à utiliser cette toute nouvelle approche de production de vaccins, et un certain nombre des vaccins Covid-19 actuellement en cours de développement font appel à ces techniques. Cependant, les vaccins sous-unitaires doivent être associés à des adjuvants « immuno-potentialisants » (très probablement de l'aluminium) qui peuvent déclencher une réponse immunitaire inflammatoire.

Les vaccins à ADN et à ARN messager (ARNm), qui sont essentiellement une forme de thérapie génique, sont encore plus récents. Alors que les vaccins traditionnels introduisent un antigène vaccinal pour produire une réponse immunitaire (ce qui ne signifie pas réellement que le receveur est immunisé), les vaccins à base d'acide nucléique envoient plutôt à l'organisme des instructions pour produire l'antigène lui-même. Comme l'explique un chercheur, les acides nucléiques « amènent les cellules à produire des morceaux du virus », de sorte que le système immunitaire « monte une réponse à ces morceaux du virus ».

Les vaccins à ADN sont destinés à pénétrer jusqu'au noyau d'une cellule. Selon un chercheur en biotechnologie, « c'est une tâche incroyablement difficile étant donné que nos noyaux ont évolué de manière à empêcher toute pénétration d'ADN étranger »[11]. La nature a peut-être une raison de protéger le noyau de l'invasion génétique !

Lorsque certains vaccins à ADN ont fait l'objet d'essais cliniques à la fin des années 2000, ils se sont révélés d'une « puissance sous-optimale », c'est-à-dire qu'ils n'ont pas fonctionné. Les scientifiques ont alors eu l'idée d'améliorer l'administration des vaccins par « électroporation » – des chocs électriques appliqués à l'endroit où le vaccin est administré (à l'aide d'un appareil intelligent) pour rendre les membranes cellulaires plus perméables et faire pénétrer l'ADN dans les cellules. L'électroporation reste aujourd'hui une caractéristique essentielle de la conception de certains candidats vaccins Covid-19.

Un second aspect des vaccins à ADN – leurs propriétés d'altération des gènes – est également troublant. Par définition, les vaccins à ADN s'accompagnent du risque « d'intégration d'un ADN exogène dans le génome de l'hôte, ce qui peut provoquer une mutagenèse grave et induire de nouvelles maladies ». Formulé en termes plus compréhensibles, « la perturbation par l'ADN est comme l'insertion d'un ingrédient étranger dans une recette existante, ce qui peut modifier le plat obtenu ». L'incorporation permanente de gènes synthétiques dans l'ADN du receveur produit en fait un être humain génétiquement modifié, dont on ignore les effets à long terme.

En ce qui concerne la thérapie génique par ADN, un chercheur a déclaré : « Les intégrations génétiques utilisant des thérapies géniques virales [...] peuvent avoir un effet dévastateur si l'intégration a été placée au mauvais endroit dans [le] génome. » Discutant spécifiquement des vaccins à ADN, la *Harvard College Global Health Review* note que ces vaccins pourraient provoquer une inflammation chronique, car le vaccin pousse continuellement le système immunitaire à produire des anticorps. D'autres préoccupations concernent l'intégration possible d'un ADN étranger dans le génome hôte de l'organisme, entraînant des mutations, des problèmes de réplication de l'ADN, des réactions auto-immunes et l'activation de gènes cancérigènes (pensez aux enfants atteints de malformations congénitales et de cancer à un stade précoce de leur vie).

Les vaccins à ARNm sont « particulièrement adaptés à un développement rapide » et ont attiré l'attention en tant que « pionniers du coronavirus ». Les vaccins à ARNm permettraient d'économiser « des mois ou des années de normalisation et de mise en place d'une production de masse ». Les vaccins à ARNm ne doivent atteindre que le cytoplasme de la cellule plutôt que le noyau (un « défi technique apparemment plus simple »), bien que l'approche exige encore « des technologies d'administration qui peuvent garantir la stabilisation de l'ARNm dans des conditions physiologiques ». Cela implique « des modifications chimiques pour stabiliser l'ARNm » et des nanoparticules liquides pour « le conditionner sous une forme injectable ».

Malheureusement pour les entreprises pharmaceutiques, les vaccins à ARNm ont présenté une composante inflammatoire « intrinsèque » qui rend difficile l'établissement d'un « profil bénéfice-risque acceptable ». Les enthousiastes de l'ARNm admettent que l'on ne comprend pas encore suffisamment l'inflammation et les réactions auto-immunes qui peuvent résulter du vaccin. Cela fait planer le spectre d'un véritable désastre si les autorités réglementaires accèdent au souhait des fabricants de vaccins à ARNm Covid-19 de disposer d'un « processus accéléré pour que les vaccins à ARNm puissent être administrés plus rapidement ».

L'expérience du vaccin contre la dengue – qui a en fait augmenté les risques de la dengue – est un bon exemple de vaccin mis au point à la va-vite[12]. La fièvre de la dengue est une maladie courante dans plus de 120 pays et, comme le coronavirus, elle est la cible d'un vaccin depuis de nombreuses années. Le développement et l'homologation du vaccin Dengvaxia® par Sanofi ont duré plus de vingt ans et coûté plus de 1,5 *milliard* de dollars américains. Mais le développement du vaccin s'est avéré difficile. Les anticorps du vaccin contre la dengue aggravaient souvent l'infection – ce que l'on appelle dans le jargon vaccinal le « renforcement de la maladie » – en particulier chez les nourrissons et les enfants. Lorsque le vaccin a été administré à des milliers d'enfants aux Philippines, au moins 600 sont morts. Le gouvernement philippin a interdit définitivement le vaccin dans le pays.

Un autre vaccin lancé à la hâte, celui pour la grippe porcine, a été un fiasco total. Début 1976, après que plusieurs soldats furent tombés gravement malades à Fort Dix, dans le New Jersey, prétendument à cause de la grippe porcine, le président Gerald Ford a annoncé un plan visant à accélérer la production d'un vaccin afin que chaque Américain puisse être vacciné. Mais les fabricants ont reculé devant le spectre de la responsabilité en cas de blessures causées par le vaccin et une entreprise a produit deux millions de doses avec la « mauvaise souche ». Le Congrès a adopté une loi d'exonération de responsabilité, et Ford a mis en place des plans pour vacciner un million de personnes par jour en automne, même si des rapports indiquaient que le vaccin avait causé des blessures et n'était pas efficace. À la mi-octobre, Ford se montre à la télévision en train de recevoir une injection d'un médecin de la Maison-Blanche. Pendant ce temps, la capricieuse grippe porcine n'apparaissait pas et en décembre, suite à 94 rapports de paralysie post-vaccination, le programme fut interrompu, et le danger de la grippe porcine disparut des pages des journaux[13].

Jusqu'à présent, les essais du vaccin contre le coronavirus ne se sont pas bien déroulés. Le 18 mai 2020, Moderna Inc. (copropriété des National Institutes of Health[14]), dont le siège social est situé à Cambridge, dans le Massachusetts, a annoncé qu'elle avait obtenu des « données cliniques provisoires encourageantes » d'un essai clinique de phase 1 pour un vaccin Covid à ARNm. L'action Moderna s'est envolée (et ses principaux dirigeants ont vendu pour plus de 100 millions de dollars d'actions)[15]. Cependant, 4 des 45 participants ont souffert de réactions graves. Les trois sujets qui ont reçu les doses les plus élevées ont tous présenté des symptômes systémiques de grade 3, ce qui peut se traduire par des ulcères ouverts bourgeonnants, une desquamation humide ou une éruption cutanée grave sur de grandes parties du corps. Le communiqué de presse ne mentionnait pas les résultats des autres essais[16].

Un volontaire, Ian Haydon, âgé de 29 ans, a déclaré que le vaccin l'avait rendu « plus malade qu'il ne l'avait jamais été ». Il a été transporté aux urgences en vitesse, où il a failli s'évanouir. Mais Haydon reste d'un optimisme prudent quant à l'existence d'un vaccin[17].

Le *New York Times* a rapporté les résultats positifs d'un vaccin en cours de développement par l'université d'Oxford. « Les singes auxquels on a administré un vaccin expérimental de l'université d'Oxford semblent avoir résisté au nouveau coronavirus. Six macaques rhésus auxquels on a administré le hAdOx1 nCoV-19 dans le Montana ne sont pas tombés malades malgré une forte exposition », titrait le journal[18]. Mais ils sont tombés malades ; en fait, tous les macaques vaccinés sont tombés malades après avoir été exposés au Covid-19, « ce qui suggère que le traitement, qui a déjà bénéficié d'un investissement gouvernemental de l'ordre de 90 millions de livres sterling, pourrait ne pas arrêter la propagation de la maladie mortelle »[19].

Un vaccin expérimental contre le Covid-19 qui utilise des lignées de cellules fœtales humaines, en cours de développement par CanSino Biologics, Inc. de Tianjin, en Chine, a également donné de mauvais résultats. Dans un essai clinique impliquant 108 volontaires, âgés de 45 à 60 ans, 81 % d'entre eux ont souffert d'au moins un effet indésirable dans les sept jours suivant la vaccination. Les effets indésirables comprenaient de la fièvre, de la fatigue, des maux de tête et des douleurs musculaires, parfois graves[20].

Suite à ces résultats décevants, la FDA a assoupli les règles. Le 30 juin, l'agence a annoncé que tout vaccin Covid-19 devrait prévenir la maladie, ou en diminuer la gravité, chez seulement 50 % des personnes qui le reçoivent[21]. L'American College of Obstetricians and Gynecologists (AGOC) a suggéré de tester les vaccins expérimentaux Covid-19 sur les femmes enceintes[22]. Et, nous disent les responsables, le vaccin pourrait être nécessaire plusieurs fois, peut-être chaque année[23].

Il est clair qu'un vaccin ne va pas nous sauver. En fait, il risque d'infliger d'énormes souffrances à la population mondiale, sans parler de la violente résistance à l'idée d'une modification génétique universelle par électroporation. Et tout cela pour une maladie qui n'est pas contagieuse !

Deux choses seulement vont permettre de résoudre le problème du coronavirus. La première est un nouveau système de bonnes manières. Il y a quelques décennies à peine, peu de gens se souciaient de fumer dans la maison d'autrui ; aujourd'hui, un tel acte est considéré comme le comble de l'impolitesse. Aujourd'hui, aucune personne sensée n'allumerait une cigarette devant une autre sans lui demander la permission, et ne fumerait certainement pas dans l'habitation d'une autre personne. Aujourd'hui, nous sommes choqués de voir des hommes et des femmes fumer dans de vieux films – nous savons tous que les firmes de l'industrie du tabac ont payé les producteurs pour montrer des personnes glamour fumant des cigarettes, et nous secouons la tête avec dégoût.

À l'avenir, nous éprouverons le même dégoût en voyant des personnes dans les films tenir des téléphones portables à leur oreille. Comment les cinéastes peuvent-ils encourager une pratique aussi dangereuse ! Comme les avertissements sur les paquets de cigarettes, il y aura des avertissements sur les téléphones portables contre leur utilisation par les enfants ; la vente de téléphones portables aux jeunes sera interdite. Et il ne viendra à l'idée de personne d'entrer dans la maison d'une autre personne avec son téléphone portable allumé. La pression publique fera en sorte que tous les grands rassemblements – événements sportifs, concerts, foires, conventions, répétitions de chorale, répétitions générales, services religieux et fêtes privées – commencent par des avertissements demandant de mettre les téléphones portables en mode avion. Les lycées n'autoriseront pas les téléphones cellulaires sur leur campus et toutes les entrées des ordinateurs pour les enfants seront filaires. Les entreprises définiront des zones spéciales dédiées à l'utilisation des téléphones portables, par respect pour les personnes électrohypersensibles, comme des zones spéciales pour fumer, et donneront à tous les employés des téléphones à l'ancienne.

La deuxième tâche implique un nettoyage massif. Tout comme la révolution industrielle a créé des conditions insalubres qu'il a fallu des décennies de dur labeur (ainsi que de nouvelles technologies) pour corriger, la révolution sans fil nécessitera le même assainissement patient – principalement en mettant autant de communications que possible dans des fils, mais aussi en explorant de nouvelles technologies pour atténuer les CEM à la maison et au bureau. Les nouvelles maisons seront construites en tenant compte de la réduction de l'exposition aux CEM, et les vieilles maisons seront modernisées, tout comme les vieilles maisons ont fini par avoir des salles de bain et un chauffage central. Ces mesures ne sont pas aussi glamour que l'introduction d'un vaccin qui apportera gloire et fortune à quelques-uns, mais elles constituent la seule véritable solution à la pollution électromagnétique de l'ère d'Internet.

Et il y a de bonnes nouvelles. Pendant des années, les sociétés de télécommunications ont prélevé des taxes sur votre facture de téléphone afin d'apporter la fibre optique à haut débit à chaque foyer, école et entreprise en Amérique – des taxes s'élevant à plus de 5 000 $ par foyer et totalisant des milliards de dollars. Mais au lieu d'installer la fibre optique partout (le travail n'est achevé qu'à environ 50 %), ces sociétés ont investi cet argent illégalement pour forcer les gens à souscrire à des forfaits sans fil. Des astuces comptables ont fait apparaître les services de fibre optique comme non rentables alors que le sans-fil semblait extrêmement rentable. Les entreprises de télécommunications, de mèche avec la Federal Communications Commission (FCC), ont utilisé ces résultats financiers faussés pour faire valoir qu'elles ne pouvaient pas apporter l'Internet câblé aux zones rurales ou même aux centres-villes. Plus important encore, ces astuces comptables ont fourni une excuse pour fermer les réseaux câblés et passer au sans fil avec la 5G. Certains patrons du secteur des télécommunications ont même proposé de se débarrasser du bon vieux service téléphonique.

Heureusement (fort heureusement), une récente affaire judiciaire – *IRREGULATORS v. FCC : DC Court of Appeals Opinion* – du 13 mars 2020 a retiré la juridiction de la FCC[a] et la rend aux agences de régulation des États. Toutes les subventions illégales pour le sans-fil peuvent maintenant être coupées – et la 5G n'est plus rentable[24].

[a] Federal Communications Commission. (N.d.T.)

CHAPITRE 14

LA 5G ET LE FUTUR DE L'HUMANITÉ

« Quel chef-d'œuvre que l'homme ! » Dans le célèbre soliloque d'*Hamlet*, Shakespeare pose des questions sur la nature de l'être humain. L'un des plus grands initiés et penseurs de l'histoire, Shakespeare, décrit l'être humain comme le couronnement de la création, libre et au potentiel illimité. L'homme est noble, créé à l'image de la divinité elle-même, mais sujet à toutes les faiblesses, tentations et erreurs que nous connaissons tous.

La question qui se pose dans ce chapitre, après avoir exploré la nature aqueuse de la vie elle-même, est la suivante : quel est cet être humain ou qui est-il ? Le corollaire de cette question (rarement posée) est de savoir pourquoi nous devrions nous soucier de savoir si les êtres humains survivront à la pandémie actuelle ou si nous sommes sur le point de disparaître, comme tant d'autres espèces animales. D'une certaine manière, si nous n'arrivons pas à apporter un début de réponse à cette question simple mais profonde, alors quelle différence cela fait-il qu'il y ait ou non des virus pathogènes créant des contagions ? Répondre à cette question – Qu'est-ce qu'un être humain ? – est en fait la clé de la résolution du phénomène Covid-19 ; c'est la clé du défi que représente la construction d'un monde que nous savons tous possible, mais que nous avons peut-être trop peur de poursuivre ou même d'exiger.

Lorsqu'on tente de déterminer les caractéristiques uniques des êtres humains, de nombreuses réponses sont proposées. Certains diront que c'est une question stupide ou sans réponse. D'autres pourraient suggérer que les êtres humains sont des « singes sans poils », « le seul animal debout » ou « l'animal au plus gros cerveau ». Le scientifique pourrait souligner notre constitution génétique unique, le seul être vivant avec cet ensemble particulier de 46 chromosomes. Une personne religieuse pourrait dire que les êtres humains ont été créés à l'image de Dieu, et qu'à ce titre ils dominent la Terre.

Le technologue pourrait nier que l'être humain ait quelque chose de particulièrement spécial et souligner nos nombreux défauts de conception, qui, selon lui, pourraient être améliorés ou perfectionnés en fusionnant les êtres humains avec les ordinateurs, créant ainsi une sorte de téléchargement pour nos esprits. Malheureusement pour eux (et heureusement pour les êtres humains), les technocrates n'ont pas réussi à localiser l'esprit humain.

Ces diverses descriptions comportent toutes certains éléments de vérité – peut-être pas la théorie du téléchargement de l'esprit – mais elles passent toutes à côté d'une distinction simple et claire, qui est incontestable et scientifiquement irréfutable. C'est elle qui donne la clé de la compréhension du Covid-19.

La différence entre l'être humain et tous les autres animaux est simple : l'être humain est le *seul* être vivant qui peut avoir des enfants à n'importe quel moment de l'année. Tous les autres animaux sont en chaleur et ne deviennent fertiles qu'à des moments précis de l'année, généralement pour donner naissance au printemps. Les animaux sauvages sont en chaleur une fois par an, les animaux domestiques (chiens, cochons, vaches, etc.) généralement deux fois par an, et quelques-uns (chats et lapins) plusieurs fois par an. Mais les êtres humains, du moins à ce stade de notre évolution, sont capables de concevoir à tout moment de l'année. Les gens sur terre sont conçus chaque jour de l'année et les gens naissent chaque jour de l'année. Aucun animal ne peut faire ça. Quelle est la signification de ce fait évident ?

Comme nous l'avons abordé au chapitre 7, toute matière n'est que la congruence de « forces » ou « énergies » larges et variées, qui constituent notre univers tout entier, reçues ou collectées par le récepteur universel que nous appelons l'eau. La reconnaissance de ces énergies ou forces universelles était la base de toute la sagesse et de tous les systèmes de guérison traditionnels jusqu'à l'apparition du modèle médical matérialiste actuel, et sous lequel nous travaillons tous maintenant.

Les guérisseurs traditionnels reconnaissaient l'influence des étoiles et des planètes. Par exemple, ils qualifiaient la camomille de plante de « Vénus », l'ortie de plante de « Mars » et le pissenlit de plante de « Jupiter ». Maintenant que nous comprenons la nature électromagnétique de l'univers, ces caractérisations commencent à avoir un sens.

Cette compréhension fondamentale était à la base de la plupart des connaissances humaines jusqu'à ce qu'elle soit perdue à une époque récente. Bien que cette façon de voir le monde soit essentielle à notre développement en tant qu'individus, elle doit être redécouverte car le déploiement de la technologie 5G menace le fondement de l'existence, et on ne peut comprendre pourquoi il en est ainsi que si on se réapproprie l'ancienne façon de penser la vie.

Contrairement aux animaux, l'être humain n'est pas conçu ou né sous l'influence d'un champ énergétique cosmique spécifique. Au contraire, chaque être humain est conçu et né à un moment et en un lieu uniques, donc sous l'influence d'un champ cosmique unique. C'est la base physiologique de notre liberté et de notre individualité. C'est ce qui fait de l'être humain la couronne de la création ; c'est la base de l'affirmation selon laquelle l'être humain est créé à l'image de Dieu, Dieu étant un concept qui englobe le champ énergétique de l'univers entier. Chaque être humain est un composant unique de ce champ, et l'humanité dans son ensemble est la somme de tout le champ et donc l'image ou le reflet de Dieu. Tel est le message essentiel de toutes les grandes traditions philosophiques et religieuses du passé.

Ces champs cosmiques sous forme de forces électromagnétiques rayonnent vers la Terre depuis toutes les parties du cosmos et sont « collectés » dans l'ionosphère ou le bouclier électromagnétique de la Terre. De la même façon que nous nous nourrissons de nos aliments, ces forces électromagnétiques sont « traitées » par cette peau protectrice de la Terre, l'ionosphère. Lorsque nous absorbons de la nourriture, celle-ci est traitée par les bactéries, les champignons, les virus et autres microbes de notre intestin ; leurs « déchets » deviennent alors la nourriture que nous absorbons pour nous donner la vie. De la même manière, les forces cosmiques sont travaillées dans notre ionosphère, pour émerger sous forme de champs électromagnétiques vitaux qui nourrissent la Terre et toute vie, y compris la vie humaine. C'est ainsi que cela a toujours fonctionné et que cela devrait fonctionner – et ce serait le cas sans l'introduction de la technologie que nous appelons 5G.

Sans entrer trop profondément dans l'ingénierie de la technologie 5G, la chose importante à propos de la 5G est que les ondes millimétriques pulsées, ce nouveau « spectre » qui fera fonctionner nos téléphones et nos ordinateurs plus rapidement, doivent être « organisées » en plaçant des centaines de milliers de satellites directement dans l'ionosphère de la Terre. Ces centaines de milliers de satellites émettront leurs propres fréquences électromagnétiques qui transmettront essentiellement ces nouveaux signaux créés par l'homme vers les millions de récepteurs placés dans nos quartiers, stades, écoles, maisons de retraite, hôpitaux, parcs, fermes, lacs, forêts, océans et partout ailleurs sur terre. Le but est de recouvrir la Terre de ces champs électromagnétiques artificiels[1]. Nous savons que ces ondes millimétriques interfèrent avec la disponibilité de l'oxygène dans l'atmosphère et donc avec la capacité des mitochondries (bactéries) de nos tissus à convertir l'oxygène en énergie. C'est la principale caractéristique de la 5G, exacerbée par l'empoisonnement à l'aluminium, l'empoisonnement au glyphosate, la pollution atmosphérique générale et toutes les nombreuses autres toxines de notre monde moderne, qui contribuent toutes aux symptômes du « Covid-19 ».

Mais rien de tout cela ne peut égaler les conséquences de la mise en place de centaines de milliers de satellites dans l'ionosphère de la Terre. Si on laisse faire ça, non seulement toute la vie sur terre sera soumise à l'effet toxique constant de ces ondes millimétriques nocives, comme si cela ne suffisait pas, mais la conséquence directe de cette folie est que les ondes cosmiques qui nous parviennent des confins de notre cosmos ne pourront plus maintenir leur intégrité dans leur voyage vers la Terre. La vie sera coupée du cosmos, les élans ne seront plus des élans, les écureuils auront perdu la source énergétique qui fait d'eux des écureuils, et les êtres humains ne seront plus formés en tant qu'individus libres avec leur propre destin unique. La vie se formera sous l'influence d'un code informatique écrit par les nouveaux « maîtres de l'univers » autoproclamés. Tout çela pour que nous puissions avoir des vitesses de téléchargement plus rapides pour nos téléphones portables.

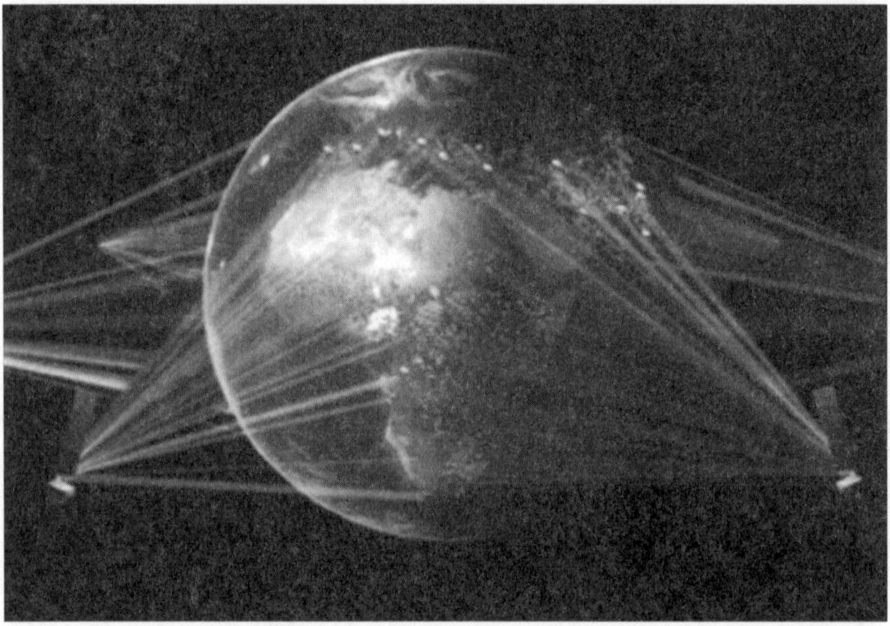

L'humanité est à la croisée des chemins, et bien que nous puissions présenter des stratégies d'atténuation qui transforment les champs énergétiques qui constituent la technologie 5G (voir l'annexe B), nous devons être clairs : le « Covid-19 » est la première vague de maladie créée par l'introduction de cette nouvelle technologie. Ce n'est que la partie émergée de l'iceberg. Les autorités nous avertissent que d'autres vagues sont à venir. Elles le savent. Elles remplacent la sagesse de Dieu par la folie de l'homme. Il est temps pour l'humanité de se réveiller, de grandir, et de trouver le courage d'arrêter cette menace.

ÉPILOGUE

Il était une fois, dans un pays lointain, un roi et une reine. Leur royaume était heureux, prospère et paisible. Malheureusement, le couple royal était stérile, et le peuple s'inquiétait de ne pas avoir d'héritier convenable pour le trône.

Un jour, le roi et la reine se promenaient dans la forêt et ils tombèrent sur une mare. Une grenouille en sortit et leur annonça qu'ils allaient bientôt avoir une belle fille. Naturellement, cette nouvelle les combla de joie, ainsi que tout le royaume.

Pour célébrer l'arrivée de leur fille, la famille royale invita les douze femmes sages du royaume à un banquet au palais. Après le banquet, chacune des femmes sages prit la parole et donna une bénédiction à la nouvelle enfant. L'une d'elles donna la bénédiction de la beauté, une autre celle de la bonté, une autre celle de la sagesse, et ainsi de suite pour inclure toutes les bonnes qualités qui ennoblissent l'être humain. Après que la onzième femme sage eut parlé, une femme non invitée fit irruption dans la salle de banquet du palais. C'était aussi une femme âgée, mais contrairement aux autres, elle avait de mauvaises intentions. C'était une sorcière, et elle était furieuse de ne pas avoir été invitée au banquet en l'honneur du nouvel enfant.

Dans sa fureur, elle jeta une terrible malédiction sur l'enfant, disant que lorsque l'enfant atteindrait l'âge adulte, elle se piquerait le doigt avec une aiguille et tomberait raide morte. Les personnes présentes dans la salle furent stupéfaites et choquées. Heureusement, la douzième femme sage n'avait pas encore parlé. En entendant cette malédiction, elle annonça que la femme maléfique était puissante et qu'elle ne pouvait donc pas annuler complètement cette malédiction, mais qu'elle pouvait la changer. Au lieu de tomber raide morte, la jeune fille, si elle se piquait le doigt avec une aiguille, ne ferait que s'endormir, sans mourir.

Après le banquet, le roi ordonna la destruction de toutes les aiguilles du royaume. Il n'y aurait plus aucune possibilité que la princesse puisse un jour se piquer le doigt avec une auiguille.

Au fil du temps, la princesse devint une belle jeune femme, dotée de tous les merveilleux traits de caractère que lui avaient conférés les femmes sages. Elle était gentille, belle et sage, et le royaume entier prospérait.

Un jour, le roi et la reine quittèrent le palais pour une visite officielle. Comme d'habitude, la princesse fut confiée à des fonctionnaires, qui avaient pour ordre de la surveiller de près. Tout le monde aimait la princesse, et comme elle était de nature curieuse, elle convainquit les fonctionnaires de la laisser se promener librement dans le château. Elle tomba sur une pièce qu'elle n'avait jamais vue auparavant. À l'intérieur se trouvait une vieille femme assise sur un tabouret en train de filer de la laine. Curieuse, n'ayant jamais vu personne filer de la laine auparavant, elle demanda à la vieille femme ce qu'elle faisait.

La vieille femme lui tendit l'aiguille ; la princesse se piqua le doigt et, comme prévu, tomba dans un profond sommeil. Lorsque le roi et la reine revinrent au château, ils l'installèrent dans un beau lit. Puis tous les autres habitants du royaume s'endormirent à leur tour. Le pain était encore dans le four, le cuir du cordonnier encore sur l'établi, les troupeaux des bergers étaient encore dans les champs. Le royaume entier tomba sous l'influence d'un maléfice.

Au fil du temps, le château se retrouva englouti sous une masse de buissons épineux et de lierre. Toute personne visitant le royaume depuis un autre pays était incapable de pénétrer dans l'épais fourré d'épines toxiques. Ceux qui essayaient allaient au-devant d'une mort certaine. Il en fut ainsi pendant cent ans.

Un jour, un jeune prince venu d'un pays lointain était en train de chasser et tomba sur le château envahi par la végétation. Un vieil homme lui raconta le sort de la jeune et belle princesse qui s'y trouvait. Quelque chose le toucha profondément ; il sut qu'il pouvait et devait sauver la princesse et le royaume. Il annonça ses intentions à sa mère et à son père, au roi et à la reine, ainsi qu'à toute la cour. Ils lui interdirent d'entreprendre cette quête, sachant qu'il y laisserait la vie.

Il répondit simplement : « Je n'ai pas peur, je vais sauver la belle princesse. »

Et c'est ainsi que les choses se passèrent. Sans aucune crainte dans son cœur, les épines n'eurent aucun pouvoir sur le prince ; alors qu'il approchait du château, elles s'écartèrent devant lui. Il trouva la princesse couchée sur son lit ; il fut ébahi par sa beauté rayonnante. Il s'agenouilla et l'embrassa. La princesse se réveilla, et avec elle tout le royaume ; chacun reprit ses activités comme si de rien n'était. Le prince et la princesse se marièrent, le royaume retrouva la santé, la prospérité et la paix, et tous vécurent heureux.

La plupart d'entre vous auront reconnu l'histoire de *La Belle au bois dormant* ou de *La Rose des champs*. C'est une histoire que l'on raconte aux enfants du monde entier depuis des siècles, pour leur inculquer les règles du monde et leur donner du courage. C'est aussi l'histoire du « Covid-19 » si on sait bien en démêler les métaphores.

Le monde était paisible et prospère, mais il était clair que sans véritable héritier – sans véritable direction – le monde ne pourrait plus continuer comme avant. C'est alors que, comme si elle sortait de nulle part, une modeste grenouille (une représentation du monde spirituel dans les contes de fées) informe le roi et la reine qu'il existe un chemin vers la prospérité continue et la fécondité du pays : une princesse va naître. Fou de joie, le couple royal invite les douze femmes sages à célébrer cette nouvelle. Les douze femmes sages représentent la sagesse de l'univers. Elles représentent le zodiaque, le cycle de l'année et le lien entre le cosmos (le zodiaque entier) et la Terre (le cycle de l'année).

Mais il existe une treizième femme, la méchante sorcière. Dans les contes de fées, les sorcières sont typiquement représentées avec un corps déformé et disgracieux, des yeux jaunes et un teint blafard. Elles sont l'image de la maladie, l'incarnation de la vision matérialiste de la vie. Elles sont la matière déchue, d'où l'espèce de vieille bique, de belle-mère ou de figure maternelle faible. Les femmes sages représentent la vision spirituelle de la vie, les sorcières ou les femmes déchues représentent la vision matérialiste de la vie.

La douzième femme sage ne peut pas annuler le pouvoir de la malédiction de la sorcière, elle est trop puissante. En fait, la malédiction est quelque chose que le royaume *doit* traverser pour atteindre la santé, la prospérité et la paix à un niveau plus élevé et durable. Elle peut toutefois atténuer son pouvoir. Et voilà. Le monde entier se verrouille. Quiconque tente de sauver le monde, quiconque fait remarquer que la vie n'a pas à être comme ça, est déchiré par les épines toxiques qui engloutissent le royaume. Le monde entier est maudit, vivant comme dans un rêve ou un sortilège, la malédiction du matérialisme sous toutes ses formes, pour la promesse de jeux vidéo plus rapides. Tout comme nous.

Mais il y a une issue, une voie découverte par le prince venu d'un pays lointain. Il l'exprime clairement : « Je n'ai pas peur. » Sans peur, guidé par l'amour, la malédiction peut être brisée. Le monde peut être restauré, la leçon peut être apprise, le matérialisme, actuellement sous la forme d'une théorie du virus toxique et d'un engouement pour Internet, peut être vaincu. Nous pouvons le faire, ce n'est qu'un sort, ce n'est pas réel, c'est de l'illusion. Tout ce que nous avons à faire est de trouver le courage et l'amour dans nos cœurs pour embrasser la vérité. C'est tout ce qui compte.

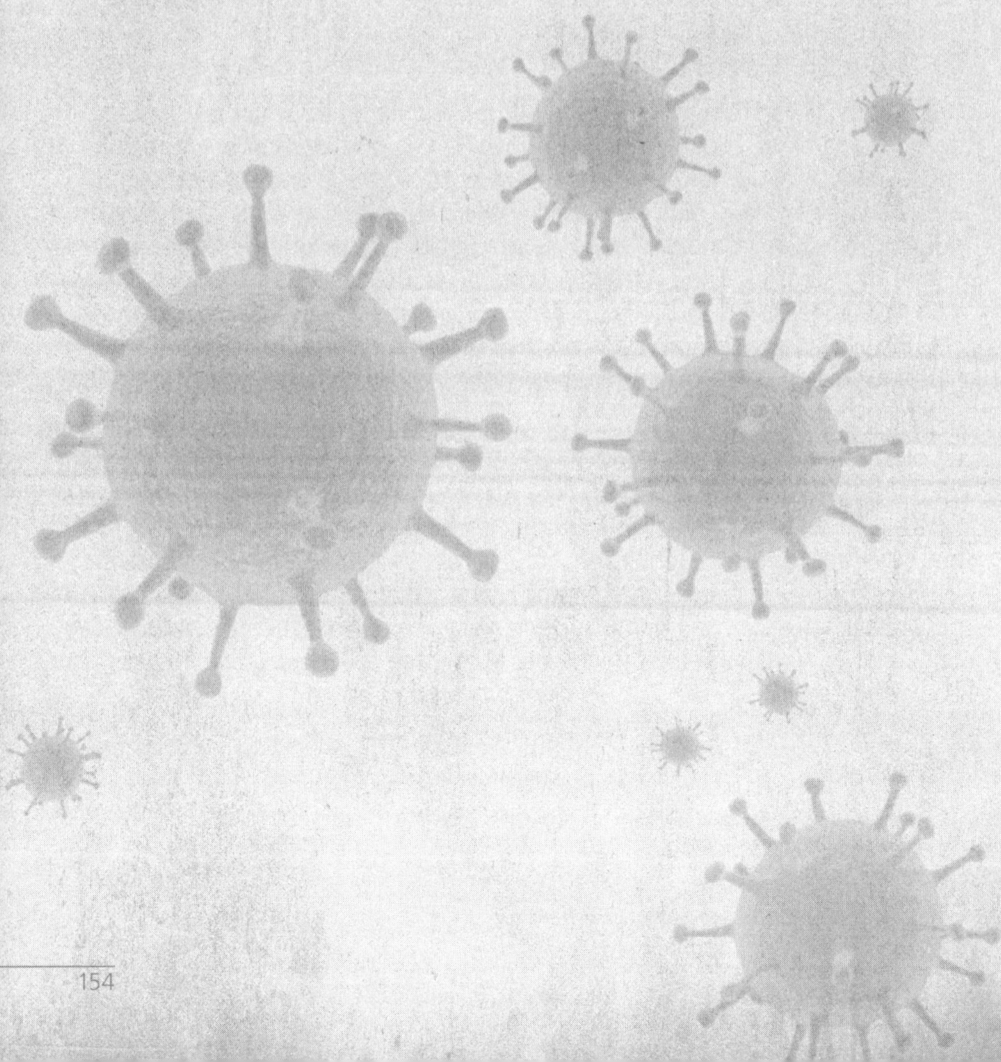

L'EAU

Comme décrit au chapitre 8, l'eau qui guérit, le type d'eau que les cultures humaines les plus saines ont toutes consommé, partage un certain nombre de caractéristiques spécifiques. Pour rappel, l'eau saine est exempte de *toute* toxine, elle contient tous les minéraux nécessaires et elle est structurée par un mouvement tourbillonnaire constant. Grâce à ce mouvement tourbillonnaire constant, l'eau est oxygénée. L'étape d'oxygénation est cruciale dans la production d'eaux médicinales et constitue une caractéristique des eaux médicinales les plus réputées de la planète, comme celles de Lourdes et du Gange. Enfin, l'eau est « achevée » par son exposition aux sons et aux fréquences de la nature tout au long de son parcours. Lorsque ces étapes sont respectées, on obtient une eau curative qui constitue l'un des fondements de la santé des plantes, des animaux et des humains. Fournir une eau saine et curative comme celle-ci devrait être une exigence de base pour chaque hôpital, hospice et établissement de soins.

Il est intéressant de noter qu'en plus de l'eau que nous buvons, il est clair, d'après les preuves historiques et les recherches modernes, que l'eau dans laquelle nous nous lavons et nous baignons est au moins aussi importante que l'eau que nous buvons. Ce point nous est apparu clairement à la suite d'une expérience personnelle et de l'examen des recherches sur les systèmes d'eau Ophora. Ophora est une entreprise innovante située dans le sud de la Californie, qui a mis au point une technique permettant d'extraire de l'eau municipale ou de puits et d'en retirer *toute* trace de toxines, de produits pharmaceutiques, de fluorure, de chlore et même de microplastiques. Pour autant que nous le sachions, aucun autre système n'est capable de purifier l'eau à ce niveau. Ensuite, l'eau est reminéralisée en ajoutant tous les minéraux connus que l'on trouve dans l'eau de mer. Après cela, l'eau passe dans un vortex de quartz rose et est oxygénée à quarante parties par million grâce à une technologie unique. C'est de loin la teneur en oxygène la plus élevée de toutes les eaux testées, au même niveau que les eaux curatives les plus rares et les plus fines de la planète. Le pH de l'eau est équilibré et le processus est complété par l'exposition de l'eau aux sons de la nature.

Des études menées sur des personnes qui font trempette dans cette eau oxygénée et en boivent un demi-gallon [près de 2 l] par jour montrent des résultats étonnants. Tout d'abord, la saturation en oxygène des tissus augmente immédiatement et reste à son niveau le plus élevé jusqu'à 12 heures. Il s'agit d'une réponse de saturation en oxygène plus robuste que celle obtenue avec l'oxygénothérapie hyperbare, stratégie connue pour produire de nombreux effets thérapeutiques.

Deuxièmement, et de manière encore plus étonnante, la mesure de l'angle de phase (PhA) des tissus augmente également[1]. La mesure de l'angle de phase nous renseigne sur le niveau d'hydratation des tissus et constitue en fait une indication de l'âge biologique du sujet[2]. Le PhA est une mesure directe de l'intégrité de votre membrane cellulaire[3]. La membrane est ce qui structure l'eau à l'intérieur et à l'extérieur de vos cellules. La membrane est le lieu où les cellules communiquent entre elles et où une charge électrique est créée pour que la cellule puisse fonctionner. (Voir le chapitre 9 pour une discussion sur le régime alimentaire approprié pour l'intégrité de la membrane cellulaire.)

La mesure de l'angle de phase augmente dans les heures qui suivent un bain d'une heure dans une eau oxygénée et purifiée et la consommation d'un demi-gallon d'eau au cours de la journée. De plus, cette amélioration de l'angle de phase, processus qui nécessite habituellement des mois de détoxification et le plus propre des régimes, semble durer un certain temps, même après une seule séance de bain et d'hydratation. On ne peut que deviner l'amélioration de la qualité de l'hydratation et de l'âge biologique de la personne si cela devenait une pratique hebdomadaire ou quotidienne. Imaginez les résultats que les hôpitaux obtiendraient s'ils commençaient à traiter les patients avec de l'eau oxygénée pour la boisson et le bain, plutôt que de les mettre sous respirateur !

Pour la pureté et les niveaux d'oxygénation, le système d'eau Ophora est actuellement le seul système que nous pouvons recommander pour créer des eaux thérapeutiques. Cela pose un dilemme car la plupart des lecteurs trouveront que l'achat d'un système Ophora pour une utilisation à domicile ou l'achat de l'eau directement auprès d'Ophora (Ophorawater.com) est d'un coût prohibitif. Il est clair que la meilleure solution serait que chaque ville et municipalité utilise plusieurs systèmes d'eau Ophora pour produire une eau saine pour ses citoyens. Les propriétaires d'Ophora sont prêts et disposés à contribuer à ce projet.

Pour les douches et bains personnels, les options les plus simples sont soit un dispositif de douche Ophora, qui élimine certaines toxines de l'eau tout en l'oxygénant et en la structurant, associé à une sorte de filtre ou de système d'osmose inverse dans votre maison. Une autre possibilité est l'installation d'un pommeau de douche Aquadea pour votre douche ou votre baignoire. Le système Aquadea fait passer l'eau entrante dans un vortex d'implosion à grande vitesse, ce qui a pour effet d'aspirer l'eau du tuyau au lieu de la pousser comme c'est le cas généralement. (C'est exactement de cette façon que le cœur aide à faire circuler le sang, par aspiration plutôt que par « poussée »[4].)

L'aspiration est facilement confirmée en mettant la main sur l'eau lorsqu'elle sort du pommeau de douche. Au lieu d'être poussée, votre main sera aspirée contre le pommeau de douche. Le tourbillon créé par la disposition des cristaux à l'intérieur du pommeau de douche crée un effet d'implosion à grande vitesse, effet qui imprègne l'eau d'énergie et de vie.

Une expérience intéressante consiste à arroser un groupe de plantes avec de l'eau Aquadea et le second groupe avec de l'eau normale. Se doucher sous un pommeau de douche Aquadea, c'est comme prendre une douche sous une cascade et se baigner dans l'eau Aquadea, c'est comme se baigner dans un ruisseau qui court – les effets revigorants sont similaires. Les gens d'Aquadea peuvent personnaliser le type de cristaux qu'ils utilisent pour produire votre pommeau de douche et les matériaux (généralement de l'or, de l'argent ou du bronze) dont est fait le pommeau de douche. Le site drtomcowan.com est actuellement le distributeur américain des pommeaux de douche Aquadea. Il existe une variété d'options plus abordables pour les systèmes de filtration domestiques qui pourraient être combinés avec un pommeau de douche Aquadea.

Une bonne option pour l'eau livrée à domicile est Mountain Valley Spring (mountainvalleyspring.com), qui propose un service de livraison dans tout le pays et utilise uniquement des bouteilles en verre. Castle Rock (castlerockwatercompany.com) met en bouteille de l'eau en bouteille en verre et est disponible dans les magasins du pays.

Une façon simple de minéraliser et d'oxygéner ces eaux recommandées est de remplir un verre de 20 cl, d'ajouter une pincée de sel marin non raffiné et de remuer avec une cuillère à long manche en créant un tourbillon. Remuez dans un sens, puis inversez pour remuer dans l'autre sens, en répétant plusieurs fois.

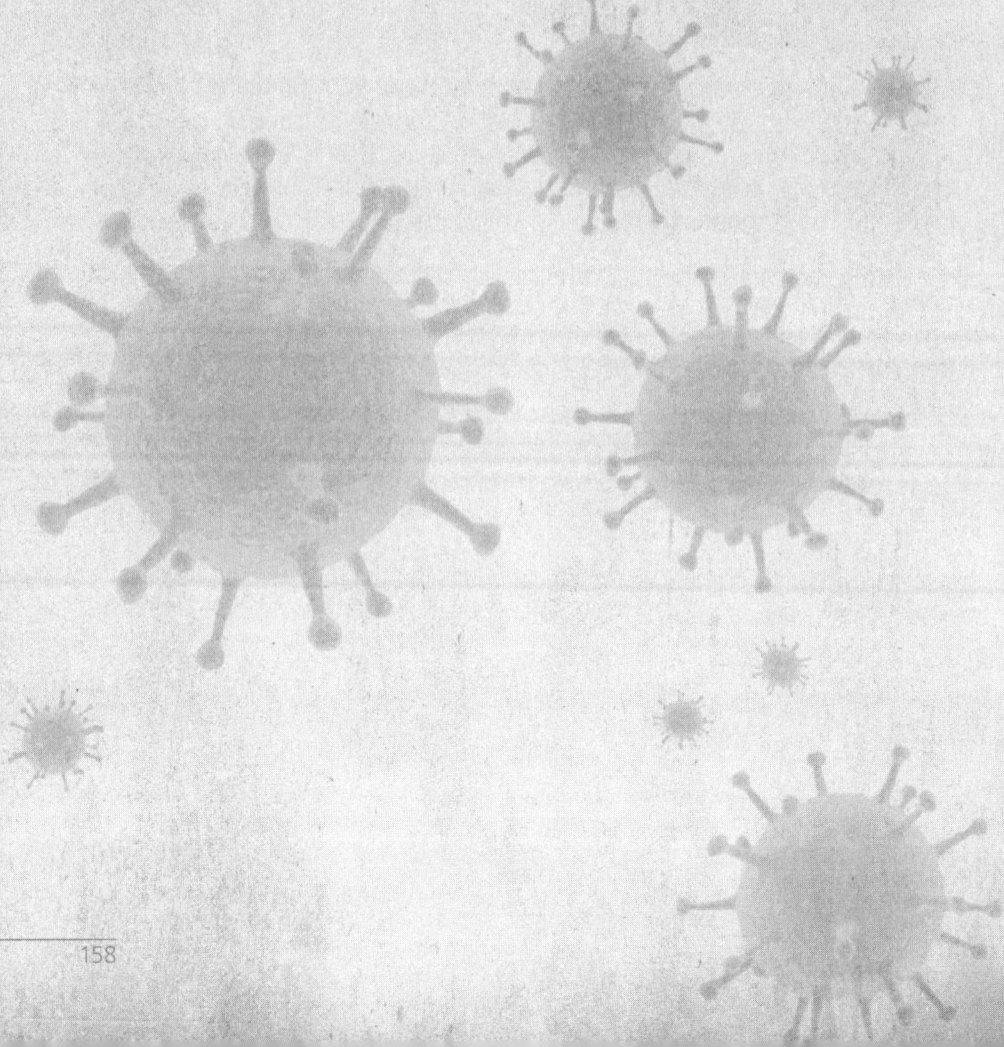

BIOGÉOMÉTRIE ET ATTÉNUATION DES CEM

Ce qui est intéressant et étonnant dans l'état actuel de la conscience humaine, c'est que ce que nous appelons généralement la science n'est en fait qu'une série de superstitions irrationnelles facilement réfutées. Voici un exemple simple d'une telle superstition, qui, une fois corrigée, donne la clé pour nous protéger, nous et toute la nature, des effets nocifs des CEM. Commencez par vous poser à vous ou à vos amis cette question simple : la forme, le dessin et le motif d'un objet, ainsi que la qualité des matériaux qui composent cette forme, ce dessin ou ce motif, ont-ils un effet sur les énergies invisibles des êtres vivants ? La science, du moins la médecine, est claire : une telle idée est une absurdité non scientifique. Si un médecin, lors d'une conférence médicale conventionnelle, suggérait que l'on peut poser une forme géométrique sur un être humain ou placer une forme géométrique près d'un être humain pour produire un effet thérapeutique, il serait la risée de tous.

Cependant, considérez le violon Stradivarius, largement considéré comme le meilleur violon jamais fabriqué, certains d'entre eux se vendant des dizaines de millions de dollars. Qu'est-ce que ce violon ? En termes simples, il s'agit d'une forme géométrique spécifique fabriquée à partir d'un matériau spécifique appelé *bois de lune* (bois récolté à la lune descendante, lorsque la sève des arbres est au plus bas) qui, d'une certaine manière, transforme des ondes sonores invisibles en une musique inégalée. Le son que produit cette forme spécifique, fabriquée avec ce matériau spécifique, est prisé depuis des siècles par les violonistes du monde entier. Apparemment, la forme et le matériau de ce violon spécifique sont capables de façonner des ondes sonores invisibles pour créer la musique la plus exquise. Seul un esprit totalement dépourvu de science pourrait conclure qu'il s'agit du seul exemple dans la nature où la forme, les motifs et le façonnage réalisés à partir d'un matériau spécifique affectent l'énergie qui – nous le savons maintenant – anime la vie.

La réalité est que ce processus de forme, de motif et de matériau affectant l'énergie qui nous entoure est la norme et non un phénomène inhabituel. C'est la base de la science « sacrée » dans le monde entier, même à l'époque où les humains vivaient dans des grottes et y gravaient des formes géométriques sur les parois. Depuis nos premiers jours, à travers les formes des pyramides, les monuments et la sculpture, les humains ont travaillé avec la matière et la forme pour créer des effets sur la vie qui les entoure. Seuls les « scientifiques » modernes, matérialistes et irrationnels, dont les idées sont formées principalement par la superstition, nient la réalité de ces effets.

La biogéométrie est tout simplement la science de la façon dont la forme, l'aspect et les motifs combinés à certains matériaux façonnent l'énergie dans le monde qui nous entoure. Le résultat de ce façonnage est un effet bénéfique ou nocif sur toutes les formes de vie, y compris les êtres humains. À une époque où l'électro-smog ne cesse de croître et où rien ne semble pouvoir arrêter le niveau de pollution auquel nous sommes exposés, il est impératif que tous nos lecteurs explorent les stratégies et techniques offertes par la biogéométrie pour atténuer ces effets. Il ne s'agit en aucun cas de suggérer que l'installation de satellites et de tours 5G n'est pas un problème si nous utilisons la biogéométrie pour en atténuer les effets – ce n'est pas du tout le cas. Ces installations insensées doivent être abandonnées. En même temps, dès maintenant, tout le monde peut et doit se servir de la science de la biogéométrie pour faire face à la pollution électromagnétique actuelle à laquelle nous sommes tous confrontés.

Je ne veux pas manquer de respect aux nombreuses entreprises qui utilisent des ondes, des motifs, des formes et d'autres techniques pour atténuer les effets des CEM. Certaines d'entre eux sont utiles. Cependant, d'après les études menées sur les plantes, les animaux et les humains, ainsi que notre expérience personnelle, les stratégies utilisées par la biogéométrie se démarquent de toutes les autres en termes de sécurité et d'efficacité.

Par exemple, à la fin des années 1990, le projet national de recherche sur les maladies du foie en Égypte a entrepris une étude sur des patients atteints d'hépatite C et présentant des enzymes hépatiques élevées. Bien que la plupart des gens affirment que l'hépatite C est une maladie virale, l'élévation des enzymes hépatiques ne plaide pas en faveur de la présence d'un virus, mais indique une toxine qui affecte l'organisme. Dans cette étude, les participants ont été invités à porter un pendentif de biogéométrie, à utiliser un placebo ou à suivre un traitement antiviral classique. Les chercheurs ont suivi l'évolution des enzymes hépatiques dans les six mois suivant l'intervention. Le responsable de l'étude, le Dr Tasha Khalid, a annoncé à la télévision saoudienne que les résultats montraient que 90 % des participants ayant utilisé les pendentifs de biogéométrie avaient vu leurs enzymes hépatiques diminuer au cours des six premiers mois. En revanche, la réduction était de 50 % chez les personnes ayant suivi un traitement conventionnel et de 20 à 30 % chez celles du groupe placebo[1]. Il s'agit d'un résultat extrêmement positif pour une intervention aussi simple et peu coûteuse, qui devrait faire l'objet d'autres études sur d'autres maladies.

La meilleure façon d'utiliser la biogéométrie est de devenir soi-même un praticien en biogéométrie. Pour ce faire, il suffit de contacter l'Institut Vesica et de s'inscrire à ses cours en ligne (vesica.org). La deuxième meilleure solution consiste à contacter et à travailler avec un praticien en biogéométrie certifié qui pourra vous aider à atténuer votre espace personnel, notamment en vous aidant à trouver des dispositifs de protection personnelle à utiliser. La dernière approche, celle que tout le monde devrait utiliser au minimum, est d'acheter les pendentifs L90 et bio-émetteurs sur le site vesica.org et de les utiliser en permanence comme indiqué.

Le site vesica.org présente également le travail fascinant d'Ibrahim Karim, qui a réussi à atténuer les effets des antennes radio dans le clocher d'une église à Hemberg, en Suisse, en utilisant diverses formes placées stratégiquement dans l'église et les maisons voisines[2].

En outre, il existe de nombreuses précautions de bon sens que chacun peut prendre. Si vous utilisez un téléphone portable, réduisez au maximum votre temps d'utilisation et ne le mettez jamais à votre oreille. Disposez d'une ligne fixe à votre domicile pour téléphoner régulièrement. Si possible, utilisez l'Internet filaire, pas le Wi-Fi. Éteignez votre Wi-Fi au moins la nuit. Ne laissez pas votre compagnie d'électricité installer un compteur intelligent ; il y a souvent des frais à payer pour conserver un compteur analogique à l'ancienne, mais cela en vaut la peine.

Pendant votre sommeil, votre chambre doit être exempte d'électro-smog. La nuit, coupez les fusibles de tous les câbles de votre chambre. Vous pouvez même demander à un électricien d'installer un interrupteur à cet effet près de votre lit. N'ayez pas de réveil électrique sur votre table de nuit, près de votre tête. Utilisez plutôt un réveil à piles.

Évitez les voitures électriques, les lampes fluorescentes et compactes, les appareils électroménagers « intelligents » et les appareils de fitness électriques.

Surtout, passez chaque jour un peu de temps à l'extérieur, loin des antennes – dans un parc, dans une ferme ou dans les bois – pour donner à votre corps le repos dont il a besoin contre la pollution par les CEM.

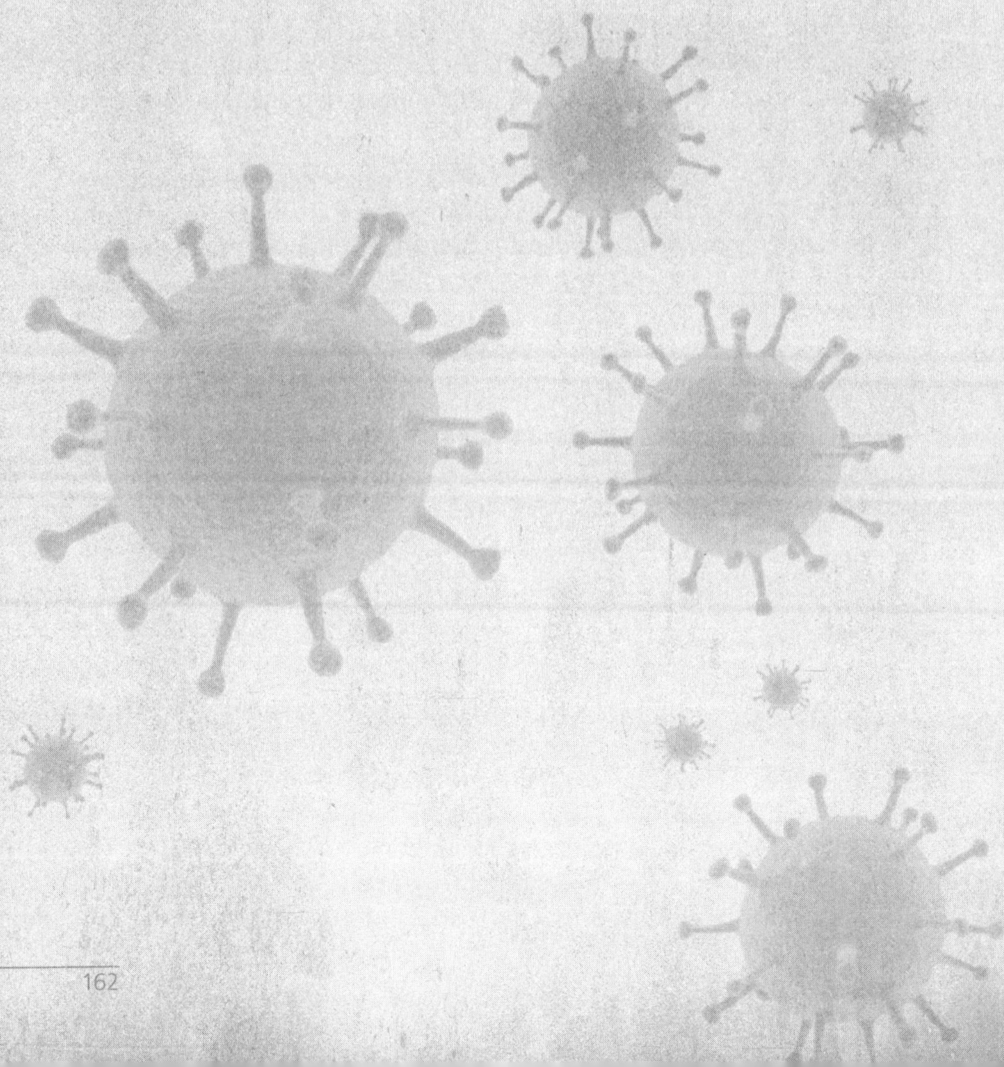

QUOI MANGER ?

Une alimentation saine, qui contribue à maintenir vos gels cellulaires, vous donne un maximum d'énergie et vous protège autant que possible des CEM, ne nécessite aucun renoncement. Vous n'êtes pas obligé de suivre un régime sec et sans saveur ; vous pouvez vous faire plaisir avec une variété d'aliments délicieux, satisfaisants. Ce qu'il faut, c'est faire attention à la qualité et aux méthodes de préparation. En d'autres termes, nous devons réfléchir soigneusement à chaque bouchée de nourriture que nous ingurgitons. Dans les cultures traditionnelles, les gens mangeaient les aliments qu'ils avaient et savaient instinctivement comment les préparer ; ils n'avaient pas à réfléchir à la manière d'avoir une alimentation saine, cela se faisait naturellement.

La marque de l'homme moderne est qu'il est un individu, et qu'il ne peut plus compter sur sa tribu ou son village pour prendre des décisions à sa place. Il est confronté à une variété de choix déconcertante, notamment en ce qui concerne la nourriture qu'il consomme. Il doit se frayer un chemin à travers la myriade d'offres d'aliments transformés (dont la plupart créent une dépendance) et également se méfier de la désinformation, en particulier celle provenant de l'establishment médical ; il doit éviter de tomber dans un régime d'aliments industriels tout en évitant les régimes bizarres et inventés, en particulier les régimes pauvres en graisses impossibles à suivre.

En termes de qualité, il faut éviter les aliments issus de l'agriculture industrielle. Un jour ou l'autre, tout le monde « aura une ferme » – c'est-à-dire que tout le monde connaîtra un éleveur basant l'alimentation de ses animaux sur l'herbe et auquel on achètera sa viande, sa volaille, ses œufs et ses produits laitiers. Il est impossible d'élever des aliments animaux sains dans un système industriel. Pour trouver ces aliments, consultez le site realmilk.com ou contactez votre section locale de la Weston A. Price Foundation (westonaprice.org).

En ce qui concerne les céréales et les fruits et légumes, il est important d'acheter des produits biologiques – surtout lorsqu'il s'agit de produits à base de blé. L'achat de pain, de crackers et de farine biologiques permet de s'assurer que le blé n'a pas été aspergé de glyphosate juste avant la moisson. Les produits biologiques sont désormais largement disponibles, même dans les supermarchés.

Une ressource importante est le guide d'achat publié par la Weston A. Price Foundation. Mis à jour chaque année, ce guide recense plus de 1 600 produits classés comme « meilleurs » ou « bons ». Le guide est gratuit pour les membres et peut également être acheté sur westonaprice.org. Pour les recettes, voir *Nourishing Traditions : The Cookbook that Challenges Politically Correct Nutrition and the Diet Dictocrats.*

BIEN CHOISIR SES GRAISSES

Avant toute chose, nous devons veiller à la qualité de nos graisses, car les bonnes graisses contribuent à l'entretien des membranes cellulaires et à la stabilité de la structure de l'eau dans nos tissus. Les bonnes graisses contiennent des vitamines essentielles qui soutiennent et protègent tous les systèmes de l'organisme.

Au lieu des margarines et des pâtes à tartiner	Utilisez du beurre.
Au lieu des huiles de cuisson	Cuire dans du saindoux ou de la graisse de lard.
Au lieu des sauces de salade industrielles	Préparez la vôtre avec de l'huile d'olive et du vinaigre.
Au lieu du Cool Whip	Utilisez de la vraie crème fouettée.
Au lieu d'utiliser de la crème non laitière (en poudre)	Utilisez de la vraie crème ou de la vraie crème fraîche.
Au lieu d'une mayonnaise industrielle	Faites votre propre mayonnaise ou utilisez une mayonnaise à base d'huile de coco.
Au lieu d'utiliser des *dips* industriels	Préparez les vôtres en utilisant de la crème aigre et d'autres ingrédients.
Au lieu des chips	Croquez dans des craquelins de porc nature.
Au lieu des crackers classiques	Trouvez des crackers à base d'huile de palme ou d'huile de coco.
Au lieu des en-cas transformés	Préférez les en-cas à base de fromage naturel et de salami artisanal.
Au lieu du pain de supermarché	Utilisez le guide d'achat de la WAPF pour trouver du pain au levain naturel sans huiles ajoutées.
Au lieu des frites	Faites vos propres frites au four, cuites dans du saindoux ou de la graisse de canard.
Au lieu du poulet frit du fast-food	Faites le vôtre, frit dans du saindoux.
Pâtisseries, gâteaux, beignets	Réduisez au maximum (buvez plutôt un verre de lait cru !).
Pizza	Gardez-les pour une occasion spéciale, pas tous les jours, et commandez des pizzas à pâte fine.

LES SUCRERIES

Le fléau de l'alimentation moderne, les édulcorants raffinés, doivent être réduits au minimum. Nous savons que c'est dur ! Les édulcorants raffinés comprennent le sucre, le sirop de maïs à haute teneur en fructose, le sirop d'agave, le glucose et le fructose. Vous constaterez que manger de bonnes graisses vous aidera à réduire vos fringales. Et vous n'avez pas besoin de vous priver entièrement. Les desserts faits maison à base d'édulcorants naturels, c'est bien – avec modération. Mangez les aliments sucrés après un repas pour éviter qu'ils ne provoquent des montagnes russes de sucre dans le sang !

Au lieu d'utiliser des édulcorants raffinés	Utilisez des édulcorants naturels comme le sirop d'érable, le sucre d'érable, le miel brut non filtré et le rapadura (jus de sucre de canne déshydraté).
Au lieu de produits de boulangerie industriels	Faites les vôtres, en utilisant de vrais ingrédients comme les œufs, le beurre, les noix et les édulcorants naturels.
Au lieu des boissons gazeuses	Dégustez du kombucha, du kéfir et d'autres boissons lactofermentées (désormais largement disponibles dans les supermarchés). Veillez à choisir celles qui ont une faible teneur en sucre.
Au lieu des bonbons	Grignotez de vrais aliments comme du fromage, du salami artisanal, des noix et des fruits frais.
Au lieu de la crème glacée du commerce	Préparez votre propre crème glacée avec de la vraie crème, des jaunes d'œufs et un édulcorant naturel.

CÉRÉALES

Au lieu de la plupart des pains industriels	Efforcez-vous de trouver un véritable pain au levain fabriqué à partir de céréales biologiques.
Au lieu de céréales extrudées pour le petit-déjeuner	Préparez du porridge cuit, trempé pendant la nuit.
Au lieu de la plupart des crackers du commerce	Choisissez les crackers figurant dans le guide d'achat de la Weston A. Price Foundation.

SAUCES ET CONDIMENTS

Au lieu du sel du commerce	Utilisez du sel non raffiné, à volonté.
Au lieu de sauces commerciales riches en GMS (glutamate monosodique)	Préparez vos propres sauces et jus de viande en utilisant du véritable bouillon d'os.
Au lieu des mélanges d'assaisonnements du commerce	Utilisez de vraies herbes et des épices biologiques.

PRODUITS LAITIERS

Au lieu du lait pasteurisé et ultra-pasteurisé	Préférez le lait cru et entier de vaches élevées en pâturage.
Au lieu du fromage transformé (reconstitué)	Mangez du vrai fromage, de préférence au lait cru.
Au lieu d'un yaourt sucré du commerce	Faites le vôtre ou choisissez un yaourt entier nature.
Au lieu du beurre produit industriellement	Achetez du beurre provenant d'animaux ayant pâturé.

ŒUFS

Au lieu de consommer des œufs du commerce	Achetez vos œufs à un agriculteur qui élève ses poules en plein air, dans des pâturages.
Au lieu de consommer uniquement des blancs d'œufs	Utilisez l'œuf entier, même avec des jaunes ajoutés.

VIANDE

Au lieu de la viande d'élevage industriel	Achetez de la viande de bêtes nourries à l'herbe auprès d'un éleveur.
Au lieu de produits carnés commerciaux	Achetez du salami, du jambon, du bacon, etc. de fabrication artisanale.
Au lieu des viandes musculaires uniquement	Mangez du foie et d'autres abats sous forme de pâté, de terrines, de *scrapple*, de pâté de foie, etc.

PRODUITS DE LA MER

Au lieu de poissons et de crustacés d'élevage	Consommez des poissons et des crustacés sauvages.

COMPLÉMENTS

Au lieu de l'huile de poisson	Utilisez de l'huile de foie de morue naturelle (figurant dans le guide d'achat de la Weston A. Price Foundation).
Au lieu de la vitamine C industrielle	Utilisez des produits qui sont des poudres d'aliments riches en vitamine C.
Au lieu de vitamines synthétiques	Utilisez des aliments desséchés riches en nutriments comme le cœur desséché, le foie, les huîtres, etc.

ALIMENTS FERMENTÉS

Au lieu des pickles modernes	Utilisez de la choucroute crue et d'autres aliments lactofermentés.

ADDENDUM

Depuis la publication du *Mythe de la contagion*, un certain nombre de nouvelles études ont été publiées ou portées à notre connaissance. Elles jettent un nouvel éclairage sur les points que nous avons soulevés dans le livre, prouvant qu'il n'y a tout simplement aucun argument scientifique en faveur de l'existence d'un virus SRAS-CoV-2, ni aucune preuve au soutien de l'affirmation selon laquelle il provoquerait la maladie. Nombre de ces écrits sont difficiles à interpréter pour un profane. Toutefois, beaucoup contiennent des déclarations qui, une fois comprises, sont choquantes à lire.

Dans cet addendum, nous mettons en exergue la citation pertinente, citons les passages les plus importants de l'écrit en question et expliquons brièvement le caractère fondamental de la découverte. Comme toujours, nous ne prétendons pas être les seuls détenteurs de la vérité, mais nous insistons sur la nécessité d'un véritable débat scientifique basé sur les faits et non sur la propagande. Dans cet esprit, nous invitons les autres scientifiques à contester les faits liés à nos conclusions, plutôt que notre droit à les exprimer.

1. Corman VM *et al.*, « Detection of 2019 novel coronavirus (2019-nCoV) by real-time RT-PCR », *Euro Surveill*, janvier 2020 ; 25(3) : 2000045.

> L'épidémie actuelle du nouveau coronavirus récemment apparu (2019-nCoV) pose un défi aux laboratoires de santé publique, car les isolats du virus ne sont pas disponibles.

Les auteurs – plus de vingt virologues travaillant dans le domaine de la santé publique – ont été chargés de mettre au point des tests permettant de déterminer avec précision qui est infecté par le nouveau virus et qui ne l'est pas. Comme ils l'indiquent dans l'introduction, aucun isolat du virus n'est disponible, ce qui signifie en fait qu'ils n'ont aucune idée de l'existence réelle du virus. En outre, il est impossible de concevoir un test pour quelque chose que l'on n'a pas isolé ou analysé. C'est comme si on demandait à quelqu'un de concevoir un test pour les licornes tout en lui interdisant de découvrir si les licornes existent réellement. Il n'est pas étonnant que ces scientifiques trouvent cette tâche « difficile » !

Plus loin, ils rappellent le problème : « Nous avons cherché à développer et à déployer une méthodologie de diagnostic robuste à utiliser dans les laboratoires de santé publique sans disposer de matériel viral. »

Lisez encore une fois : leur travail consiste à mettre au point un test de détection du nouveau virus, mais ils ne disposent d'aucun échantillon du nouveau virus pour travailler. C'est tout bonnement hallucinant.

2. Harcourt J *et al.*, « Severe Acute Respiratory Syndrome Coronavirus 2 from Patient with Coronavirus Disease, United States », *CDC Bulletin* Volume 26, n° 6, juin 2020.

Dans la section « Résultats », les auteurs déclarent :

> Nous avons donc examiné la capacité du SRAS-CoV-2 à infecter et à répliquer dans plusieurs lignées cellulaires humaines et de primates, notamment des cellules d'adénocarcinome humain (A549), des cellules hépatiques humaines (HUH7.0) et des cellules rénales embryonnaires humaines (HEK-293T) [...] Chaque lignée cellulaire a été inoculée à haute multiplicité d'infection et examinée 24 heures après l'infection. Aucun ECP n'a été observé dans aucune des lignées cellulaires, à l'exception des cellules Vero.

Remarque : ECP signifie « effet cytopathique », ce qui fait référence aux changements structurels dans les cellules hôtes qui sont causés par « l'invasion virale ». On dit que le virus infectant provoque la lyse (rupture) de la cellule hôte ou, lorsque la cellule meurt sans être lysée, une incapacité à se reproduire. Ces deux effets seraient dus aux ECP.

Bien que cela ne signifie pas grand-chose pour la plupart des lecteurs, il s'agit en réalité d'une déclaration choquante. Les virologues disposent de trois « hôtes » qu'ils peuvent utiliser pour tenter de prouver que les virus provoquent des maladies. Après avoir « isolé » le virus, ils peuvent exposer des humains au virus ; ils peuvent exposer des animaux au virus ; ou ils peuvent utiliser des cultures de tissus prélevées sur diverses sources animales ou humaines et exposer la culture de tissus au virus. Abstraction faite du fait qu'ils n'isolent et ne purifient jamais le virus, ce qu'ils admettent ouvertement, supposons que le liquide non purifié qu'ils utilisent contienne le virus en question et puisse donc transmettre l'infection.

Dans l'histoire de la virologie, la plupart des virologues ont décidé de ne pas réaliser leurs expériences sur des sujets humains, car cela est considéré comme contraire à l'éthique. Dans le cas du virus SRAS-CoV-2, nous n'avons connaissance d'aucune étude publiée ayant utilisé des humains comme sujets de test.

Les virologues admettent également que, dans le cas de la plupart des infections virales, il n'existe pas d'études prouvant l'infection chez les animaux. La raison pour laquelle un virus peut infecter et tuer des humains mais pas des animaux reste inexpliquée. Les chercheurs contournent cette énigme biologique évidente en disant : il n'existe pas de modèle animal sur lequel tester tel ou tel virus. Cela revient à dire : Nous savons que le virus infecte et tue les humains, mais nous n'avons jamais testé le virus sur les humains, car cela serait contraire à l'éthique. Par conséquent, nous effectuons nos tests sur des animaux, même si ceux-ci ne tombent pas malades, car ils ne sont pas des « hôtes » appropriés pour le virus. Vous devez donc nous faire confiance.

Dans le cas du SRAS-CoV-2, nous avons connaissance de deux études qui ont utilisé un « virus » non purifié sur des modèles animaux, l'une sur des hamsters et l'autre sur des souris. Dans l'étude sur les hamsters[1], les chercheurs ont utilisé des sécrétions animales centrifugées non purifiées, issues d'un cancer du poumon, et les ont injectées dans la gorge et les poumons d'un groupe de malheureux hamsters. Certains hamsters – mais pas tous – ont contracté une pneumonie, et certains sont même morts. Nous n'avons aucune idée de ce qui se serait passé si l'on avait injecté des cellules cancéreuses dans les poumons de ces hamsters, mais probablement rien de bon. Et ce qui laisse encore plus perplexe, c'est que certains des hamsters ne sont pas tombés malades du tout, ce qui ne cadre certainement pas avec la théorie du virus contagieux mortel.

Dans l'étude sur les souris[2], les chercheurs ont infecté des souris transgéniques et des souris sauvages (normales) avec un virus non purifié. Aucune des souris sauvages exposées au « virus » n'est tombée malade. Parmi les souris génétiquement programmées pour tomber malades, un nombre statistiquement insignifiant a perdu l'éclat de son poil ou a subi une perte de poids insignifiante. Les scientifiques n'ont donc pas été en mesure de démontrer que le « virus » Covid-19 était nocif pour les animaux.

Voyons ce qu'ils ont obtenu en exposant des cultures de tissus humains au « virus ». Comme vous pouvez le lire, aucun ECP (pas de mort cellulaire, pas d'infection) n'a été observé dans les trois lignées cellulaires humaines. Seules les cellules Vero (cellules rénales de singe) ont été affectées – et n'oubliez pas que le matériel injecté dans ces cellules contenait des toxines rénales. Les chercheurs ont donc prouvé que le virus SRAS-CoV-2 n'infecte pas les tissus humains. Il est intéressant de noter que dans leur conclusion, les auteurs ne mentionnent pas ce fait important. Seuls les virologues lisant l'article entièrement sauront que si vous voulez cultiver le virus, il ne faut pas que vous utilisiez de lignées cellulaires humaines.

3. Document du CDC, « Novel Corona virus (2019-nCoV) Real-Time RT-PCR Diagnostic Panel », 13 juillet 2020.

À la page 39 du document, sous la section « Caractéristiques de performance », on peut lire :

> Étant donné qu'aucun isolat viral quantifié du 2019-nCoV n'est actuellement disponible, des tests (tests de diagnostic) conçus pour détecter

> l'ARN du 2019-nCoV ont été testés avec des stocks caractérisés d'ARN complet transcrit *in vitro* [...]

Ainsi, pas plus tard qu'en juillet 2020, le CDC admettait publiquement – par écrit – qu'il ne disposait d'aucun « isolat » du virus 2019-nCoV-2. Au lieu de ça, il fonde ses analyses et ses préparations de tests sur des morceaux d'ARN « fabriqués », qui n'ont aucun lien prouvé avec un quelconque virus. Le CDC affirme clairement que le virus n'a jamais été observé, isolé ou caractérisé.

L'idée que l'on puisse faire un test pour détecter quelque chose qui n'a jamais été isolé et caractérisé dépasse toute crédulité et tout raisonnement scientifique. Il s'agit d'une déclaration claire et accablante qui montre l'absence totale de preuves pour le SRAS-CoV-2. De plus, une chose imaginaire ne peut pas causer de maladie, si ce n'est par des méthodes psychologiques. Il n'existe pas de maladie virale appelée Covid-19.

4. Yuxiang W *et al.*, « RNase-Resistant Virus-Like Particles Containing Long Chimeric RNA Sequences Produced by Two-Plasmid Coexpression System », *Journal of Clinical Microbiology*, 2007, DOI : 10.1128/JCM.02248.

La citation suivante se trouve à la figure 3 de l'étude :

> Voie 1, contrôle positif du plasmide pET-MS2-3V à l'aide des amorces S-SARS1 et HA300RT-A ; voie 2, RT-PCR de SRAS-CoV ! Plus SRRS-CoV-2 plus SRAS-CoV-3 plus HCV+HA300 [...]

Ce document a été rédigé par un groupe de virologues chinois qui testaient et présentaient une technique nouvelle et différente pour caractériser les virus – rien de très amusant. Ce qui est drôle, c'est qu'ils prétendent utiliser des amorces (séquences génétiques) prélevées sur différents virus du SRAS. Ils incluent les virus SRAS-CoV-1, CoV-2 et CoV-3 dans leur analyse. Attendez une minute, un virus SRAS-CoV-3 ? Nous ne savions pas qu'il existait un virus SRAS-CoV-3. De quoi parlent-ils ?

Pour rendre cet article encore plus intéressant, il convient de noter la date de publication : 2007. En d'autres termes, cet article affirme disposer de séquences isolées du SRAS-CoV-2, appelé un *nouveau* coronavirus, or nous sommes en 2007 ! Nous avons entendu parler de cette chose qu'on appelle les voyages dans le temps, mais cette découverte n'a aucun sens.

NOTES DE FIN D'OUVRAGE

Préface

1. Robert Williams, *Toward the Conquest of Beriberi* (Cambridge, MA : Harvard University Press, 1961), p. 18.
2. MJ Rosenau, « Experiments to Determine Mode of Spread of Influenza », *Journal of the American Medical Association* 73, n° 5 (2 août 1919), pp. 311-313.
3. « Cells and viruses vocabulary », https://quizlet.com/171172750/cells-and-viruses-vocabulary flash-cards/.
4. CD Bethel *et al.*, « A National and State Profile of Leading Health Problems and Health Care Quality for US Children ; Key Insurance Disparities and Across State Variations », *Academic Pediatrics* 11, n° 3S (mai-juin 2011).

Introduction

1. Thomas Cowan, MD, « Covid-19/Coronavirus Caused By 5G ? » https://www.brighteon.com/c32af45d-175c-4880-8398-938fb3483122.

Chapitre 1

1. R. Koch, « Ueber den augenblicklichen Stand der bakteriologischen Choleradiagnose » [About the instantaneous state of the bacteriological diagnosis of cholera], *Zeitschrift für Hygiene und Infektionskrankheiten* (en allemand) 14 (1893), pp. 319-38, doi :10.1007/BF02284324.
2. RJ Huebner, « Criteria for etiologic association of prevalent viruses with prevalent diseases ; the virologist's dilemma », *Annals of the New York Academy of Sciences* 67, n° 8 (avril 1957), pp. 430-8. Bibcode :1957NYASA..67..430H. doi :10.1111/j.1749-6632.1957.tb46066.x. PMID 13411978 ; AS Evans, « Causation and disease : a chronological journey », (The Thomas Parran Lecture, 1978) *American Journal of Epidemiology* 142, n° 11 (décembre 1995), pp. 1126-35, discussion 1125. doi :10.1093/oxfordjournals.aje.a117571. PMID 7485059.
3. R. Fouchier *et al.*, « Koch's postulates fulfilled for SARS virus », *Nature* 423, n° 240 (2003), discussed at https://www.youtube.com/watch ?v=HsYjW0fNphA.
4. « Infectious Diseases at the Edward Worth Library », https://infectiousdiseases.edwardworthlibrary.ie/Theory-of-Contagion/.
5. Gerald L. Geison, *The Private Science of Louis Pasteur* (Princeton, NJ : Princeton University Press, 2014).

Chapitre 2

1. John L. Heilbron, *Electricity in the 17th and 18th Centuries: A Study of Early Modern Physics* (Berkeley, CA: University of California Press, 1979), pp. 490-491, cité dans Arthur Firstenberg, *The Invisible Rainbow: A History of Electricity and Life* (Santa Fe, NM: AGB Press, 2020), p. 32.
2. Frances Lowndes, *Observations on Medical Electricity* (London: D. Stuart, 1787), pp. 39-40, cité dans Firstenberg, p. 32.
3. Heinrich Schweich, *Die Influenza: Ein historischerund atiologischer Versuch* (Berlin: Theodor Christian Friedrich Enslin), cité dans Firstenberg, p. 84.
4. Firstenberg, *The Invisible Rainbow.*
5. *Ibid.*, pp. 51-52.
6. *Ibid.*, p. 85.
7. William Ian Beveridge, *Influenza: The Last Great Plague* (New York, NY: Prodist, 1978), 35, cité dans Firstenberg, p. 86.
8. « 1918 Flu Pandemic », https://www.history.com/topics/world-war-i/1918-flu-pandemic.
9. *Ibid.*
10. MJ Rosenau, « Experiments to Determine Mode of Spread of Influenza », *Journal of the American Medical Association* 73, n° 5 (2 août 1919), pp. 311-313.
11. Firstenberg, *The Invisible Rainbow*, p. 109.
12. *Ibid.*, 111.
13. Thomas S. Cowan, MD, *Cancer and the New Biology of Water* (Hartford, VT: Chelsea Green, 2019).
14. Firstenberg, *The Invisible Rainbow*, p. 369.
15. THP Nguyen *et al.*, "The effect of a high frequency electromagnetic field in the microwave range on red blood cells", *Scientific Reports* 7, numéro d'article : 10798 (2017), https://www.researchgate.net/publication/251830393_Cell_Effects_of_Electromagnetic_Radiation.
16. Shigeaki (Shey) Hakusui, « Wireless at 60 GHz Has Unique Oxygen Absorption Properties », *Scientists for Wired Technologies*, https://scientists4wiredtech.com/wireless-at-60-ghz-has-unique-oxygen-absorption-properties/.
17. « Central China province launches commercial 5G applications », XinHua Net, 31 oct. 2019, http://www.xinhuanet.com/english/2019-10/31/c_138517734.htm.
18. « THE 5G CORONAVIRUS SYDROME – All Mapped Out », 17 mars 2020, https://weatherpeace.blogspot.com/2020/03/the-5g-coronavirus-sickness-mapped-out.html.
19. « San Marino 5G leader in Europe: first services launched" (23 mai 2018), https://www.telecomitalia.com/en/press-archive/market/2018/PR-San-Marino5G-230518.html.
20. Bartomeu Payeras I Cifre, « Study of the correlation between cases of coronavirus and the presence of 5G networks », trans. Claire Edwards (mars-avril 2020), www.tomeulamo.com/fitxers/264_CORONA-5G-d.pdf.
21. *Ibid.*
22. « Global Agendas Exposed » (17 mars 2020).

23. I Cifre, « Study of the correlation between cases of coronavirus and the presence of 5G networks ».
24. *Ibid.*
25. Jeremy Kryt, « Will COVID-19 Wipe Out the Tribes of the Amazon ? », *The Daily Beast*, 25 mai 2020, https://www.thedailybeast.com/will-covid-19-wipe-out-the-tribes-of-the-amazon.
26. « Vivo Deploys 100G Network Across Amazon », *Light Reading*, 11 oct. 2013, https://www.lightreading.com/optical/100g/vivo-deploys-100g-network-across-amazon/d/d-id/706040.
27. Robert J. Burrowes, « Deadly rainbow : Will 5G precipitate the extinction of all life on Earth ? », *Nation of Change*, 7 juillet 2020, https://www.nationofchange.org/2020/07/07/deadly-rainbow-will-5g-precipitate-the-extinction-of-all-life-on-earth/.
28. Pivotal Commware, Pivotal Echo 5G, https://pivotalcommware.com/echo-5g/.
29. MedallionNet The Best Wi-Fi at Sea, https://www.princess.com/ships-and-experience/ocean-medallion/medallionnet/.
30. Staff Sgt. William Skelton, « New Marine Corps non-lethal weapon heats things up », DVIDS, 9 mars 2012, https://www.dvidshub.net/news/85028/new-marine-corps-non-lethal-weapon-heats-things-up ; Ross Kerber, « Ray gun, sci-fi staple, meets reality », *Boston Globe*, 24 sept. 2004.
31. I Belyaev *et al.*, « EUROPAEM EMF Guideline 2016 for the Prevention, Diagnosis and Treatment of EMF-related Health Problems and Illnesses », *Rev Environ Health* 31, n° 3 (1er sept. 2016), pp. 363-97, doi : 10.1515/reveh-2016-0011.
32. RN Kostoff *et al.*, « Adverse health effects of 5G mobile networking technology under real-life conditions », *Toxicology Letters* 323 (1er mai 2020), pp. 35-40.
33. O. Johansson, « Disturbance of the Immune System by Electromagnetic Fields— A Potentially Underlying Cause for Cellular Damage and Tissue Repair Reduction Which Could Lead to Disease and Impairment », *Pathophysiology* 16, n° 2-3 (août 2009), pp. 157-77, doi : 10.1016/j.pathophys.2009.03.004. Epub 23 avril 2009.
34. NP Zalyubovskaya et RI Kiselev, « Effect of Radio Waves of a Millimeter Frequency Range on the Body of Man and Animals », *Gigiyena I Sanitariya*, n° 8 (1978).
35. « Bibliography of Reported Biological Phenomena ('Effects') and Clinical Manifestations Attributed to Microwave and Radio-Frequency Radiation », Report, n° 1, MF12.524.015-0004B.
36. Dirk K F Meijer, Hans J. H. Geesink et Jos Timmer, « The 5G Safety Dilemma : Plea for Urgent Scientific Research in the European Context » (avril 2020), https://www.researchgate.net/publication/340528995_The_5G_Safety_Dilemma_Plea_for_Urgent_Scientific_Research_in_the_European_Context.
37. L Giuranno *et al.*, « Radiation-Induced Lung Injury (RILI) », *Front Oncol* 9 (2019), p. 877. Publié en ligne le 6 sept. 2019. doi : 10.3389/fonc.2019.00877.
38. « Lloyd's of London Insurance Won't Cover Smartphones – WiFi – Smart Meters – Cell Phone Towers By Excluding ALL Wireless Radiation Hazard », RF Safe, 18 mars 2015, https://www.rfsafe.com/lloyds-of-london-insurance-wont-cover-smartphones-wifi-smart-meters-cell-phone-towers-by-excluding-all-wireless-radiation-hazards/.

39. « Dr. Cameron Kyle-Sidell Gives Thoughts On Current Global Pandemic », https://search.aol.com/aol/video;_ylt=AwrE196Mue9e7V4AawtpCWVH;_ylu=X3oDMTB0N2Noc21lBGNvbG8DYmYxBHBvcwMxBHZ0aWQDBHNlYwNwaXZz?q=Sidell&s_it=searchtabs&v_t=lokiinbox#id=1&vid=6e489b61db15c88fe6f7db58427fd840&action=view.

Chapitre 3

1. Roberta JM Olson et Jay M Pasachoff, *Cosmos : The Art and Science of the Universe* (Islington, London : Reaktion Books, 2019).
2. Li Ch'un Feng, directeur du Chinese Imperial Astronomical Bureau, 648 AD, tire de https://www.researchgate.net/publication/326160954_Comets_and_Contagion_Evolution_Plague_and_Diseases_From_Space.
3. Rhawn Joseph PhD, Rudolf Schild PhD et Chandra Wickramasinghe PhD, *Biological Cosmology, Astrobiology, and the Origins and Evolution of Life* (Cosmology Science Publishers, 2010), tire de Gabriela Segura, MD, « New Light on the Black Death », *The Dot Connector Magazine* 13, n° 1 (2011), https://health-matrix.net/2011/05/11/new-light-on-the-black-death-the-viral-and-cosmic-connection/.
4. Michelle Ziegler, « Procopius' Account of the Plague in Constantinople, 542 », 31 juillet 2011, https://hefenfelth.wordpress.com/2011/07/31/procopius-account-of-the-plague-in-constantinople-542/.
5. Dr Marc Barton, « PLAGUES, COMETS AND VOLCANOES », *Past Medical History*, 28 juin 2016, https://www.pastmedicalhistory.co.uk/plagues-comets-and-volcanoes/.
6. Michelle Ziegler, « Procopius' Account of the Plague in Constantinople, 542 »,
7. « Panspermia and the Origin of Life on Earth », https://www.panspermia-theory.com/.
8. Wal Thornhill, « Comets Impact Cosmology », 20 juillet 2004, https://www.holoscience.com/wp/comets-impact-cosmology/ ; Wallace Thornhill et David Talbott, « The Electric Comet », 2006, https://www.bibliotecapleyades.net/electric_universe/esp_electricuniverse17.htm.
9. Dr Marc Barton, « PLAGUES, COMETS AND VOLCANOES ».
10. Thomas Short, *A general Chronological History of the Air, Weather, Seasons, Meteors* (London, 1749).
11. Susan Scott et Christopher Duncan, *Return of the Black Death : The World's Greatest Serial Killer* (Wiley, 2004).
12. *Ibid.*
13. Mike Baillie, *New Light on the Black Death : The Cosmic Connection*, 1re éd. (History Press, 2006).
14. David Meyer, « Did a Comet cause the Black Death ? », 11 juillet 2011, www.davidmeyercreations.com/strange-science/did-a-comet-cause-the-black-death/.
15. S Likitvivatanavong *et al.*, « Multiple receptors as targets of Cry toxins in mosquitoes », *J Agric Food Chem* 59, n° 7 (13 avril 2011), pp. 2829-2838. Publié en ligne le 6 janv. 2011. doi : 10.1021/jf1036189.
16. H Batliwala *et al.*, « Methane-induced hemolysis of human erythrocytes », *Biochemical Journal* 307 (1995), pp. 433-438.

17. Katie Worth, « As Brazil Confronts Zika, Vaccine Rumors Shape Perceptions », Frontline, 11 févr. 2016, https://www.pbs.org/wgbh/frontline/article/as-brazil-confronts-zika-vaccine-rumors-shape-perceptions/.

18. Eleanor Herman, *The Royal Art of Poison : Filthy Palaces, Fatal Cosmetics, Deadly Medicine, and Murder Most Foul*, 1re éd. (St. Martin's Press, 12 juin 2018).

19. Tamara Bhandari, « Why people with type O blood are more likely to die of cholera », https://www.sciencedaily.com/releases/2016/08/160829105908.htm.

20. Judith Summers, *Soho—A History of London's Most Colourful Neighborhood* (London : Bloomsbury, 1989).

21. *Ibid.*, pp. 113-117.

22. TJ Inglis, « Principia aetiologica : taking causality beyond Koch's postulates », *Journal of Medical Microbiology* 56, Pt 11 (nov. 2007), pp. 1419-22. doi :10.1099/jmm.0.47179-0. PMID 17965339.

23. Ron Schmid, ND, « PASTEURIZE OR CERTIFY : TWO SOLUTIONS TO 'THE MILK PROBLEM' », A Campaign for Real Milk, 13 déc. 2003, https://www.realmilk.com/safety/pasteurize-or-certify/.

24. https://en.wikipedia.org/wiki/Smallpox

25. Charles AR Campbell, MD, Resume of Experiments on Variola (San Antonio, Texas), http://whale.to/a/campbell1.html.

26. *Ibid.*

27. *Ibid.*

28. Kaushik Patowary, « Dr. Charles Campbell And His Malaria-Fighting Bat Towers », *Amusing Planet*, https://www.amusingplanet.com/2018/09/dr-charles-campbell-and-his-malaria.html.

29. TJ Inglis, « Principia aetiologica : taking causality beyond Koch's postulates »,

30. G Bordenave, « Louis Pasteur (1822-1895) », *Microbes and Infection* 5, n° 6 (mai 2003), pp. 553-60. doi :10.1016/S1286-4579(03)00075-3. PMID 12758285.

31. A. Sakula, « Robert Koch : centenary of the discovery of the tubercle bacillus, 1882 », *Thorax* 37, n° 4 (avril 1982), pp. 246-251. doi : 10.1136/thx.37.4.246.

32. Robert Koch, « The Etiology of Tuberculosis », *Reviews of Infectious Diseases* 4, n° 6 (novembre 1982), pp. 1270-1274, https://doi.org/10.1093/clinids/4.6.1270.

33. Weston A. Price, *Nutrition and Physical Degeneration* (Price-Pottenger Nutrition Foundation, 1945).

34. *Ibid.*, 331.

35. *Ibid.*, 42.

36. *Ibid.*, p. 51.

37. *Ibid.*, pp. 130-133.

38. « Toxicological Profile : for DDT, DDE, and DDE », Agency for Toxic Substances and Disease Registry, septembre 2002 ; « DDT. Immediately Dangerous to Life and Health Concentrations (IDLH) », National Institute for Occupational Safety and Health (NIOSH).

39. NobelPrize.org : The Nobel Prize in Physiology of Medicine 1948.

40. Jim West, « Pesticides and Polio : A Critique of Scientific Literature », The Weston A. Price Foundation, 8 févr. 2003, https://www.westonaprice.org/health-topics/environmental-toxins/pesticides-and-polio-a-critique-of-scientific-literature/
41. Compilé par Jim West de *US Vital Statistics*, US Government Printing Office, Washington, DC ; publié dans « Pesticides and Polio ».
42. Jim West, « Pesticides and Polio : A Critique of Scientific Literature ».
43. Torsten Engelbrecht et Claus Kohnlein, *Virus Mania* (Trafford Publishing, 2007), p. 66.
44. Agnes Ullmann, « Pasteur–Koch : Distinctive Ways of Thinking about Infectious Diseases », *Microbe* 2, n° 8 (2007), pp. 383-7. Archivé de l'original le 22 juillet 2011.
45. Dawn Lester et David Parker, *What Really Makes You Ill ? Why Everything You Thought You Knew About Disease Is Wrong* (autoédité, 2019).
46. WG Winkler, « Airborne Rabies Virus Isolation », *Bulletin of the Wildlife Disease Association* 4, n° 2 (12 déc. 1967), pp. 37-40.
47. DM Pastula *et al.*, « Acute neurologic illness of unknown etiology in children – Colorado, August-September 2014 (PDF) », *MMWR Morb. Mortal.* Wkly. Rep. 63, n° 40 (10 octobre 2014), pp. 901-2. PMC 4584613. PMID 25299607.
48. R Dhiman *et al.*, « Correlation between non-polio acute flaccid paralysis rates with pulse polio frequency in India », *Int J Environ Res Public Health* 15, n° 8 (2018).
49. S Humphries et R Bystrianyk, « The 'disappearance' of polio », *Dissolving Illusions : Disease, Vaccines, and the Forgotten History* (Independently published, 2013), pp. 222-92.
50. Xcvi Raymond Obomsawin, « Historical and scientific perspectives on the health of Canada's First peoples », https://www.worldcat.org/title/historical-and-scientific-perspectives-on-the-health-of-canadas-first-peoples/oclc/855308523 ; https://www.soilandhealth.org/wp-content/uploads/02/0203CAT/020335.obomsawin.pdf.
51. *Ibid.*, p. 14.
52. National Commission Inquiry on Indian Health, *The History of Indian Health*, pp. 6-7.
53. AR Bharti *et al.*, « Leptospirosis : a zoonotic disease of global importance », *The Lancet Infectious Diseases* 3, n° 12 (1er déc. 2003), pp. 757-771, https://www.thelancet.com/journals/laninf/article/PIIS1473-3099(03)00830-2/fulltext.
54. Garcilaso de la Vega, *The Florida of the Inca* (Austin, TX : University of Texas Press, 1951), p. 421.
55. PM Kraemer, « New Mexico's Ancient Salt Trade », http://www.elpalacio.org/articles/winter12/salttrade-v82-no1.pdf. Consulté le 21 juin 2017.
56. Royal Commission on Aboriginal Peoples (Canada), 1996, http://data2.archives.ca/e/e448/e011188230-01.pdf.
57. Dave Mihalovic, « Biologist wins Supreme Court case proving that the measles virus does not exist », *Signs of the Times*, 27 janv. 2017, https://www.sott.net/article/340948-Biologist-wins-Supreme-Court-case-proving-that-the-measles-virus-does-not-exist.
58. James Herer, « Microbiologist and Virologist Dr. Stefan Lanka : 'Viruses Do Not Cause Diseases and Vaccines are Not Effective' », *Weblyf*, https://www.weblyf.

com/2020/05/microbiologist-and-virologist-dr-stefan-lanka-viruses-do-not-cause-diseases-and-vaccines-are-not-effective/.

59. « Anti-Vaxxer Biologist Stefan Lanka Bets Over $100K Measles Isn't A Virus ; He Wins In German Federal Supreme Court », 21 janv. 2017, https://anonhq.com/anti-vaxxer-biologist-stefan-lanka-bets-100k-measles-isnt-virus-wins-german-federal-supreme-court/.

Chapitre 4

1. Torsten Engelbrecht *et al.*, *Virus Mania*, p. 21
2. *Ibid.*, 90.
3. PM Sharp et BH Hahn, « Origins of HIV and the AIDS pandemic », *Cold Spring Harbor Perspectives in Medicine* 1, n° 1 (septembre 2011), a006841. doi :10.1101/cshperspect.a006841. PMC 3234451. PMID 22229120.
4. Les trois meilleurs livres sur le sujet sont *Virus mania* de Torsten Engelbrecht et Claus Kohnlein ; *The Silent Revolution in AIDS and Cancer* d'Heinrich Kremmer, et *Sida, opium, diamants et empire* de Nancy Banks.
5. NS Padian *et al.*, « Heterosexual Transmission of Human Immunodeficiency Virus (HIV) in Northern California : Results From a Ten-Year Study », *Am J Epidemiol* 146, n° 4 (15 août 1997), pp. 350-7. doi : 10.1093/oxfordjournals.aje.a009276.
6. M Fioranelli *et al.*, « 5G Technology and induction of coronavirus in skin cells », *Journal of Biological Regulators & Homeostatic Agents* 54, n° 4 (9 juin 2020).
7. Simon Garfield, « The rise and fall of AZT : It was the drug that had to work. It brought hope to people with HIV and AIDS, and millions for the company that developed it. It had to work. There was nothing else. But for many who used AZT - it didn't », *The Independent*, 2 mai 1993, https://www.independent.co.uk/arts-entertainment/the-rise-and-fall-of-azt-it-was-the-drug-that-had-to-work-it-brought-hope-to-people-with-hiv-and-2320491.html.
8. Torsten Engelbrecht *et al.*, *Virus Mania*, p. 11.
9. Peng Zhou *et al.*, « Discovery of a novel coronavirus associated with the recent pneumonia outbreak in humans and its potential bat origin », *bioRxiv.* doi : https://doi.org/10.1101/2020.01.22.914952 ; Na Zhu *et al.*, « A Novel Coronavirus from Patients with Pneumonia in China, 2019 », *N Engl J Med* 382 (20 févr. 2020), pp. 727-733, DOI : 10.1056/NEJMoa2001017 ; Jeong-Min Kim *et al.*, « Identification of Coronavirus Isolated From a Patient in Korea With COVID-19 », *Osong Public Health Res Perspect* 11, n° 1 (févr. 2020), pp. 3-7.doi : 10.24171/j.phrp.2020.11.1.02 ; Karen Mossman, « I study viruses : How our team isolated the new coronavirus to fight the global pandemic », McMaster University, 25 mars 2020, https://brighterworld.mcmaster.ca/articles/i-study-viruses-how-our-team-isolated-the-new-coronavirus-to-fight-the-global-pandemic/.
10. « The Rooster in the River of Rats », Andrew Kaufman, MD, https://www.youtube.com/watch?v=NTws_mAsDfU.
11. R AM Fouchier *et al.*, « Koch's postulates fulfilled for SARS virus », *Nature* 423 (2003), p. 240.
12. JFW Chan *et al.*, « Simulation of the Clinical and Pathological Manifestations of Coronavirus Disease 2019 (COVID-19) in Golden Syrian Hamster Model : Implications for Disease Pathogenesis and Transmissibility », *Clin Infect Dis.* (26 mars 2020), ciaa325. doi :10.1093/cid/ciaa325.

Chapitre 5

1. C. Huang *et al.*, « Clinical features of patients infected with 2019 novel coronavirus in Wuhan, China », *The Lancet* (24 janvier 2020), https://www.thelancet.com/journals/lancet/article/PIIS0140-6736(20)30183-5/fulltext3.
2. David Crowe, *Flaws in Coronavirus Pandemic Theory*, 5, https://theinfectiousmyth.com/book/CoronavirusPanic.pdf.
3. Peter Fimrite, « Studies show coronavirus antibodies may fade fast, raising questions about vaccines », *San Francisco Chronicle*, 17 juillet 2020, https://www.sfchronicle.com/health/article/With-coronavirus-antibodies-fading-fast-focus-15414533.php.
4. « Clinical Questions about COVID-19 : Questions and Answers », https://www.cdc.gov/coronavirus/2019-ncov/hcp/faq.html. Consulté le 26 juillet 2020.
5. Erika Edwards, Courtney Kube et Mark Schone, « Some have tested positive for COVID-19 after recovering. What does that mean ? », NBC News, 19 mai 2020, https://news.yahoo.com/tested-positive-covid-19-recovering-223200125.html.
6. *Ibid.*
7. http://agenda-leben.de/Lanka_Diplomarbeit_1989_kompr.pdf.
8. Torsten Engelbrecht et Konstantin Demeter, « COVID-19 PCR Tests Are Scientifically Meaningless », *OffGuardian*, 27 juin 2020, https://off-guardian.org/2020/06/27/covid19-pcr-tests-are-scientifically-meaningless/?fbclid=IwAR0OFMLQ-oW85Y-SrDczm8rjLC1cCJmJ4lIIoW3_-PIYYJRypsmgh2CH8fJ4.
9. L Leo *et al.*, « Emergence of a novel human Coronavirus threatening human health », *Nature Medicine* (mars 2020).
10. Myung-guk Han *et al.*, « Identification of Coronavirus Isolated from a Patient in Korea with COVID-19 », *Song Public Health and Research Perspectives* (févr. 2020).
11. Wan Beom Park *et al.*, « Virus Isolated from the First Patient with SARS-CoV-2 in Korea », *Journal of Korean Medical Science* (24 févr. 2020).
12. Na Zhu *et al.*, « A Novel Coronavirus from Patients with Pneumonia in China, 2019 », *New England Journal of Medicine* (20 févr. 2020).
13. Danielle Wallace, « Ventura County clarifies claims it would force people from homes into isolated coronavirus centers », Fox News, 7 mai 2020, https://www.foxnews.com/us/california-ventura-county-coronavirus-forcibly-removed-homes-quarantine.
14. Adrianna Rodriguez, « 'Heartbreaking' : Moms could be separated from their newborns under coronavirus guidelines », *USA Today*, 26 mars 2020, https://www.usatoday.com/story/news/health/2020/03/26/pregnant-women-covid-19-could-separated-babies-birth/2907751001/.
15. Jessica Lee, « Did Tanzania's President Expose Faulty COVID-19 Testing by Submitting Non-Human Samples ? », *Snopes*, 7 mai 2020, https://www.snopes.com/fact-check/tanzania-president-covid-tests/.
16. James Herer, « Coronavirus : The Truth about PCR Test Kit from the Inventor and Other Experts », *Weblyf*, https://www.weblyf.com/2020/05/coronavirus-the-truth-about-pcr-test-kit-from-the-inventor-and-other-experts/.

17. « CDC 2019-Novel Coronavirus (2019-nCoV) Real-Time RT-PCR Diagnostic Panel », Centers for Disease Control and Prevention, https://www.fda.gov/media/134922/download.

18. « Accelerated Emergency Use Authorization (Eua) Summary Covid-19 Rt-Pcr Test (Laboratory Corporation Of America) », https://www.fda.gov/media/136151/download.

19. http://technical-support.roche.com/_layouts/net.pid/Download.aspx ?documentID=1cca7ff9-388a-ea11-fa90-005056a772fd&fileName=TP00886v2&extension=pdf&mimeType=application %2Fpdf&inline=False

20. David Crowe, « Antibody Testing for COVID-19 », 13 mai 2020, https://theinfectiousmyth.com/coronavirus/AntibodyTestingForCOVID.pdf.

21. F Zhou *et al.*, « Clinical course and risk factors for mortality of adult inpatients with COVID-19 in Wuhan, China : a retrospective cohort study », *The Lancet* (11 mars 2020), https://www.thelancet.com/journals/article/PIIS0140-6736(20)30566-3/fulltext.

22. R Prasad, « Meta-analysis does not support continued use of point-of-care serological tests for COVID-19 », *The Hindu*, 4 juillet 2020, https://www.thehindu.com/sci-tech/science/meta-analysis-does-not-support-continued-use-of-point-of-care-serological-tests-for-covid-19/article31989748.ece.

Chapitre 6

1. G. Bordenave, « Louis Pasteur (1822-1895) », *Microbes and Infection* / Institut Pasteur 5, n° 6 (mai 2003), pp. 553-60, doi :10.1016/S1286-4579(03)00075-3.

2. « Dr. Stefan Lanka Debunks Pictures of 'Isolated Viruses' », Vaccination Information Network, https://www.vaccinationinformationnetwork.com/dr-stefan-lanka-debunks-pictures-of-isolated-viruses/.

3. MD Keller *et al.*, « Decoy exosomes provide protection against bacterial toxins », *Nature* 579 (2020), pp. 260-264 (2020) ; « Newfound Cell Defense System Features Toxin-Isolating 'Sponges' », Yahoo Finance, 4 mars 2020, https://finance.yahoo.com/news/newfound-cell-defense-system-features-160000044.html.

4. G Pironti *et al.*, « Circulating Exosomes Induced by Cardiac Pressure Overload Contain Functional Angiotensin II Type 1 Receptors », *Circulation* n° 131 (2015), pp. 2120-2130, publié initialement 20 mai 2015, https://doi.org/10.1161/CIRCULATIONAHA.115.015687.

5. William A. Wells, « When is a virus an exosome ? », *Journal of Cell Biology* 162, n° 6 (2003), p. 960, https://rupress.org/jcb/article/162/6/960/33690/When-is-a-virus-an-exosome.

6. « Newfound Cell Defense System Features Toxin-Isolating 'Sponges' », Yahoo Finance, 4 mars 2020, https://finance.yahoo.com/news/newfound-cell-defense-system-features-160000044.html.

7. G Raposo et W Stoorvogel, « Extracellular vesicles : Exosomes, microvesicles, and friends », *J Cell Biol* 200, n° 4 (18 févr. 2013), pp. 373-383, doi : 10.1083/jcb.201211138.

8. C Frühbeis *et al.*, « Extracellular vesicles as mediators of neuron-glia communication », *Front Cell Neurosci* 7 (2013), p. 182. Publié en ligne le 30 oct. 2013. doi : 10.3389/fncel.2013.00182.

9. OD Mrowczynski *et al.*, « Exosomes impact survival to radiation exposure in cell line models of nervous system cancer », *Oncotarget* 9, n° 90 (16 nov. 2018), pp. 36083-36101. Publié en ligne le 16 nov. 2018, doi :10.18632/oncotarget.26300.
10. https://newumedspaorlando.com/exosomes-penis-treatment-orlando/.
11. J Smythies J *et al.*, « Molecular mechanisms for the inheritance of acquired characteristics— exosomes, microRNA shuttling, fear and stress : Lamarck resurrected ? », *Front Genet* 5 (2014), p. 133. Publié en ligne le 15 mai 2014. Prépublié en ligne le 16 avril 2014. doi :10.3389/fgene.2014.00133 ; KeFang *et al.*, « Differential serum exosome microRNA profile in a stress-induced depression rat model », *Journal of Affective Disorders* 274 (1er sept., 2020), pp. 144-158, https://doi.org/10.1016/j.jad.2020.05.017.
12. YE Young-Eun Cho *et al.*, « Exosomes : An emerging factor in stress-induced immunomodulation », *Seminars in Immunology* 26, n° 5 (octobre 2014), pp. 394-401.
13. W Seo *et al.*, « Exogenous exosomes from mice with acetaminophen-induced liver injury promote toxicity in the recipient hepatocytes and mice », *Scientific Reports* 8, numéro d'article : 16070 (2018), Publié le 30 octobre 2018.

Chapitre 7

1. Dan Evon, « Did This Nobel Prize Winner Say COVID-19 Was Created in a Lab ? », *Snopes*, 29 avril 2020, https://www.snopes.com/fact-check/luc-montagnier-covid-created-lab/.
2. L Montagnier *et al.*, « Electromagnetic Signals Are Produced by Aqueous Nanostructures Derived From Bacterial DNA Sequences », *Interdiscip Sci.* 1, n° 2 (juin 2009), pp. 81-90. doi :10.1007/s12539-009-0036-7. Epub 4 mars 2009.
3. « Childhood Infectious Diseases Protect Us From Cancer Later In Life », http://vaxinfostarthere.com/childhood-infectious-diseases-protect-us-cancers-later-life/.

Chapitre 8

1. Gerald Pollack, *Cells, Gels and the Engines of Life* (Seattle, WA : Ebner & Sons, 2001).
2. https://cassiopaea.org/forum/threads/gerald-pollack-electrically-structured-water.31363/page-4
3. H Yoo *et al.*, « Contraction-Induced Changes in Hydrogen Bonding of Muscle Hydration Water », *J Phys Chem Lett.* 5, n° 6 (20 mars 2014), pp. 947-952. Publié en ligne le 25 févr. 2014. doi :10.1021/jz5000879.
4. Échange privé avec Gerald Pollack, PhD, le 7 juillet 2020.
5. « Father Richard Willhelm H2O2 Lourdes Water has extra Oxygen not extra Hydrogen », https://www.youtube.com/watch ?v=8F3sTiBC6uY.
6. Stacey A. Reading et Maggie Yeomans, « Oxygen absorption by skin exposed to oxygen supersaturated water », *Canadian Journal of Physiology and Pharmacology* 90, n° 5 (2012), pp. 515-524, https://doi.org/10.1139/y2012-020.
7. ST Kyoren *et al.*, « Effect of high consentrated dissolved oxygen on the plant growth in a deep hydroponic culture under a low temperature », *IFAC Proceedings* 43, n° 26 (2010), pp. 251-255 ; « Dissolved Oxygen for Better Growth : Part I : What Is It and Why Do Plants Need It ? », https://www.questclimate.com/dissolved-oxygen-better-growth-part-plants-need/.

8. Daniel Ladizinsky, MD et David Roe, PhD, « New Insights Into Oxygen Therapy for Wound Healing », *Wounds* 22, n° 12 (2010), 294300.
9. N Fleming *et al.*, « Ingestion of oxygenated water enhances lactate clearance kinetics in trained runners », *Journal of the International Society of Sports Nutrition* 14, n° 9 (2017), DOI 10.1186/s12970-017-0166-y.
10. R Grubera *et al.*, « The influence of oxygenated water on the immune status, liver enzymes, and the generation of oxygen radicals : a prospective, randomized, blinded clinical study », *Clin Nutr.* 24, n° 3 (juin 2005), pp. 407-14, https://doi.org/10.1016/j.clnu.2004.12.007.
11. MV Ivannikov *et al.*, « Neuromuscular Transmission and Muscle Fatigue Changes by Nanostructured Oxygen », *Muscle and Nerve* 55, n° 4 (avril 2017), pp. 555-563. PMID :27422738 • DOI :10.1002/mus.25248.
12. « Cancer metastasis : The unexpected perils of hypoxia », *Science News*, Ludwig-MaximiliansUniversität München, 22 mai 2017.

Chapitre 9

1. P Le Pogam *et al.*, « Untargeted metabolomics unveil alterations of biomembranes permeability in human HaCaT keratinocytes upon 60 GHz millimeter-wave exposure », *Sci Rep.* 9 (2019), 9343. doi : 10.1038/s41598-019-45662-6 ; PH Siegel et V Pikov, « Impact of Low Intensity Millimeter-Waves on Cell Membrane Permeability », octobre 2009, DOI :10.1109/ICIMW.2009.5325755. *IEEE Xplore.*
2. Sally Fallon Morell, *Nourishing Fats*, Grand Central, New York, 2017, pp. 85-86.
3. *Ibid.*
4. *Ibid.*, pp. 113-114.
5. Joaquin Timoneda *et al.*, « Vitamin A Deficiency and the Lung », *Nutrients* 10, n° 9 (21 août 2018), p. 1132. doi :10.3390/nu10091132.
6. Sally Fallon et Mary G. Enig, PhD, « Be Kind to Your Grains... And Your Grains Will Be Kind To You », The Weston A. Price Foundation, 1er janv. 2000, https://www.westonaprice.org/health-topics/food-features/be-kind-to-your-grains-and-your-grains-will-be-kind-to-you/.
7. George Washington, *To Make Small Beer*, George Washington Papers, 1757, New York Public Library Archive.
8. Weston A. Price Foundation, « Dirty Secrets of the Food Processing Industry », 26 déc. 2005, https://www.westonaprice.org/health-topics/modern-foods/dirty-secrets-of-the-food-processing-industry/.
9. L Blandón-Naranjo *et al.*, « Electrochemical Behaviour of Microwave-assisted Oxidized MWCNTs Based Disposable Electrodes : Proposal of a NADH Electrochemical Sensor », *Electroanalysis* (16 janv. 2018).
10. F Ameer *et al.*, « De novo lipogenesis in health and disease », *Metabolism* 63, n° 7 (juillet 2014), pp. 895-902.
11. http://es-forum.com/How-I-Healed-EMF-Sensitivity-td4030455.html.
12. Sally Fallon Morell, « New Evidence That Processing Destroys Milk Proteins », 21 mars 2020, https://www.realmilk.com/health/new-evidence-that-processing-destroys-milk-proteins/ ; https://www.realmilk.com/wp-content/uploads/2020/06/CampaignforRealMilkSept2011PPTasPDF.pdf, pp. 4-12.

13. Sally Fallon Morell, « What Pasteurization Does To The Vitamins In Milk », 31 oct. 2018, https://www.realmilk.com/health/pasteurization-vitamins-milk.

14. HM Said *et al.*, « Intestinal Uptake of Retinol : Enhancement by Bovine Milk Beta-Lactoglobulin », *Am J Clin Nutr.* 49, n° 4 (avril 1989), pp. 690-4. doi : 10.1093/ajcn/49.4.690.

15. B Sozańska, « Raw Cow's Milk and Its Protective Effect on Allergies and Asthma », *Nutrients* 11, n° 2 (févr. 2019), p. 469. Publié en ligne le 22 févr. 2019. doi : 10.3390/nu11020469 ; https://www.realmilk.com/health/raw-milk-protective-against-asthma-and-allergies/.

16. Alexey V Polonikov, « Endogenous deficiency of glutathione as the most likely cause of serious manifestations and death in patients with the novel coronavirus infection (COVID-19) : a hypothesis based on literature data and own observations », https://www.researchgate.net/publication/340917045_Endogenous_deficiency_of_glutathione_as_the_most_likely_cause_of_serious_manifestations_and_death_in_patients_with_the_novel_coronavirus_infection_COVID-19_a_hypothesis_based_on_literature_data_and_ow.

17. Sally Robertson, BSc, « Study links fermented vegetable consumption to low COVID-19 mortality », *News-Medical*.net, 8 juillet 2020, https://www.news-medical.net/news/20200708/Study-links-fermented-vegetable-consumption-to-low-COVID-19-mortality.aspx.

18. « Ilya Mechnikov – Biographical », *Nobelprize.org*. Nobel Media AB.

19. Louisa Williams, ND, « Dr. Ilya Metchnikoff Drank Cholera and Lived ! », 17 avril 2020, https://www.louisawilliamsnd.com/post/dr-ilya-metchnikoff.

20. Merinda Teller, MPh, PhD, « Debunking the Myth That Microwave Ovens Are Harmless », The Weston A. Price Foundation, 5 nov. 2019, https://www.westonaprice.org/health-topics/debunking-the-myth-that-microwave-ovens-are-harmless/.

Chapitre 10

1. « Arsenic in drinking water seen as threat », *USAToday.com*, 30 août 2007 ; P Ravenscroft, « Predicting the global distribution of arsenic pollution in groundwater », papier présenté à : Arsenic – The Geography of a Global Problem, Royal Geographic Society Arsenic Conference held at : Royal Geographic Society, Londres, Angleterre, 29 août 2007.

2. FT Jones, « A Broad View of Arsenic », *Poult Sci.* 86, n° 1 (janvier 2007), pp. 2-14. doi :10.1093/ps/86.1.2.

3. « What's in your mouth....Mercury Fillings Smoking Teeth », https://www.youtube.com/watch ?v=o2VCen1vCMY.

4. FDA, « Thimerosal in Vaccines », tiré de l'original du 26 oct. 2006.

5. « FAQ's About Mercury (Thimerosal) in Vaccines », National Vaccine Information Center, https://www.nvic.org/faqs/mercury-thimerosal.aspx.

6. Jose Biller, *Interface of neurology and internal medicine* (Philadelphia, PA : Lippincott Williams & Wilkins, 2008), chapitre 163, p. 939.

7. S Mahernia *et al.*, « Determination of hydrogen cyanide concentration in mainstream smoke of tobacco products by polarography », *J Environ Health Sci Eng.* 13, n° 57 (2015), publié en ligne le 29 juillet 2015. doi : 10.1186/s40201-015 -0211-1.

8. 8 X Wu *et al.*, « Exposure to air pollution and COVID-19 mortality in the United States : a nationwide cross-sectional study », medRxiv preprint. doi : https://doi.org/10.1101/2020.04.05.20054502.
9. O Johansson, « Disturbance of the Immune System by Electromagnetic fields-A Potentially Underlying Cause for Cellular Damage and Tissue Repair Reduction Which Could Lead to Disease and Impairment », *Pathophysiology* 16, n° 2-3 (août 2009), pp. 157-77. doi :10.1016/j.pathophys.2009.03.004. Epub April 23, 2009.
10. LA Pushnoy *et al.*, « Herbicide (Roundup) pneumonitis », *Chest* 114, n° 6 (1998), pp. 1769-71.
11. Stephanie Seneff, PhD, « Air Pollution, Biodiesel, Glyphosate and Covid-19 », *Wise Traditions in Food, Farming and the Healing Arts* 21, n° 2 (Summer 2020).
12. J Gabbatiss, « Air pollution from UK shipping is four times higher than previously thought », *Independent*, 3 février 2018.
13. Sadiq Kahn, « Biodiesel and London buses », 18 juillet 2017, https://www.london.gov.uk/questions/2017/2662.
14. M Lin et E Kao, « CPC to phase out B2 biodiesel in three months », *Focus Taiwan*, 5 mai 2014.
15. B Berke, « Interactive : an updated look at who coronavirus hits hardest in Massachusetts », *The Enterprise*, 14 avril 2020.
16. NL Swanson NL *et al.*, « Genetically engineered crops, glyphosate and the deterioration of health in the United States of America », *J Org Syst* 9 (2014), pp. 6-37.
17. Stephanie Seneff, *op. cit.*, p. 29.
18. Xingzhong Hu, Dong Chen *et al.*, « Low Serum Cholesterol Level Among Patients with COVID-19 Infection in Wenzhou, China », prépublication avec le *Lancet* (2 mars 2020), https://papers.ssrn.com/sol3/papers.cfm ?abstract_id=3544826.
19. « Nearly 7 in 10 Americans are on prescription drugs », Mayo Clinic, 19 juin 2003, https://www.sciencedaily.com/releases/2013/06/130619132352.htm.
20. Joe Graedon, « Lisinopril Side Effects Can Be Lethal », *The People's Pharmacy*, 15 février 2018, https://www.peoplespharmacy.com/articles/lisinopril-side-effects-can-be-lethal.
21. James Franklin Lee Jr., « Aluminum, Barium, and Chemtrails Explained – JUST THE FACTS », *Climate Viewer News*, 15 mars 2015, https://climateviewer.com/2015/03/15/aluminum-barium-and-chemtrails-explained-just-the-facts/.
22. Committee on Nutrition, « Soy Protein-based Formulas : Recommendations for Use in Infant Feeding », *Pediatrics* 101, n° 1 (janvier 1998), pp. 148-153, DOI : https://doi.org/10.1542/peds.101.1.148.
23. C Exley *et al.*, « Aluminum in Tobacco and Cannabis and Smoke Related Disease », *American Journal of Medicine* 119 (2006), 276.e9-276.e11.
24. C Exley et E Clarkson, « Aluminium in human brain tissue from donors without neurodegenerative disease : A comparison with Alzheimer's disease, multiple sclerosis and autism », *Scientific Reports* 10, article n° 7770 (2020).
25. « Vaccine excipient and media summary. Excipients included in U.S. vaccines, by vaccine », Centers for Disease Control, https://www.cdc.gov/vaccines/pubs/pinkbook/downloads/appendices/b/excipient-table-2.pdf.

26. Christina England, « The FDA Approves a New HPV Vaccine Containing Over Twice as Much Aluminum As its Predecessor », *VacTruth.com*, 1er février 2015, https://vactruth.com/2015/02/01/vaccine-containing-aluminum/.

27. O Vera-Lastra *et al.*, « Autoimmune/inflammatory Syndrome Induced by Adjuvants (Shoenfeld's Syndrome) : Clinical and Immunological Spectrum », *Expert Rev Clin Immunol*, DOI : 10.1586/eci.13.2.

28. Christopher Exley, PhD, FRSB, « Surviving in the Aluminum Age », The Weston A. Price Foundation, 24 avril 2019, https://www.westonaprice.org/health-topics/environmental-toxins/surviving-in-the-aluminum-age/.

29. Kendall Nelson, « Aluminum in Vaccines : What Everyone Needs to Know », The Weston A. Price Foundation, 7 mai 2018, https://www.westonaprice.org/health-topics/vaccinations/aluminum-in-vaccines-what-everyone-needs-to-know/.

30. G Wolff, « Influenza vaccination and respiratory virus interference among Department of Defense personnel during the 2017–2018 influenza season », *Vaccine* 38, n° 2 (10 janvier 2020), pp. 350-354.

31. « Coverage rate of flu vaccination in Italy 2006-2019 », Statista Research Department, 23 mars 2020, https://www.statista.com/statistics/829799/coverage-rate-of-flu-vaccination-in-italy/ ; C de Waure *et al.*, « Adjuvanted influenza vaccine for the Italian elderly in the 2018/19 season : an updated health technology assessment », *European Journal of Public Health* 29, n° 5 (octobre 2019), pp. 900-905, https://doi.org/10.1093/eurpub/ckz041.

32. « China : Vaccine Law Passed », Library of Congress Law, 27 août 2019, https://www.loc.gov/law/foreign-news/article/china-vaccine-law-passed/ ?fbclid=IwAR-35hjW8ev1pKHCtw138-w84y15TW2kX5P-8houXmAFaayUnZ_YPpYsmPU.

Chapitre 12

1. « COVID-19 Dashboard by the Center for Systems Science and Engineering (CSSE) at Johns Hopkins University (JHU) », https://gisanddata.maps.arcgis.com/apps/opsdashboard/index.html#/bda7594740fd40299423467b48e9ecf6.

2. « Cases in the U.S. », Centers for Disease Control, consulté le 30 juillet 2020, https://www.cdc.gov/coronavirus/2019-ncov/cases-updates/cases-in-us.html ?CDC_AA_refVal=https %3A %2F %2Fwww.cdc.gov %2Fcoronavirus %2F2019-ncov %2Fcasesupdates %2Fsummary.html.

3. « Common Human Coronaviruses », Centers for Disease Control, https://www.cdc.gov/coronavirus/general-information.html.

4. « More Than 40 % of U.S. Coronavirus Deaths Are Linked to Nursing Homes », *New York Times*, mis à jour le 23 juillet 2020, http://www.nytimes.com/interactive/2020/us/coronavirus-nursinghomes.html.

5. Jim Hoft, « Is the Coronavirus or the 2019-2020 Flu More Dangerous for US Seniors ? — Here are the Numbers », Gateway Pundit, 16 mars 2020, https://www.thegatewaypundit.com/2020/03/is-the-coronavirus-or-the-2019-2020-flu-moredangerous-for-us-seniors-here-are-the-numbers/ ; Tommaso Ebhardt, Chiara Remondini et Marco Bertacche, « 99 % of Those Who Died From Virus Had Other Illness, Italy Says », *Bloomberg*, 18 mars 2020, https://www.bloomberg.com/news/articles/2020-03-18/99-ofthose-who-died-from-virus-had-other-illness-italy-says.

6. James Barrett, « Stanford Professor : Data Indicates We're Severely Overreacting To Coronavirus », *Daily Wire*, 18 mars 2020, https://www.dailywire.com/news/stanfordprofessor-data-indicates-were-overreacting-to-coronavirus.

7. Robert Preidt, « Study : Most N.Y. COVID Patients on Ventilators Died », Web MD, 22 avril 2020, https://www.webmd.com/lung/news/20200422/most-covid-19-patients-placed-onventilators-died-new-york-study-shows#1.

8. Jon Miltimore, « Physicians Say Hospitals Are Pressuring ER Docs to List COVID-19 on Death Certificates. Here's Why », Foundation for Economic Education, 29 avril 2020, https://fee.org/articles/physicians-say-hospitals-are-pressuring-er-docs-to-list-covid-19-ondeath-certificates-here-s-why/.

9. Ben Warren, « Official Raises Alarm on Inflated COVID-19 Deaths », *News Wars*, 8 avril 2020, https://www.newswars.com/official-raises-alarm-on-inflated-covid-19-deaths/.

10. https://healthfeedback.org/claimreview/mortality-in-the-u-s-noticeably-increased-during-thefirst-months-of-2020-compared-to-previous-years/

11. Tedd Koren, D.C., « The nursing home pandemic », *Koren Wellness*, 29 mai 2020, https://korenwellness.com/blog/iatrogenic-illness/.

12. Wang *et al.*, « Remdesivir in adults with severe COVID-19 : a randomised, double-blind, placebo-controlled, multicentre trial », *The Lancet* 395, n° 10236 (mai 2020), pp. 1569-1578, doi :10.1016/S0140-6736(20)31022-9. PMC 7190303. PMID 32423584.

13. S Richardson *et al.*, « Presenting Characteristics, Comorbidities, and Outcomes Among 5700 Patients Hospitalized With COVID-19 in the New York City Area », *JAMA* 323, n° 20 (2020), pp. 2052-2059. doi :10.1001/jama.2020.6775 ; Ariana Eunjung Cha, « In New York's largest hospital system, many coronavirus patients on ventilators didn't make it », *Washington Post*, 26 avril 2020, https://www.washingtonpost.com/health/2020/04/22/coronavirusventilators-survival/.

14. S Richardson *et al.*, « Presenting Characteristics, Comorbidities, and Outcomes Among 5700 Patients Hospitalized With COVID-19 in the New York City Area », *JAMA* 323, n° 20 (22 avril 2020), pp. 2052-2059.

15. Ralph Ellis et Andrea Kane, « Pathologist found blood clots in 'almost every organ' during autopsies on Covid-19 patients », CNN, 10 juillet 2020, https://www.cnn.com/2020/07/10/health/what-coronavirus-autopsies-reveal/index.html.

16. Lenny Bernstein, « More evidence emerges on why covid-19 is so much worse than the flu », *Washington Post*, 21 mai 2020, https://www.washingtonpost.com/health/more-evidenceemerges-on-why-covid-19-is-so-much-worse-than-the-flu/2020/05/21/e7814588-9ba5-11eaa2b3-5c3f2d1586df_story.html.

17. Imogen Braddick, « Coronavirus can damage lungs beyond recognition, health expert says », MSN News, 16 juin 2020, https://www.msn.com/en-gb/news/news-london/coronavirus-candamage-lungs-beyond-recognition-health-expert-says/ar-BB15ysYo.

18. « COVID-19 Had Us All Fooled, But Now We Might Have Finally Found Its Secret », https://www.survivaldan101.com/covid-19-had-us-all-fooled-but-now-we-might-havefinally-found-its-secret/.

19. AS Zubair *et al.*, « Neuropathogenesis and Neurologic Manifestations of the Coronaviruses in the Age of Coronavirus Disease 2019 », *JAMA Neurol.* Publié en ligne le 29 mai 2020, doi:10.1001/jamaneurol.2020.2065.

20. Marina Pitofsky, « Illinois reports first known COVID-19-related infant death in US », *The Hill*, 28 mars 2020, https://thehill.com/blogs/blog-briefing-room/news/490012-illinoisinfant-dies-of-coronavirus.

21. Children's Health Defense Team, « Inflammatory Syndrome Affecting Children: Kawasaki Disease, COVID-19 . . . or Something Else ? », Children's Health Defense, 14 mai 2020, https://childrenshealthdefense.org/news/inflammatory-syndrome-affecting-childrenkawasaki-disease-covid-19-or-something-else/.

22. Mark Blaxill et Amy Becker, « Lessons from the Lockdown—Why Are So Many Fewer Children Dying ? », *Health Choice*, 18 juin 2020, https://childrenshealthdefense.org/news/lessons-from-the-lockdown-why-are-so-many-fewerchildren-dying/.

23. « Scientists hail dexamethasone as 'major breakthrough' in treating coronavirus », CNBC, 116 juin 2020, https://www.cnbc.com/2020/06/16/steroid-dexamethasone-reduces-deathsfrom-severe-covid-19-trial.html.

24. « Researchers Identify 69 Drugs That Could Help Fight Coronavirus », *VOA News*, 23 mars 2020, https://www.voanews.com/science-health/coronavirus-outbreak/researchers-identify-69-drugs-could-help-fight-coronavirus.

25. https://www.bmj.com/content/368/bmj.m1086

26. Ivan Tkachenko, « A Detailed Coronavirus Treatment Plan from Dr. Vladimir Zelenko », *The Internet Protocol*, 14 avril 2020, https://internetprotocol.co/hype-news/2020/04/14/adetailed-coronavirus-treatment-plan-from-dr-zelenko/.

27. Ralph Ellis, « The Lancet Retracts Hydroxychloroquine Study », Web MD, 4 juin 2020, https://www.webmd.com/lung/news/20200605/lancet-retracts-hydroxychloroquine-study.

28. Dr David Brownstein, « 85 COVID Patients at The Center for Holistic Medicine: Zero Hospitalizations and No Deaths », LewRockwell.com, 11 avril 2020, https://www.lewrockwell.com/2020/04/dr-david-brownstein/85-covid-patients-at-the-center-for-holistic-medicine-zero-hospitalizations-and-no-deaths/.

29. G Martinez-Sanchez *et al.*, « Potential Cytoprotective Activity of Ozone Therapy in SARSCoV-2/COVID-19 », *Antioxidants* (Basel) 9, n° 5 (6 mai 2020), p. 389, doi:10.3390/antiox9050389. DOI: 10.3390/antiox9050389.

30. https://naturalhealth.news/2020-05-18-researchers-claim-100-percent-cure-rate-vs-covid-19-ecuador-intravenous-chlorine-dioxide.html

31. Corky Siemaszko, « End of lockdown, Memorial Day add up to increase in coronavirus cases, experts say », NBC News, 23 juin 2020, https://www.nbcnews.com/news/us-news/endlockdown-memorial-day-add-increase-coronavirus-cases-experts-say-n1231802.

32. Erin Banco, « White House's Own Data Crunchers: Southern Counties About to Get Hit Hard », *Daily Beast*, 20 mai 2020, https://www.thedailybeast.com/white-houses-own-datacrunchers-southern-counties-about-to-get-hit-hard.

33. Anne Gearan, William Wan et Jacqueline Dupree, « As coronavirus rebounds, more patients are being hospitalized and capacity is stretched », *Washington Post*, 2 juillet 2020, https://www.washingtonpost.com/politics/

as-coronavirus-rebounds-more-patients-are-beinghospitalized-thats-a-bad-sign/2020/07/02/62f60720-bc4f-11ea-80b9-40ece9a701dc_story.html.

34. « Swedish minister's 'Russian trolls' fanning 5G fears turn out to be... anti-radiation activists led by local granny », *RT*, 6 avril 2020, https://www.rt.com/news/485053-sweden-ministerrussia-5g/.

35. Frida Claesson, « En person har avlidit till följd av coronaviruset », SVT Nyheter (en suédois), 11 mars 2020.

36. Mike Stobbe et Nicky Forster, « Little evidence that protests spread coronavirus in U.S. », AP, 1er juillet 2020, https://www.aol.com/article/news/2020/07/01/little-evidence-that-protestsspread-coronavirus-in-us/24542760/.

37. J Xiao *et al.*, « Nonpharmaceutical Measures for Pandemic Influenza in Nonhealthcare Settings—Personal Protective and Environmental Measures », *Emerging Infectious Diseases* 26, n° 5 (mai 2020).

38. Russell Blaylock, MD, « Blaylock : Face Masks Pose Serious Risks To The Healthy », 11 mai 2020, https://technocracy.news/blaylock-face-maskspose-serious-risks-to-the-healthy/.

39. JH Zhu *et al.*, « Effects of long-duration wearing of N95 respirator and surgical facemask : a pilot study », *J Lung Pulm Resp Res* 4 (2014), pp. 97-100.

40. https://www.youtube.com/watch ?v=3STOGvsVCPs&feature=youtu.be

41. Wan Lin, « Student deaths stir controversy over face mask rule in PE classes », *Global Times*, 5 mai 2020, https://www.globaltimes.cn/content/1187434.shtml.

42. Andrew J. Campa et Kiera Feldman, « Face masks are now a mandatory L.A. accessory. Can we keep covered up ? », *Los Angeles Times*, 15 mai 2020, https://www.latimes.com/california/story/2020-05-15/face-coverings-now-a-mandatory-l-aaccessory-can-we-keep-it-covered-up.

43. Denis G. Rancourt, PhD, « Masks Don't Work : A Review of Science Relevant to COVID-19 Social Policy », *River Cities' Reader*, 11 juin 2020, https://www.rcreader.com/commentary/masks-dont-work-covid-a-review-of-sciencerelevant-to-covide-19-social-policy.

44. Zy Marquiez, « 3 Studies Reveal How Social Distancing (i.e. Social Isolation) Can Increase Mortality | #SocialDistancing », GreenMedInfo.com, 3 avril 2020, https://breakawayindividual.com/2020/04/07/13-studies-reveal-how-social-distancing-i-esocial-isolation-can-increase-mortality-socialdistancing/.

45. Peter Sullivan, « WHO official : Asymptomatic spread of coronavirus 'very rare' », *The Hill*, 8 juin 2020, https://www.msn.com/en-us/news/politics/who-official-asymptomatic-spreadof-coronavirus-very-rare/ar-BB15cBHW.

46. Ethen Kim Lieser, « Study Suggests Spray From Toilet Has Potential to Spread Coronavirus », *The National Interest*, 18 juin 2020, https://news.yahoo.com/study-suggests-spray-toiletpotential-220000388.html.

47. Phil Shiver, « Ohio school district plans to surveil students with bluetooth tracking devices to prevent the spread of COVID-19 », The Blaze, 8 juin 2020, https://www.theblaze.com/news/ohio-school-surveil-students-coronavirus.

48. Beverly Jensen, « During Shutdown 5G Being Installed Covertly in US Schools, Dept of Education Directive », OpEDNews.com, 22 mars 2020, https://www.

opednews.com/articles/During-Shutdown-5G-Being-I-by-Beverly-JensenAbsence_Dept-Of-Education-ED-gov_Education_Educational-Facilities-200322-906.html.

49. Katie Magnotta, Steve Van Dinter et Lauren Schulz, « Verizon 5G Ultra Wideband network live in more NFL stadiums », Verizon.com, 5 septembre 2019, https://www.verizon.com/about/news/verizon-5g-ultra-wideband-service-live-13-nflstadiums.

Chapitre 13

1. Walter Hadwen, « The Case Against Vaccination », discours du 25 janvier 1896, https://en.wikisource.org/wiki/The_Case_Against_Vaccination.
2. Brendan D. Murphy, « Exposed ! 5 Historical Scandals That Prove the Fraud of Vaccinations », Wakeupworld.com, https://wakeup-world.com/2016/10/29/exposed-5-historical-scandalsthat-prove-the-fraud-of-medical-vaccination/.
3. R B Pearson, *Pasteur : Plagiarist, Imposter : The Germ Theory Exploded* (A Distant Mirror, 2017), p. 64.
4. Ethel D Hume, *Bechamp or Pasteur ?* (A Distant Mirror, 2017), p. 295.
5. *Ibid.*, p. 296.
6. *Ibid.*, p. 299.
7. Professor Alfred Russel Wallace, *The Wonderful Century* (Kessenger Publishing LLC, 2006), p. 296.
8. Kevin Barry, « Did a Vaccine Experiment on U.S. Soldiers Cause the 'Spanish Flu' ? », *Free Press*, 29 mars 2020, https://freepress.org/article/did-vaccine-experiment-us-soldierscause- %E2 %80 %9Cspanish-flu %E2 %80 %9D.
9. Angela Betsaida B. Laguipo, BSN, « Coronavirus has mutated into at least 30 strains », 22 avril 2020, https://www.news-medical.net/news/20200422/Coronavirus-has-mutated-into-atleast-30-strains.aspx.
10. Children's Health Defense Team, « COVID-19 : The Spearpoint for Rolling Out a 'New Era' of High-Risk, Genetically Engineered Vaccines », Children's Heath Defense, 7 mai 2020, https://childrenshealthdefense.org/news/vaccine-safety/covid-19-the-spearpoint-for-rollingout-a-new-era-of-high-risk-genetically-engineered-vaccines/.
11. Harry Al-Wassiti, « mRNA therapy : A new form of gene medicine », *Medium*, 10 décembre 2019, https://medium.com/swlh/mrna-therapy-a-new-form-of-gene-medicine-5d859dadd1e.
12. Lyn Redwood et l'équipe de Children's Health Defense, « The Dengvaxia Disaster Was Twenty Years in the Making—What Will Happen With a Rushed COVID-19 Vaccine ? », Children's Health Defense, 23 avril 3030, https://childrenshealthdefense.org/news/government-corruption/the-dengvaxia-disaster-wastwenty-years-in-the-making-what-will-happen-with-a-rushed-covid-19-vaccine/.
13. Michael S Rosenwald, « Last time the United States rushed a vaccine, it was a mess », *Washington Post*, 3 mai 2020, C7.
14. Robert F. Kennedy, Jr., « New Docs : NIH Owns Half of Moderna Vaccine », Children's Health Defense, 7 juillet 2020, https://childrenshealthdefense.org/news/new-docs-nih-owns-half-ofmoderna-vaccine/ ?itm_term=home.
15. Christopher Rowland et Carolyn Y. Johnson, « A coronavirus vaccine rooted in a government partnership is fueling financial rewards for company

executives 2 juillet 2020, https://www.washingtonpost.com/business/2020/07/02/coronavirusvaccine-moderna-rna/.

16. Marco Cáceres, « Healthy Clinical Trial Subjects Suffer Grade 3 Side Effects to Moderna's mRNA COVID-19 Vaccine », *The Vaccine Reaction*, 24 mai 2020, https://thevaccinereaction.org/2020/05/healthy-clinical-trial-subjects-suffer-grade-3-sideeffects-to-modernas-mrna-covid-19-vaccine/.
17. Lee Brown, « Moderna coronavirus vaccine tester fainted, had high fever during trial 27 mai 2020, https://nypost.com/2020/05/27/moderna-coronavirus-vaccinetester-fainted-had-high-fever/.
18. Bill Bostock, « 6 monkeys given an experimental coronavirus vaccine from Oxford did not catch COVID-19 after heavy exposure, raising hopes for a human vaccine », *Business Insider*, 28 avril 2020, https://www.businessinsider.com/monkeys-given-new-oxford-vaccinecoronavirus-free-strong-exposure-encouraging-2020-4.
19. https://childrenshealthdefense.org/?s=vaccinated+macaques.
20. Marco Cáceres et Barbara Loe Fisher, « 81 Percent of Clinical Trial Volunteers Suffer Reactions to CanSino Biologics' COVID-19 Vaccine That Uses HEK293 Human Fetal Cell Lines », *The Vaccine Reaction*, 7 juillet 2020, https://thevaccinereaction.org/2020/07/81-percent-of-clinical-trial-volunteers-suffer-reactions-to-cansino-biologics-covid-19-vaccinethat-uses-hek293-human-fetal-cell-lines/.
21. Laurie McGinley, « FDA to require covid-19 vaccine to prevent disease in 50 percent of recipients to win approval », *Washington Post*, 30 juin 2020, https://www.washingtonpost.com/health/2020/06/30/coronavirus-vaccine-approval-fda/.
22. Barbara Cáceres, « OB/GYN Docs in U.S. Want COVID-19 Vaccines Tested on Pregnant Women », *The Vaccine Reaction*, 6 juillet 2020, https://thevaccinereaction.org/2020/07/ob-gyndocs-in-u-s-want-covid-19-vaccines-tested-on-pregnant-women/.
23. Marco Cáceres, « COVID-19 Vaccine Will Likely Be Given Multiple Times, Perhaps Annually », *The Vaccine Reaction*, 7 juillet 2020, https://thevaccinereaction.org/2020/06/covid-19-vaccine-will-likely-be-given-multiple-times-perhaps-annually/.
24. Bruce Kushnick et Scott McCollough, « IRREGULATORS Big WIN : We Freed the States from the FCC », Irregulators.org, 16 mars 2020, http://irregulators.org/irregulators-big-winwe-freed-the-states-from-the-fcc/.

Chapitre 14

1. https://www.starlink.com/.

Annexe A

1. *Bioimpedance : Phase Angle, Nutritional Status Prognostic Indicator*, https://www.ghtraining.co.uk/perch/resources/bodystat-phase-angle.pdf.
2. Emilee R. Wilhelm-Leen, MD, « Phase Angle, Frailty and Mortality in Older Adults », *J Gen Intern Med.* 29, n° 1 (janvier 2014), pp. 147-154. Publié en ligne le 4 septembre 2013, doi :10.1007/s11606-013-2585-z.
3. « Introduction : Phase Angle », https://www.ebiody.com/phase-angle-in-bioimpedance/?lang=en.
4. Thomas S. Cowan, MD, *Human Heart, Cosmic Heart* (Hartford, VT : Chelsea Green Publishing, 2016).

Annexe B

1. « The Hepatitis C Research Project », https://www.biogeometry.ca/biogeometry-hepatitis-cresearch.
2. « Dr. Ibrahim Karim's Hemberg Switzerland Project on Reuters », 30 septembre 2013, https://www.youtube.com/watch ?v=bybKl6VUli4.

REMERCIEMENTS

Les héros de cette histoire sont quatre personnes qui ont fait plus que quiconque pour mettre au jour la vérité sur l'histoire du Covid-19. Nous espérons avoir rendu fidèlement compte des conclusions de ces guerriers : Dr Andrew Kaufman, Stefan Lanka, PhD, Sayer Ji et le Dr Kelly Brogan. Sans eux, les points clés de ce récit n'auraient jamais été mis en lumière.

Nous sommes reconnaissants à ceux qui nous ont aidés en cours de route. Il s'agit notamment de Merinda Teller, qui nous a aidés à trouver des références capitales, et de Leonard Rosenbaum, pour ses compétences en matière de révision et d'indexation. Un grand merci à Gerald Pollack pour ses idées et son aide.

À Mary Evans, notre agent : merci de nous avoir guidés vers Skyhorse et de nous avoir fait part de ses idées sur les contrats.

À l'équipe de Skyhorse – Caroline Russomanno, Mark Gompertz et Tony Lyons : ce fut un plaisir de travailler avec vous.

Et enfin, à nos conjoints respectifs, Lynda Smith et Geoffrey Morell : notre amour et nos remerciements pour votre soutien indéfectible et votre écoute patiente pendant que nous mettions au point les détails du *Mythe de la contagion*.

Thomas S. Cowan, MD
Sally Fallon Morell

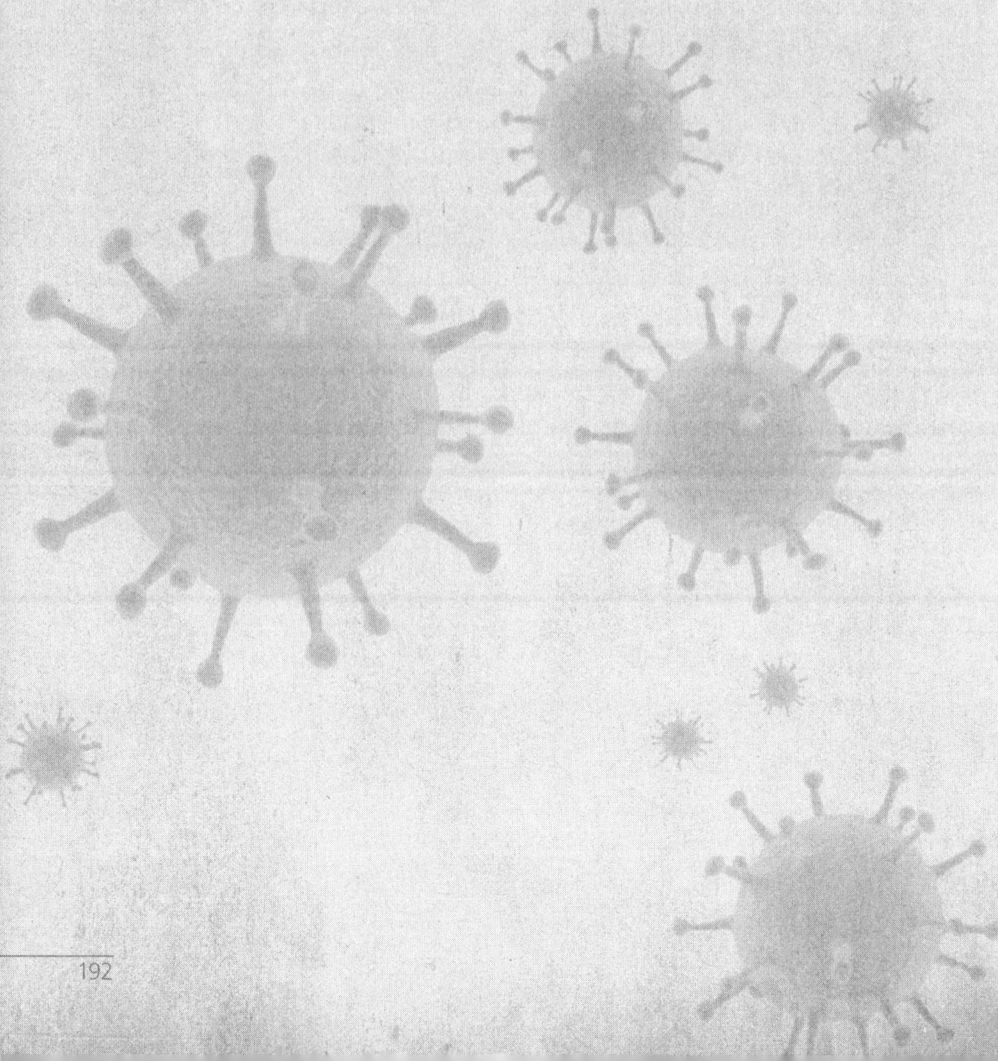

INDEX

C

O

P

R

S

T

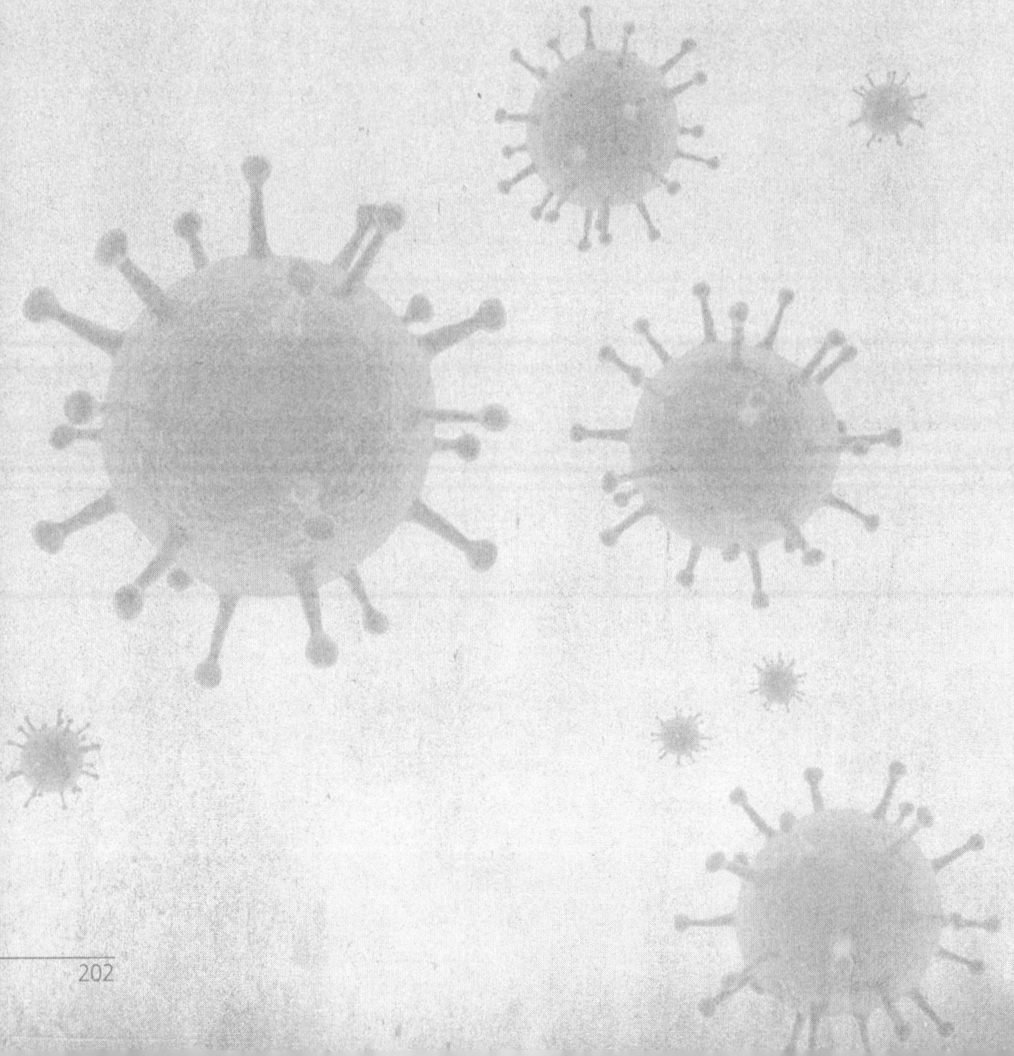

TABLE DES MATIÈRES

PARTIE 2 : QU'EST-CE QUI CAUSE LES MALADIES ?

PARTIE 3 : LES CHOIX

Achevé d'imprimer en août 2024
sur les presses de la Nouvelle Imprimerie Laballery
58500 Clamecy

Numéro d'impression : 408144

Imprimé en France

La Nouvelle Imprimerie Laballery est titulaire de la marque Imprim'Vert®